Heile Dich Selbst

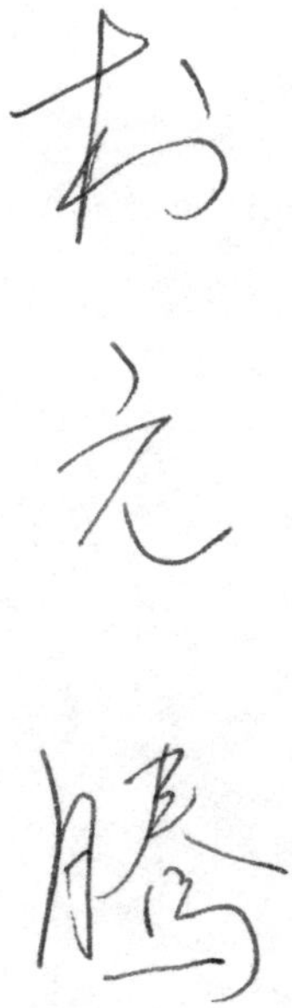

Gewidmet jeder Mutter
Vater
und Kind
Allen Menschen
guten Willens
Dir, dem Leser
dem Leben
voller Gesundheit
und
Kraft

Naboru Muramoto

Heile Dich Selbst
durch bewußte Ernährung

Zusammengestellt
von Michel Abehsera

Hugendubel

Herausgeber der Reihe IRISIANA : Gerhard Riemann

Der Titel bei Swan House Publishing Company, New York
erschienenen Originalausgabe lautet:
Healing Ourselves

Deutsche Übersetzung: Marianne Kampe
Umschlaggestaltung: Wolfgang Jünemann
Layout: Michael Lohmann, Monika Chelius

ISBN 3-88034-150-8
First published 1973 in the U.S.A. by Swan House Publishing Co. New York

4. Auflage 1987
Published by arrangement with Swan House Publishing Company

Printed in Germany

INHALT

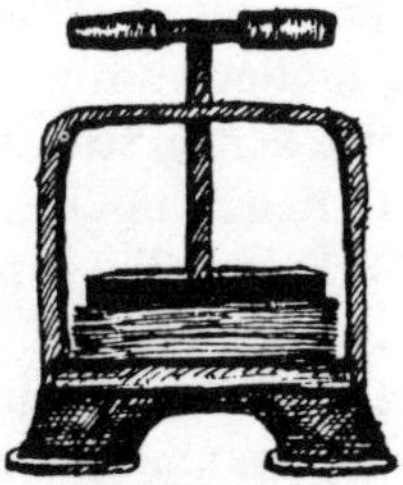

WIE DIESES BUCH ENTSTAND

Es war notwendig, daß ein Buch dieser Art über östliche Medizin geschrieben wird. Für solch ein Vorhaben war ein wirklicher Experte mit umfassender praktischer Erfahrung erforderlich, kein „Tourist", der nach Japan oder China reist, dort einige Vorstellungen und Einzelheiten zusammenträgt und diese in einem Buch zusammenfaßt. Wir ließen uns Zeit – zwei Jahre – bis der Richtige zu uns kam.

Naboru Muramoto beschäftigt sich seit fast dreißig Jahren mit orientalischer Medizin. Aus persönlicher Erfahrung wußten wir, daß er sowohl ein guter Praktiker als auch ein guter Lehrer ist. Als er an die Westküste der Vereinigten Staaten kam, um dort zu sprechen, luden wir ihn ein, nach Binghampton zu kommen und dort eine Reihe von Vorlesungen zu halten. Er nahm unsere Einladung an, und einen Monat später war er da.

Vier Wochen lang redete er jeden Morgen vor einer stehenden Zuhörerschaft. Jedes seiner Worte wurde aufgeschrieben. Jeden Nachmittag setzten sich ein oder zwei der Herausgeber mit ihm zusammen, um jeden einzelnen Punkt zu klären und in der Gesamtperspektive richtig einzuordnen. Alle seine Antworten wurden unmittelbar festgehalten. Am Ende des Monats hörte Herr Muramoto auf, die großen Tagesklassen zu unterrichten und arbeitete zusammen mit den Herausgebern; sie gingen alles, was gesagt worden war, noch einmal durch und korrigierten die Stellen, die möglicherweise falsch interpretiert werden konnten. Die Herausgeber, die sich sehr wohl bewußt waren, wie unvollständig ihr Verständnis östlicher Medizin war, achteten sehr darauf, klare Antworten zu bekommen, in der Hoffnung, so alle Schwierigkeiten vorwegzunehmen, auf die ein Leser stoßen könnte.

Nach Herrn Muramotos Abreise wurde ein Team aus Schriftstellern und Herausgebern gebildet, und das Buch begann Form anzunehmen. Wir stellten bald fest, daß wir für jedes Kapitel eine Einleitung würden schreiben müssen, um die Vorlesungen zu glätten und zu einem offenen Garten zu machen, in dem der Leser sich wohlfühlen konnte. Wir hielten es auch für notwendig, zusätzliches Material einzuflechten, um die verschiedenen Ideen für diejenigen Leser, die nicht das Glück hatten, die Vorlesung „live" zu hören, zu entfalten und zu verbinden. Außerdem mußten mehrere Anfangskapitel geschrieben werden, um die Leser vorzubereiten, da sie möglicherweise mit vielen der orientalischen Vorstellungen nicht vertraut sein würden.

Als das Buch geschrieben war, schickten wir einen der Herausgeber nach San Francisco, wo Herr Muramoto lebt, um es auf Fehler zu überprüfen und all die Informationen einzuholen, die zur Vervollständigung des Textes nötig waren.

Dann brauchten wir noch einen feinfühligen und talentierten Illustrator, einen, der dem Leser ein Gefühl des Behagens und der Freude vermitteln würde. Denn wenn Schmerzen auftreten, sind Wärme und Verständnis nötig, um sie zu heilen. Wie auf Bestellung erhielten wir überraschend Besuch von einem jungen Mann, der erpicht darauf war, für uns zu arbeiten. Der Blick auf eine seiner Zeichnungen genügte, um uns zu überzeugen, daß er der Richtige für diese Arbeit war.

Als die inhaltliche Arbeit beendet war, mußten wir die Wahl treffen zwischen einer klassischen Lehrbuchform und einer freieren Gestaltung. Wir entschieden uns für letztere, um das Buch Laien zugänglich zu machen. Was wir in Swan House herauszubringen hofften, war ein Buch über Originallehren östlicher Medizin, so offen und zugänglich wie möglich und ausgerichtet auf die Bedürfnisse der Menschen in den Vereinigten Staaten.

Wo auch immer der Leser stehen mag, was immer er glauben mag, er kann nicht umhin, das Engagement zu sehen, aus dem dieses Buch hervorgegangen ist. Und wenn er das sieht, ist er nicht weit entfernt davon zu glauben, daß der Inhalt dieses Buches praktisch anwendbar und wirkungsvoll ist.

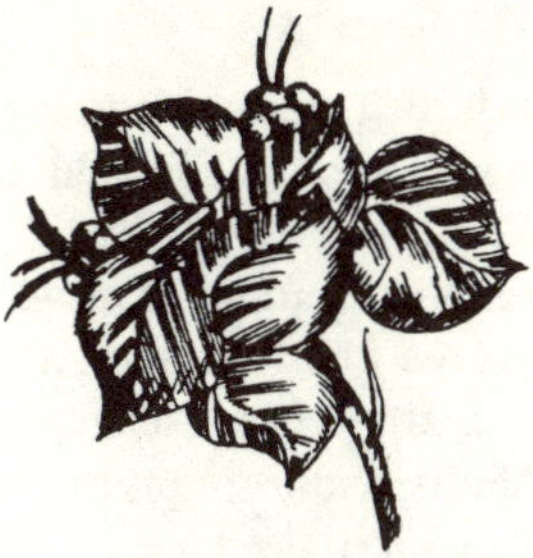

DIE HUMANMEDIZIN

Wir müssen lernen, uns selbst zu heilen; das ist unser gutes Recht. Es ist unnötig, daß wir dazu von anderen abhängig sind, wie qualifiziert sie auch immer sein mögen. Es gibt viele Möglichkeiten, eine Erkältung loszuwerden, außer der Einfachheit halber Tabletten zu nehmen, die nur einen Tag lang wirken. Die Heilung muß vollständig sein. Wenn wir wissen, wie verstopft unsere Organe und Arterien sind, erhalten wir Einsicht in das Ausmaß unserer Freiheit. Wenn die Körpersäfte eines Menschen nicht ungehindert fließen können, wie frei kann er dann sein?

Vielleicht ist die Zeit nicht mehr allzu weit entfernt, in der die meisten von uns selbst für ihre eigene Gesundheit werden sorgen können, einfach indem wir nutzen, was die Natur uns so großzügig anbietet. Es muß erkannt werden, daß jeder fähig ist, sich selbst zu heilen. Das hat nichts mit Wundern zu tun. Es ist ein erhebendes Gefühl zu erkennen, daß jeder von uns feststellen kann, wie frei er ist, indem er seine eigene Heilkunst auf einfache Art und Weise anwendet. Unsere gegenwärtige Verfassung und Stimmung, zusammen mit unserer ererbten Konstitution, weisen auf die richtige Heilmethode hin.

Dieses Buch wurde nicht geschrieben, um eine plötzliche und revolutionäre Veränderung im Bereich der Medizin und der Krankheitsbehandlung auszulösen. Es wurde geschrieben, damit jeder, in welche Richtung er auch immer ausgerichtet sein mag, ein einfaches, nützliches Prinzip für sein alltägliches Leben erlernen kann und nicht bei jeder leichten Krankheit in Panik gerät und sogleich losläuft, um dem nächstbesten Arzt seinen Körper zur Verfügung zu stellen.

Die orientalische Medizin hat stets gelehrt, daß Nahrung die beste Medizin ist. Das ist wahrscheinlich der Grund dafür, daß traditionelle östliche Ärzte keine Bezahlung erwarteten; sie glaubten, daß es die Natur ist, die die Arbeit erledigt, nicht sie. Es heißt sogar, daß früher im Orient die Bezahlung der Ärzte erst einmal eingestellt wurde, wenn sich der Zustand ihrer Patienten verschlechterte und der Arzt selbst für alle Ausgaben aufkommen mußte. Man war allgemein der Überzeugung, daß es die Sache des Arztes war, die Leute gesund zu halten.

Der *Shurai*, ein 3000 Jahre altes chinesisches Buch, unterscheidet fünf Grade von Ärzten, je nach Art der Medizin, die sie praktizieren. An höchster Stelle steht der Weise, ihm folgt der Nahrungsarzt, der Chirurg, der Doktor der Allgemeinmedizin und der Tierarzt.

Der am meisten geachtete Arzt, der Arztphilosoph, lehrt die harmonische Ordnung des Menschen und der Welt. Die Lehren des Nahrungsarztes werden als Präventivmedizin eingeordnet, sie wird „Medizin des langen Lebens" genannt. Der Chirurg verwendet seine besonderen Kenntnisse dazu, die Auswirkungen schwerer Verletzungen zu heilen, wobei er auch Kräuter und Nahrung als Hilfsmittel benutzt, um das Leben seiner Patienten zu verlängern. Der Arzt für Allgemeinmedizin benutzt Kräuter und wendet Techniken wie Akupunktur, Moxibation und Massage an, um spezielle Leiden zu heilen.

Alle Heilmittel der östlichen Medizin wirken nach dem Prinzip des Gleichgewichts von Yin und Yang. Diese Methode, die auf einem sich vorsichtig und allmählich verändernden Gleichgewicht beruht, ist sanft, sicher und andauernd.

Die moderne Medizin befaßt sich hauptsächlich damit, Symptome zu behandeln. Jedes Jahr entstehen neue Krankheiten; jedes Jahr macht ein Virus oder eine Mikrobe Schlagzeilen. Wenn eine Mikrobe wie ein Dieb zum Zeitpunkt der Krankheit entdeckt wird, nennt man sie sofort „Bakterie" und nimmt an, daß sie die Krankheitsursache ist. Der nächste Schritt ist dann, sie durch eine Operation oder durch Medikamente zu beseitigen.

Die orientalische Medizin geht völlig anders an das Problem heran. Nichts wird aus Angst zerstört, da die Beseitigung von Symptomen nicht nur keineswegs hilft, sondern den Organismus sogar schwächt. Ein Mensch mit einer gesunden Art zu denken, versucht nicht, sich von der Welt der Bakterien zu trennen. Er weiß, daß auch Mikroben und Viren ihren Zweck haben und von Vorteil für den Menschen sind. Sie sind nicht unsere Feinde, sie sind in dem enthalten, was unser Leben erhält – in der Nahrung, die wir essen und in dem Wasser, das wir trinken. Und einem gesunden Menschen können sie nicht schaden. Ein alter östlicher Glaube besagt, daß eine Krankheit nur diejenigen vernichtet, die es verdienen. Die Anti-Mikrobenhaltung der Wissenschaft ist aus der Unfähigkeit des modernen Menschen heraus entstanden, sich selbst in Körper und Geist stärker zu machen.

Die moderne Medizin ist hoch analytisch. Die praktizierenden Ärzte neigen gewöhnlich dazu, den Körper auf seine Bestandteile zu reduzieren. Sie versuchen, die

Krankheit auf einen einzelnen Bereich abzugrenzen und konzentrieren sich dann darauf, diesen speziellen Teil des Körpers zu heilen. Wenn also Magenschmerzen auftreten, folgern die meisten Ärzte, daß allein der Magen krank ist. Manchmal „heilen" sie den kranken Bereich, indem sie ihn entfernen, wie zum Beispiel bei Magengeschwüren. Magengeschwüre sind das Ergebnis übermäßigen Essens und schlechter Verdauung. Organentfernung ist ein zu vereinfachter Ansatz. Etwas zu zerstören, bedeutet nicht, es zu heilen. Wir können nicht einen Teil unseres Körpers entfernen, ohne daß sich das nachteilig auf das Ganze auswirkt.

Die traditionelle östliche Medizin denkt sich den Körper nicht in Teilen, sie sieht die Organe als Teile des Ganzen, und Krankheit bedeutet Verschlechterung des ganzen Körpersystems. Ihre bedeutenden Praktiker denken fortwährend über die Rolle des Menschen in dieser Welt nach und wissen, daß unser Körper untrennbar vom Boden ist, der uns nährt. Zwischen der Erde, den Pflanzen, die sie hervorbringt, den Tieren und den Menschen besteht eine gegenseitige Beziehung. Die moderne Medizin sagt, daß der Körper aus Zellen besteht und daß die Zellen selbst krank werden. Das ist eine schöne Theorie, aber der westliche Arzt muß erst noch erkennen, daß eine Krankheit in irgendeinem Teil des Körpers stets eine Funktionsstörung des Ganzen reflektiert. Ansonsten wird zuviel Zeit aufs Unterteilen und Einklassifizieren verwendet, was das Studium unverhältnismäßig lang macht. Ein westlicher Arzt kann acht Jahre Medizin studieren, um anschließend nur erst die Namen der verschiedenen Teile des Körpers, die Namen ihrer Krankheiten und die Namen der Medikamente zu beherrschen, mit denen sie behandelt werden sollen. Da die orientalische Medizin davon ausgeht, daß der Körper ein organisches Ganzes ist, hat sie nur Namen für ungefähr einhundert Arten von Krankheiten; die anderen fallen einfach unter allgemeine Kategorien. Indem wir diese Einheit erkennen und uns kurz mit dem Yin-Yang Prinzip befassen, können wir die Methoden zur Selbstheilung leichter lernen.

In Japan gibt es mehrere Schulen, die traditionelle östliche Medizin unterrichten. Alle empfehlen Nahrung als vorbeugende Medizin, aber jede hat ihre eigene besondere Methode der Krankheitsbehandlung. Wir werden hier nicht die verschiedenen Formen der Medizin aufzählen, die heute in Japan und China praktiziert werden. Dies würde zwar das Erstaunen des Lesers über das breite Spektrum von Heiltechniken erwecken, ihm aber nur wenig an die Hand geben, mit dem er arbeiten könnte, und lediglich sein Wissen über die Welt der Medizin auf eine flüchtige und oberflächliche Art und Weise erweitern.

Wir dachten, daß den Interessen des Lesers am besten gedient ist, wenn wir vermeiden, seine Aufmerksamkeit in zu viele Richtungen auf einmal zu lenken. Anstatt jedes unterschiedliche System und jede Technik einzeln zu besprechen, haben wir uns deshalb dafür entschieden, sie alle in einer einfachen Methode zu vereinigen.

Diese Methode verkörpert alles Grundlegende: wie Krankheiten sich entwickeln, wie sie verhindert werden können, und wie sie auf die praktischste Art und Weise geheilt werden können. Die Bedeutung von Nahrung wird in diesem Buch hervorgehoben, gerade weil sie so grundlegend ist. Kein verantwortungsbewußter Arzt wird je eine Medizin verschreiben, ohne sich vergewissert zu haben, daß sein Patient die Bedeutung einer gesunden, ausgeglichenen Ernährung versteht. Wir sollten uns nicht selbst vormachen, daß Krankheit durch einen Feind von außen verursacht wird. Wir sind selbst verantwortlich für unsere Krankheiten, denn Krankheit entsteht oft durch Fehler bei der Auswahl unserer Nahrung. Je nachdem was wir essen und was wir damit machen – ob wir es kauen oder nicht, es gut verdauen oder nicht – erzeugen wir Krankheit oder Gesundheit. Die Zellen müssen durch die Substanz dieser Nahrung genährt werden. Wenn unsere Organe diese Substanz aus der Nahrung nicht zur Verfügung stellen können, werden unsere Körperzellen schwach und öffnen so allen Arten von Krankheiten Tür und Tor.

Das wirkliche Praktizieren von Medizin erfordert Urteilsvermögen. Wir müssen dazu in der Lage sein, unsere eigene Nahrung und Medizin auszuwählen und dadurch unsere Freiheit verkünden, zu wachsen, wie der Mensch wachsen soll. Chinesische Medizin ist insofern einzigartig, als sie von jedermann angewandt werden kann. Die hier dargestellte Medizin beinhaltet keine komplexen Regeln, durch die sie nur einigen wenigen zugänglich wird; sie spricht die Sprache des Menschen.

Dieses Buch enthält viele Informationen, die die Leser benötigen werden, um zu lernen, Krankheit durch den richtigen Gebrauch von Nahrung zu verhindern. Durch sie werden die Leser die Beziehung zwischen Mensch und Natur verstehen lernen, wie sie in der Fünf-Elemente-Theorie offenbart wird. Sie werden verschiedene Krankheiten diagnostizieren können, und wenn sie dann einige Erfahrungen haben, die Nahrung, Kräuter oder äußerlichen Behandlungen bestimmen können, die zu ihrer Heilung erforderlich sind. Aufgrund eines physiologischen Wissens, das er mit Hilfe des Yin-Yang-Prinzips gewinnt, wird der Leser sehen, daß Krankheit entsteht, wenn verhindert wird, daß der Wechsel von Yin nach Yang und von Yang nach Yin stattfindet.

Jede Humanmedizin sollte die elementare Praxis einer einfachen Medizin lehren, so daß wir als soziale Wesen von einem systematischen Angewiesensein auf das Urteilsvermögen – sei es nun gut oder schlecht – eines anderen befreit werden. Eine Abhängigkeit, die nur das Ziel verdunkelt, auf das wir alle hinstreben. Mögen wir alle die Anstrengung machen, frei zu sein, damit unsere Generation und die Generation, die nach uns kommt, nicht in einer Welt der Angst und Abhängigkeit versinkt.

Wir hätten Akupunktur hier mit einschließen können, aber da es unser Hauptziel war, ein möglichst praktikables Buch herauszubringen, beschlossen wir, das nicht zu tun. Akupunktur ist jetzt sehr in Mode, aber das Thema vollständig abzudecken, würde eine tiefergehende Untersuchung erfordern, als wir in diesem Text vornehmen wollen. Trotzdem werden einige wichtige Druckpunkte angegeben, die ohne den Gebrauch von Nadeln massiert werden können. Diese Technik könnte sich als hilfreich für Diagnosen erweisen oder dafür, leichtere Schmerzen wie Kopfweh zu lindern.

Wir hätten auch Pulsdiagnose mit einbeziehen können, die von größerer Bedeutung in der chinesischen Medizin ist. Aber was immer wir darüber hätten schreiben können, wäre unzureichend gewesen. Zwölf Pulse werden benutzt – sechs an jedem Handgelenk. Eine ganze Abhandlung wäre erforderlich, um dieser Technik gerecht zu werden. Um sie zu verstehen und richtig zu praktizieren, ist eine lange Zeit des Studiums und der Erfahrung mit den bestmöglichen Lehrern nötig.

Der in diesem Buch beschriebene Ansatz ist allgemein und umfassend. Die hier einbezogenen Techniken sind so leicht, daß jeder sie praktizieren kann. Dieses Buch hält sich nicht bei der symptomatischen Schmerzbeseitigung auf; es versucht, die Bedeutung grundlegender Dinge wie richtige Ernährung sowie Diagnose und spezifische Heilweisen zu erklären.

Die Leser, die das unangenehme Gefühl des Abhängigseins von den Techniken – und Unzulänglichkeiten – eines anderen Menschen kennengelernt haben, werden die Bedeutung dieses Buches sehen. Mögen sie die Anfänge der Freiheit in einer Welt finden, in der Maschinen an die Stelle des natürlichen Urteilsvermögens des Menschen treten.

M. A.

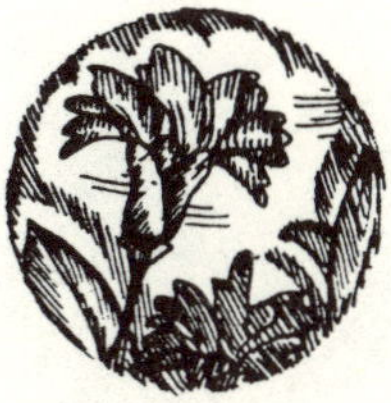

YIN UND YANG

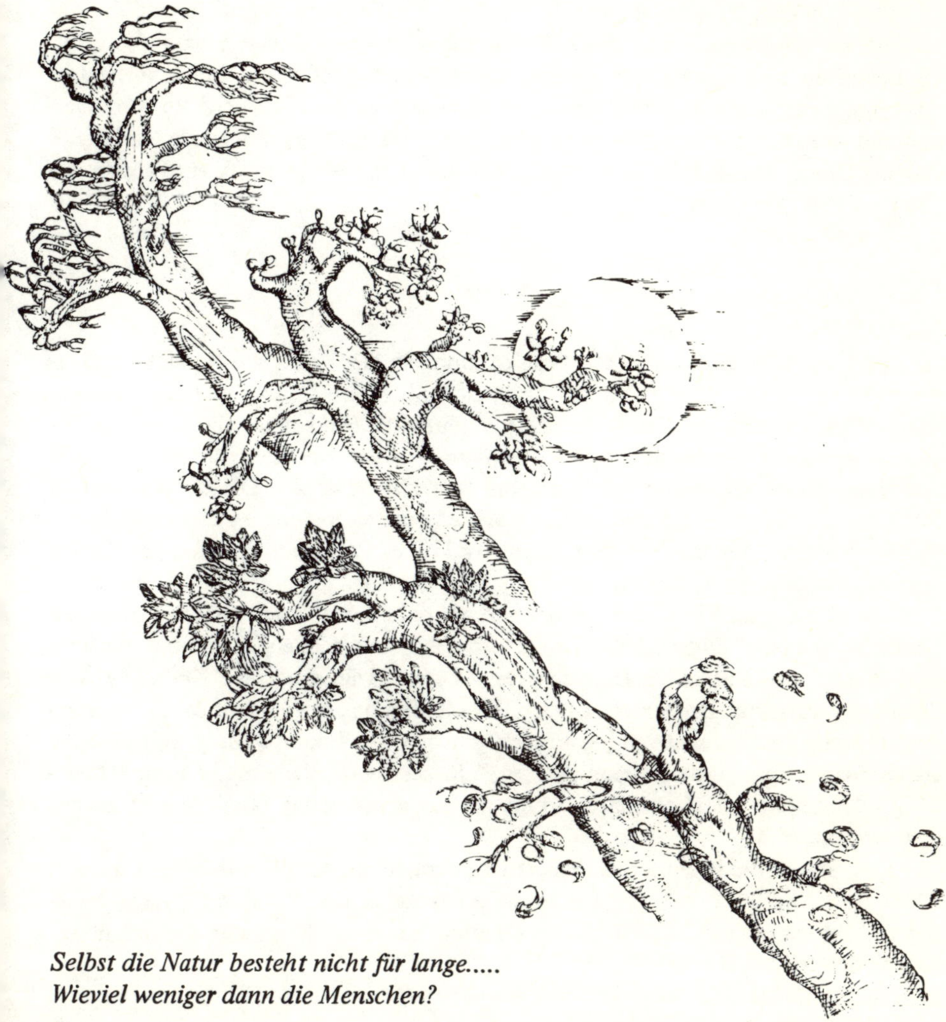

Selbst die Natur besteht nicht für lange.....
Wieviel weniger dann die Menschen?

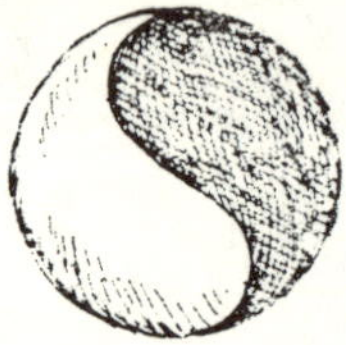

Das Yin-Yang Prinzip ist einfach. Ihm liegt die Annahme zugrunde, daß die Naturelemente vergänglich sind und daß wir, sobald wir uns dessen bewußt sind, unser Leben entsprechend führen müssen. Diese beiden Kräfte sind stets entgegengesetzt und antagonistisch, und doch ergänzen sie sich gleichzeitig, denn sie verbinden sich andauernd und kooperieren miteinander, sowohl im Körper als auch außerhalb. Das im Orient entwickelte Prinzip von Yin und Yang ist demnach ein Prinzip des „dualistischen Monismus".

Yin

Im fernen Osten ist *Yin* die Bezeichnung für die Kraft, die Ausdehnung erzeugt. Wasser, Luft, Bäume, Blumen usw. sind alle ihrem Wesen nach „sich ausdehnende" Elemente in der Natur, da es ihr wesentliches Streben ist, für immer die Dimensionen des Raumes auszufüllen. Gewisse Früchte wachsen schnell und sind trotzdem größer als andere, die sich Zeit lassen zu wachsen. Die Kraft in diesen Früchten, die sie schneller und größer wachsen läßt als andere, ist Yin. Deshalb betrachten wir all das als Yin, das in relativ kurzer Zeit zu einer relativen Größe heranwächst.

Etwas, das als „Yin" bezeichnet wird, wird nicht nur wegen seiner überlegenen Größe so genannt. Zwar ist die Größe oft das kennzeichnende Attribut für Yin, aber dies ist nur eine seiner Eigenschaften. Yin ist, wie gesagt, die Kraft, die Ausdehnung verursacht. Drogen zum Beispiel verhelfen uns gewöhnlich dazu, uns in jeder Hinsicht auszudehnen, physiologisch und geistig. Alkohol hat gewöhnlich die gleiche Auswirkung. Mit anderen Worten, Yin zerstreut. Elemente, die uns schwindelig oder „benommen" machen, wenn wir sie als Nahrung oder Medizin zu uns nehmen, sind Yin.

Eine starke bindende Kraft (Yang) ist erforderlich, um die durch Yin (Drogen, Alkohol, Zucker etc) erzeugte Ausdehnung auszugleichen. Es ist auf diese Schwierigkeit, das Gleichgewicht aufrecht zu erhalten, zurückzuführen, daß alle möglichen Arten von Krankheiten entstehen.

Kurz gesagt, die Yin-Kraft ist das Gegenteil der bindenden Kraft. Yin neigt stets dazu, sich auszudehnen, im Gegensatz zur Yang-Kraft, die dazu neigt, sich zusammenzuziehen.

Yang

Jetzt, da wir uns ein wenig mit der Vorstellung von Yin vertraut gemacht haben, können wir verstehen, was Yang sein muß. Yang ist die Kraft, die gewöhnlich dafür sorgt, daß sich etwas zusammenzieht, dicht und schwer wird. Sie weitet Dinge nicht räumlich aus, sondern sie tendiert im Gegenteil dahin, zu veranlassen, daß Elemente sich, so sehr ihnen das nur möglich ist, zusammenziehen. Jedes Element wird sich solange weiter zusammenziehen, wie die Yang-Kraft noch dominierend ist. Wenn diese Kraft erschöpft ist, strebt das Element danach, sich auszudehnen, weil keine Kraft mehr vorhanden ist, die es daran hindert.

Salz ist zum Beispiel Yang. Gemüse in Salz einlegen ist ein Yang-Vorgang, der das Gemüse gewöhnlich schrumpfen läßt. Solange Salz im und um das Gemüse herum ist, wird es weiter schrumpfen. Wenn zu wenig Salz genommen wurde, wird das Gemüse schlecht und verfault schließlich. Es ist die Yang-Eigenschaft des Salzes, die das Gemüse konserviert, und je länger es in Salz eingelegt bleibt, desto mehr Yang ist es. Zeit und Salz, zusammen mit Hitze und Druck, sind sehr starke Yang-Kräfte in der Natur.

Früchte werden im allgemeinen nicht von der Yang-Kraft beherrscht. Wurzeln dagegen sind meistens von Yang beherrscht. Der berühmte Ginseng zum Beispiel ist eine extreme Yang-Wurzel. Einige Wurzeln sind stärker yang als andere. Gewöhnlich gilt: je kleiner die Wurzel, desto stärker yang ist sie. Aber das ist nicht immer der Fall. Einige Wurzeln sind groß, aber weil sie über einen langen Zeitraum in einer kalten und gebirgigen Gegend wachsen, sind sie trotzdem yang.

Yang verursacht keine Schwindelgefühle, wie das bei Yin der Fall ist. Salz, Soyasauce, Ginseng usw. sind ziemlich wirkungsvoll bei der Beseitigung von Schwindelgefühlen. Man sollte sie jedoch nicht im Übermaß zu sich nehmen. Zuviel von irgendetwas erzeugt das Gegenteil.

Dies macht also den fundamentalen Unterschied zwischen Yin und Yang aus: Yin neigt dazu, sich auszudehnen; Yang dazu, sich zusammenzuziehen. Wir werden sehen, daß der Einzelne die gegensätzlichen Wirkungen von beiden zur Aufrechterhaltung des Gleichgewichts braucht.

Yin und Yang

Wir haben bereits gesagt, daß Aktivität Yang und Passivität Yin ist. Die Hitze und Aktivität der Sonne im Gegensatz zur Kälte und Passivität des Mondes sind gute Veranschaulichungen dieses Prinzips. Demnach werden Sonne, Tag, Hitze und Sommer alle „Yang" genannt; Mond, Nacht, Kälte und Winter werden „Yin" genannt. Die Aktivitäten von Yin und Yang können auf tausenderlei Weisen demonstriert werden. Zum Beispiel findet im Sommer mehr „sichtbare" Aktivität statt als im Winter. Das soll nicht heißen, daß es im Winter gar keine Aktivität gibt. Es gibt Aktivität, aber sie ist subtiler als die sichtbare Art von Aktivität, die während der heißen Tage stattfindet. An einem heißen Tag ist die Luft wie elektrisch geladen, die Früchte gedeihen, Menschen füllen Straßen und Strände. Wenn die kalten Tage kommen, ziehen sich die Leute in ihre Häuser zurück und die Umgebung ist still.

Energie ist Yang. Nehmen wir als Beispiel kochendes Wasser. Hitze (Yang) erzeugt eine dynamische Bewegung, eine vollständige Veränderung der Struktur der Moleküle und der im Wasser befindlichen Elemente. Trägheit dagegen ist Yin. Es findet keine sichtbare Aktivität statt.

Die meisten der Früchte, die in einem warmen Klima wachsen, sind mehr oder weniger Yin, während Pflanzen, insbesondere Wurzeln, die in einem kalten Klima wachsen, Yang sind. Diese wechselseitige Beziehung zwischen Yin und Yang kann durch folgendes veranschaulicht werden. Kakteen gedeihen in einem heißen Klima. Sie wachsen auf trockenem Boden, haben aber in sich eine große Menge Flüssigkeit. Von daher kann man begreifen, warum ein heißes Klima (Yang) saftige Früchte (Yin) hervorbringt, wie zum Beispiel Orangen, Papayafrüchte, Avokados etc. Im Gegensatz dazu erzeugt ein kälteres Klima kleinere Früchte oder überhaupt keine. Aus diesem Grunde sterben auch die meisten Pflanzen im Winter. Wenn die warmen Tage näher kommen, ist von neuem Aktivität zu sehen; flüsternd kündigt die Natur das Kommen neuer Pflanzen und Früchte an.

Die Aktivität von sowohl Yin als auch Yang wirkt sich auf den Menschen in seinem innersten Wesen aus. Wenn es kalt ist, zündet der Mensch ein Feuer an, um sich zu wärmen. Wenn es heiß wird, sucht er Wasser, um sich zu erfrischen. Dieser Wechsel von Yin nach Yang kann sich nachteilig auf den Menschen auswirken, wenn er sich nicht an die immer neuen Bedingungen gewöhnt. Deshalb sollte man darauf achten, seine Ernährungsweise zu ändern, wenn man von einem warmen an einen kalten Ort zieht oder umgekehrt.

Einige Speisen erzeugen mehr Durst als andere. Salz, das Yang ist, macht mit Sicherheit durstig. Aus diesem Grunde gleicht eine gute Köchin es bei der Zubereitung mit anderen Zutaten, wie zum Beispiel Öl, aus. Das Gegenteil trifft ebenso zu: einem Salat, der mit Öl, aber ohne Salz zubereitet wird, fehlt es sowohl an Geschmack als auch an Ausgewogenheit.

Eine gute Köchin kennt ein einfaches Geheimnis, nämlich daß Yin ohne ein wenig Hilfe von Yang nicht wirklich gut schmecken kann. Salz, im richtigen Maße verwendet, trägt dazu bei, den idealen Geschmack zu erzeugen. *Eine Kartoffel ohne Salz schmeckt nicht wie eine Kartoffel*: Das Gegenteil ist immer nötig, um eine Eigenschaft zu verstärken.

Wir haben bereits gesehen, daß zwischen Yin und Yang eine gegenseitige Anziehung besteht. Zum Beispiel trinken wir gewöhnlich sehr viel Flüssigkeit, um die einfachen Reizungen oder schmerzhaften Konzentrationen zu beheben, die sich aus dem Verzehr zu vieler salziger Speisen ergeben. Umgekehrt bewirkt zu viel Flüssigkeit, daß dem Körper Salz entzogen wird, was zu einem starken Verlangen nach mehr Salz führt.

Diese Anziehung zwischen Yin und Yang kann kontrolliert werden, je nachdem wer sie erlebt. Der weise und verständige Mensch, der sich der natürlichen Anziehung zwischen Yin und Yang bewußt ist, achtet darauf, daß sein Verlangen seine Weisheit nicht überschattet. Nur ein Dummkopf läßt sich von dem plötzlichen Verlangen, das er in sich selbst herbeiführt, beherrschen – wenn er Hunger hat, ißt er bis zum Platzen; wenn er Durst hat, trinkt er, bis ihm der Bauch weh tut. Wir begreifen also, daß derjenige frei ist, der diese beiden Kräfte als Ausdruck eines natürlichen Gesetzes akzeptiert, von ihnen aber weder kontrolliert noch überwältigt wird.

Die Leser werden im Text häufig auf die Begriffe ,,Yin" und ,,Yang" stoßen. Das sollte sie nicht erschrecken. Zuerst werden sie es schwierig finden zu begreifen, wozu sie da sind. Mit der Zeit und mit zunehmender Erfahrung werden sie sich jedoch an die von diesen Begriffen geforderte Denkweise gewöhnen.

Wir haben versucht, diese Begriffe möglichst wenig zu benutzen, um dieses Buch den westlichen Lesern zugänglich zu machen. Trotzdem ist es sehr nötig, sie in einem gewissen Maße zu verwenden, da sie so grundlegend für die Vorstellungen und Techniken östlicher Medizin sind.

M. A.

DIE THEORIE DER FÜNF ELEMENTE

Nach Anwendung in der chinesischen Medizin

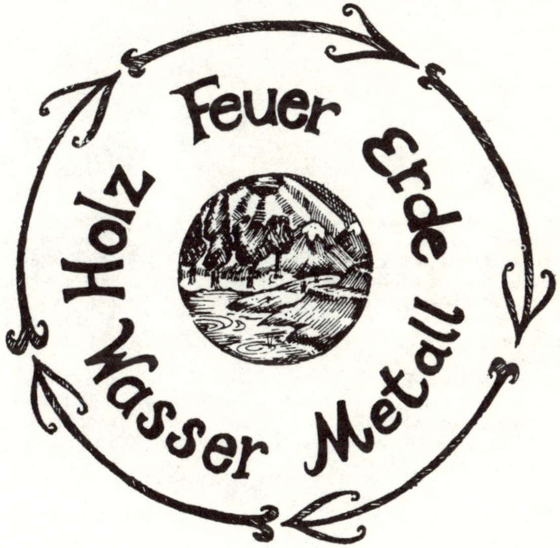

Über die Theorie der fünf Elemente ist bereits viel geschrieben worden. Viele Bücher zeigen ihre Anwendbarkeit im Bereich der Medizin, besonders in der Akupunktur. Es scheint jedoch, daß kein Buch sie so dargestellt hat, daß sie sich als mehr als eine Theorie offenbart. Sie ist ein zu wichtiges Konzept – zumindest für den Studenten der Medizin – um so trocken und ohne jeden Bezug zu den Notwendigkeiten dargestellt zu werden. Denn die Fünf-Elemente-Theorie reflektiert genau die Rhythmen der Natur. Ihre weitreichenden Auswirkungen betreffen eine weite Spanne von Bereichen, wie Landwirtschaft, Ernährung, Psychologie, Astrologie (siehe Tabelle Seite 39).

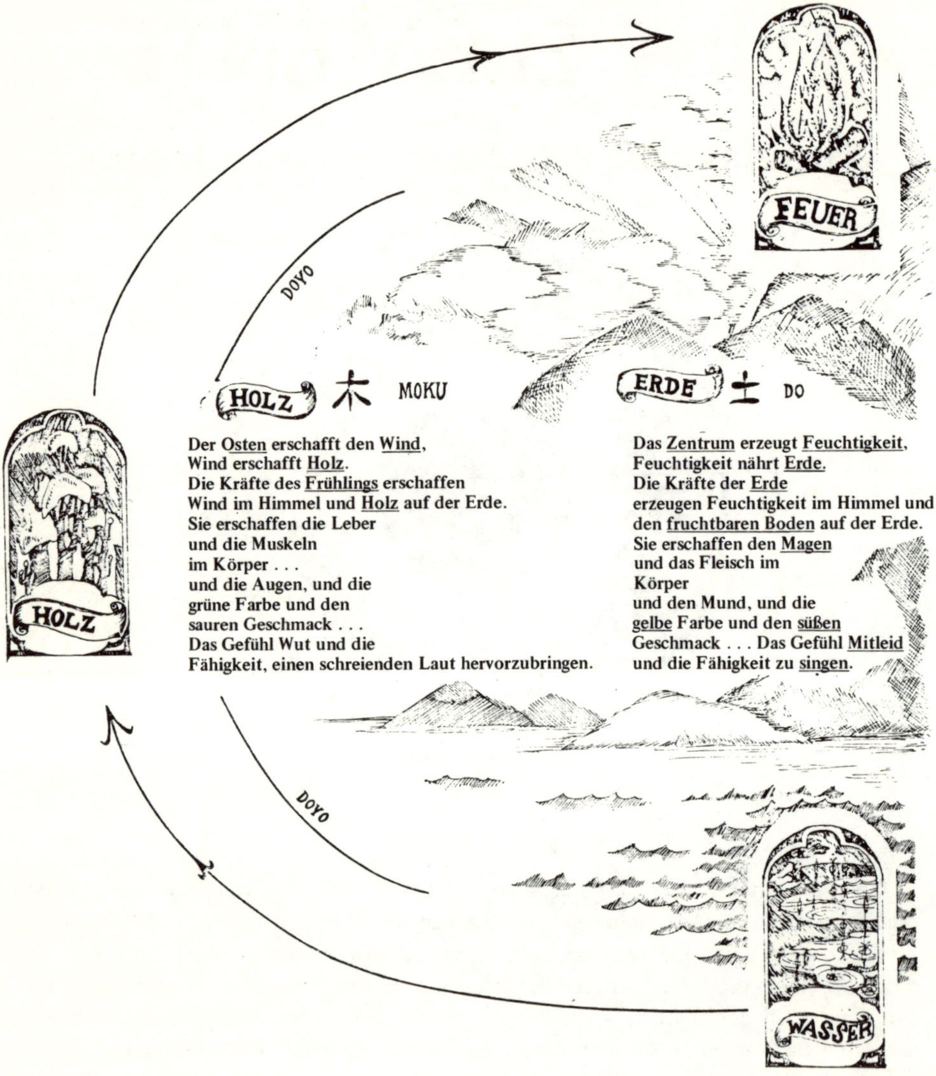

HOLZ 木 MOKU

Der Osten erschafft den Wind,
Wind erschafft Holz.
Die Kräfte des Frühlings erschaffen
Wind im Himmel und Holz auf der Erde.
Sie erschaffen die Leber
und die Muskeln
im Körper . . .
und die Augen, und die
grüne Farbe und den
sauren Geschmack . . .
Das Gefühl Wut und die
Fähigkeit, einen schreienden Laut hervorzubringen.

ERDE 土 DO

Das Zentrum erzeugt Feuchtigkeit,
Feuchtigkeit nährt Erde.
Die Kräfte der Erde
erzeugen Feuchtigkeit im Himmel und
den fruchtbaren Boden auf der Erde.
Sie erschaffen den Magen
und das Fleisch im
Körper
und den Mund, und die
gelbe Farbe und den süßen
Geschmack . . . Das Gefühl Mitleid
und die Fähigkeit zu singen.

FEUER 火 KA

Aus dem Süden kommt extreme
Hitze, Hitze erzeugt Feuer.
Die Kräfte des Sommers erschaffen
Hitze im Himmel und Feuer auf der Erde.
Sie erschaffen das Herz und
den Puls im Körper . . .
und die Zunge, die rote Farbe,
und den bitteren Geschmack . . .
Das Gefühl Freude und die Fähigkeit,
einen lachenden Laut hervorzubringen.

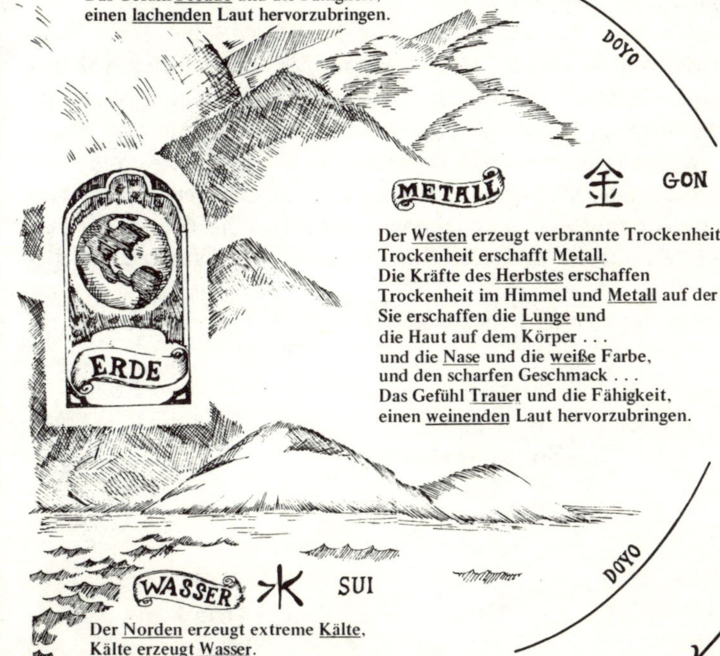

METALL 金 GON

Der Westen erzeugt verbrannte Trockenheit,
Trockenheit erschafft Metall.
Die Kräfte des Herbstes erschaffen
Trockenheit im Himmel und Metall auf der Erde.
Sie erschaffen die Lunge und
die Haut auf dem Körper . . .
und die Nase und die weiße Farbe,
und den scharfen Geschmack . . .
Das Gefühl Trauer und die Fähigkeit,
einen weinenden Laut hervorzubringen.

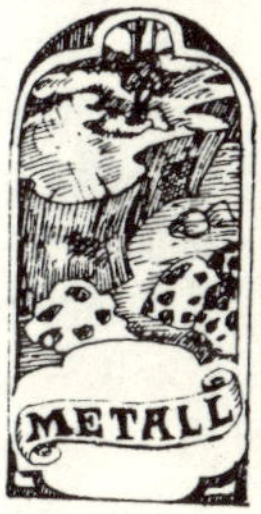

WASSER 水 SUI

Der Norden erzeugt extreme Kälte,
Kälte erzeugt Wasser.
Die Kräfte des Winters erschaffen Kälte
im Himmel und Wasser auf der Erde.
Sie erschaffen die Nieren und
die Knochen im Körper . . .
Und die Ohren und die schwarze Farbe
und den salzigen Geschmack . . .
Das Gefühl Angst und die Fähigkeit,
einen stöhnenden Laut hervorzubringen.

Die Theorie der fünf Elemente ist ihrem Ursprung nach chinesisch. Im *Nei Ching*, einer Sammlung alter Heilkunst, die zum ersten Mal um 400 vor Christus aufgeschrieben wurde, aber über 4000 Jahre alt sein soll, wird diese Theorie ausführlich erklärt. Chinesische Philosophen ordneten alles in der Welt nach fünf Hauptelementen ein – Holz, Feuer, Erde, Metall und Wasser –, die fünf Kräfte darstellen. Diese Theorie hat ihre Wurzeln in der Vorstellung von dem ewigen Wechselspiel von Yin und Yang, denn aus dem gegenseitigen Wechselspiel dieser beiden sich ergänzenden Gegenstücke wird stets ein neues Etwas geboren. Der Mensch enthält diese fünf Elemente, denn er ist das Produkt von Himmel und Erde. Von daher erfahren wir, daß der Mensch – da er sowohl ein Himmels- als auch ein Erdewesen ist – diese Elemente in seinem täglichen Handeln benutzt.

Aus eins ergibt sich zwei – Yin und Yang, Himmel und Erde – und aus zwei ergeben sich drei und vier – Holz, Feuer, Metall, Wasser. Die Erde wurde im Mittelpunkt hinzugefügt, um ein alles umfassendes, dynamisches Einordnungssystem zu erschaffen. Sie fand schließlich (siehe Bild) einen von den anderen nicht zu unterscheidenden Platz, und das Fünfeck war vollständig. Heute scheinen Kompliziertheit und Kenntnisse der modernen Wissenschaft größtenteils schwerer zu wiegen als diese einfache Theorie aus alter Zeit, und dennoch erweist sich die Theorie der fünf Elemente noch immer als höchst wirkungsvoll bei medizinischer Diagnose und Behandlung.

Zu jedem Element gehört eine entsprechende Himmelsrichtung und Jahreszeit:

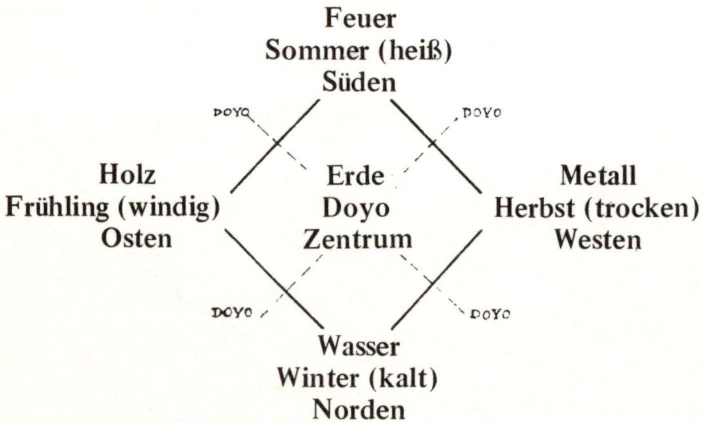

Bild 1: Die Beziehung zwischen den Elementen

Dieses Diagramm (Bild 1) hilft, die wichtige, grundlegende Beziehung zwischen den Elementen zu veranschaulichen. Der Frühling ist die erste Jahreszeit des neuen Jahres (Pflanzzeit), und die Sonne geht jeden Morgen im Osten auf. Holz ist angemessenerweise das erste Element, denn Holz repräsentiert die Kraft des Lebens – kraftvolles wachsendes Leben – und daß es hier als eines der grundlegenden Elemente einbezogen ist, unterscheidet die Fünf-Elemente-Theorie von jedem anderen vergleichbaren System, sei es im Osten, sei es im Westen.

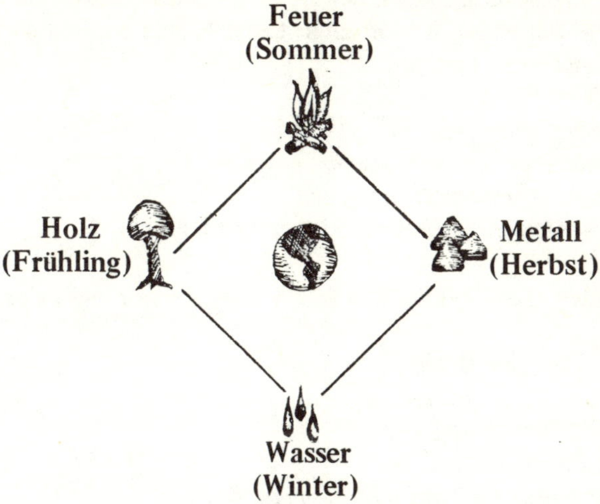

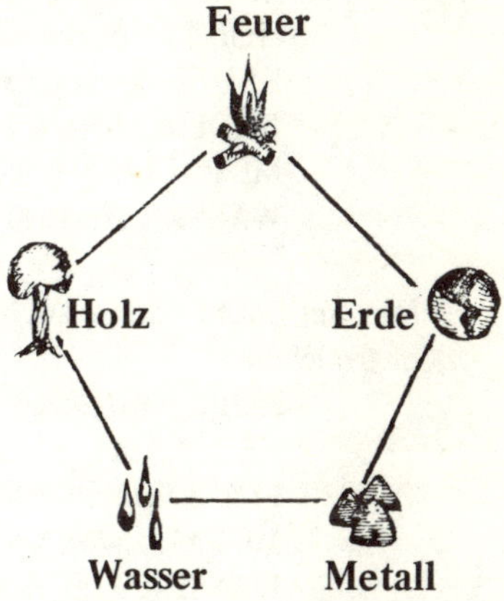

Es heißt, daß jedes Element durch das Wechselspiel von Himmel und Erde (Yin und Yang) entsteht; dies ist der Grund für die zentrale Position des Elements Erde.

Was die Himmelsrichtung angeht, repräsentiert Holz den Osten, Feuer den Süden, Metall ist Westen und Wasser ist Norden. Die Erde, der Boden, auf dem wir leben, ist der Mittelpunkt, der alle verbindet.

Ähnlich ist Doyo die Jahreszeit der Erde. Nach dem orientalischen Kalender ist viermal im Jahr Doyo. Nach unserem Kalender wäre Doyo ungefähr zur Zeit der beiden Sonnenwenden und der beiden Tagundnachtgleichen, die Punkte, die das Ende einer Jahreszeit und den Anfang der nächsten kennzeichnen. Die Doyo-Periode dauert ungefähr zwei Wochen. Es ist der Zeitraum zwischen den Jahreszeiten, während sie ineinander fließen und wechseln. Da Doyo zwischen zwei Jahreszeiten liegt, vereint es in sich die aktiven Eigenschaften von sowohl Yin als auch Yang und verbindet die Kräfte beider Jahreszeiten. Manchmal liegen die heißesten und die kältesten Tage des Jahres in der Doyo-Periode.

Die Verbindung zwischen den anderen Elementen und ihren Jahreszeiten scheint einleuchtend (siehe Bild 1): Feuer, Sommer und der heiße Süden; Metall, trockener Herbst und der Westen, Wasser, Winter und der kalte Norden; Holz, Frühling und der windige Osten.

Das *Nei Ching* erklärt die Wechselbeziehung zwischen den fünf Elementen einfach und schön. Es sagt: „Holz gebiert Feuer, Feuer gebiert Erde, Erde gebiert Metall, Metall gebiert Wasser, Wasser gebiert Holz".[1]

Dies ist der „Sheng"- oder Erschaffungszyklus, der die in der orientalischen Medizin sogenannte „Mutter-Sohn"-Beziehung hervorbringt. Er ist in Bild 3 durch die äußeren Pfeile dargestellt. Man stelle sich vor,

HOLZ *verbrennt als*
FEUER *dessen Asche sich zersetzt zu*
ERDE *in der wir entstehen und dort gewinnen wir*
METALLE *die, wenn sie geschmolzen werden, zu*
WASSER (flüssig) *werden, das Bäume und Pflanzen nährt*

Das *Nei Ching* erklärt auch den „Ko"-Zyklus, den Zyklus der „Zerstörung" oder „Kontrolle":

HOLZ *wird zerschnitten von Metall*
FEUER *wird ausgelöscht mit Wasser*
ERDE *wird von Holz durchdrungen*
METALL *wird von Feuer geschmolzen*
WASSER *wird aufgehalten und abgeschnitten durch Erde*[2]

Dieser „Zerstörungszyklus" wird in Bild 3 durch die inneren Pfeile dargestellt. Wie wir sehen werden, hat jeder dieser Zyklen der Wechselbeziehungen große praktische Bedeutung.

Die äußeren Pfeile, die den „Erzeugungszyklus" darstellen, zeigen, wie das Herz die Milz stärkt, die Lunge die Nieren stärkt, und die Leber das Herz stärkt. Es ist ein im Kreis verlaufender Prozeß, bei dem jedes Organ Kraft aus dem vorhergehenden zieht und das nachfolgende stärkt. Wenn man den Zustand eines schwachen Organs verbessert, stärkt man damit gleichzeitig die Verfassung der nachstehenden Organe (seine „Söhne"). Ähnlich kann die Schwächung eines Organs dazu führen, daß es

1) The Yellow Emperor's Classic of International Medicine, engl. Übersetzung Ilza Veith (University of California Press)

2) Vielleicht ist diese letzte Beziehung nicht ganz klar. Ein Damm, ein erdener Krug und Schlamm, sie alle beherrschen Wasser, indem sie es teilen, bzw. umschließen oder aufsaugen.

durch Anzapfen des ihm vorausgehenden Organs (seiner „Mutter") seine Kraft neu auffüllt.

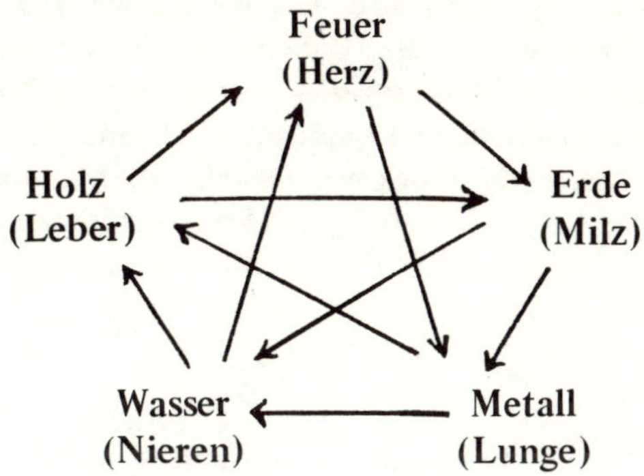

Bild 3: Die Erschaffungs- und Zerstörungszyklen

Die inneren Pfeile in Bild 3 zeigen den Zerstörungszyklus. Er veranschaulicht, wie überstarke Nieren ein schwaches Herz verursachen, eine überstarke Milz schwache Nieren verursacht, eine überstarke Lunge eine schwache Leber verursacht und ein überstarkes Herz eine schwache Lunge verursacht.

Innerhalb dieser Beziehungen gibt es keinen Kreisprozeß. Wenn zum Beispiel die Nieren zu stark sind und das Herz schwächen, wird das Herz allein geschwächt. Es erfolgt keine Auswirkung auf irgendein anderes Organ. Mit anderen Worten, diese stark-schwach-„Kontroll"-Beziehung (innere Pfeile) besteht nur zwischen zwei Organen. Sie ist komplementär-antagonistisch, aber nicht kreisläufig wie die „Erzeugungsbeziehung" (äußere Pfeile) wo, wenn ein Organ gestärkt wird, jedes nachfolgende Organ entsprechend gestärkt wird.

Eigentlich wird jedes Element mit zwei Organen verbunden, da es für jedes in Bild 3 genannte Organ ein anderes, komplementäres gibt. Außerdem gibt es ein sechstes Organpaar, Herzregler/dreifacher Wärmespender, was alles in allem zwölf Organe ergibt. (Bild 4).

Leber und Gallenblase sind die Organe des Elements Holz. Feuer hat zwei Paare: Herz/Dünndarm und Herzregler/dreifacher Wärmespender (die beiden zuletzt genannten Organe werden ausführlich im Kapitel „Die Organe" beschrieben). Erde hat das Paar Milz-Bauchspeicheldrüse und Magen (Milz und Bauspeicheldrüse gelten in der traditionellen östlichen Medizin als ein Organ). Lunge und Dickdarm gehören zu Metall; Nieren und Blase werden dem Element Wasser zugeordnet.

Die „Tzang"-Organe, die wir Yang nennen wollen[3], sind die, deren Wechselbeziehung in Bild 3 gezeigt wird – Herz, Milz-Bauchspeicheldrüse, Lunge, Nieren, Leber und auch der Herzregler. Die „Fu"-Organe, die wir Yin nennen wollen, sind Dünndarm, Magen, Dickdarm, Blase, Gallenblase und dreifacher Wärmespender. Jedes dieser Yin-Organe steht in enger Verbindung zu seinem komplementären Yang-Organ (dies wird ausführlich im Kapitel „Die Organe" besprochen).

Das *Nei Ching* beschreibt einige weitere sehr interessante physiologische Beziehungen (beachten Sie die Anwendung der „Erzeugungsbeziehung"):

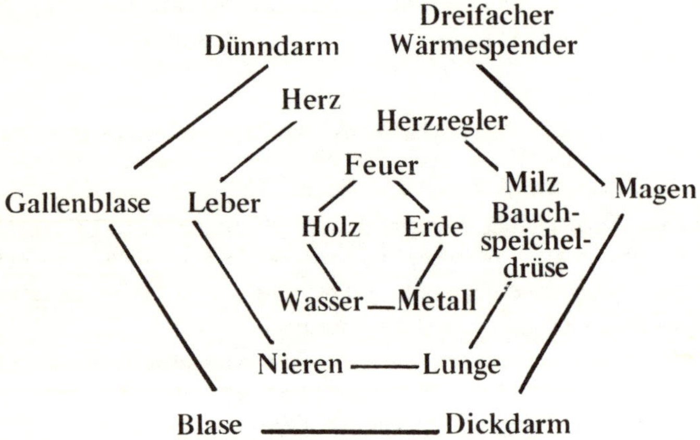

Bild 4: Die Elemente und ihre Organe

3) Denjenigen, die sich mit dem *I Ching* und *Nei Ching* befaßt haben, wird auffallen, daß das in diesem Buch benutzte Yin-Yang Einordnungsschema sich von dem unterscheidet, mit dem sie vertraut sind. Wir glauben, daß das hier benutzte Schema für die Leser, die mit der östlichen Denkweise nicht vertraut sind, leichter zu begreifen und *praktisch anzuwenden* ist. Es ist in neuerer Zeit für moderne Menschen entwickelt worden, die eher an wissenschaftliches als an metaphysisches Denken gewöhnt sind. Im *I Ching* und *Nei Ching* ist der Himmel die Quelle kreativer Energie, die die Erde nährt; deshalb wird der Himmel „Yang" genannt und die Erde „Yin". Die „Fu"-Organe, die näher an der Körperoberfläche liegen, sind der Sonne näher und werden daher „Yang" genannt. Hier jedoch, von unserem physischen Gesichtspunkt aus, ist die feste Erde, auf der wir stehen, „Yang" und der alles durchdringende Himmel ist „Yin". Die „Tzang"-Organe, die tiefer im Körper liegen und auch fester und kompakter sind, sowie die rote bzw. dunkle Farbe haben, werden in diesem System Yang genannt. Die „Fu"-Organe, oder Yin-Organe, sind hohl, weich und von blasser Farbe.

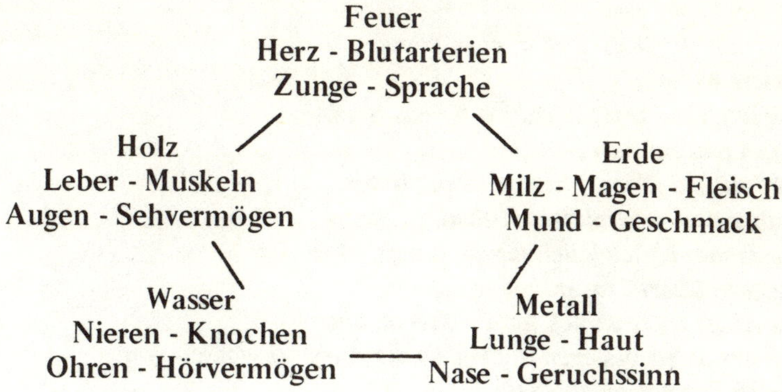

Bild 5: Die Beziehung zwischen den 5 Sinnen und den Organen

Bild 5 zeigt die Beziehung zwischen Organen, Geweben und Sinnesorganen und die Art, in der jeder unserer Sinne mit einem der Organe verbunden ist und von ihm regiert wird: Herz und Sprache; Magen und Geschmack; Lunge und Geruch; Nieren und Hörvermögen; Leber und Sehvermögen.

Dieses Diagramm verdeutlicht auch die orientalischen Diagnosetechniken – es veranschaulicht zum Beispiel, wieso die Lippen eines Menschen etwas über den Zustand seines Magens aussagen können und seine Gesichtsfarbe und Sprechgeschwindigkeit über den Zustand seines Herzens (für weiteres Bild 8 sowie das Kapitel „Die Diagnose").

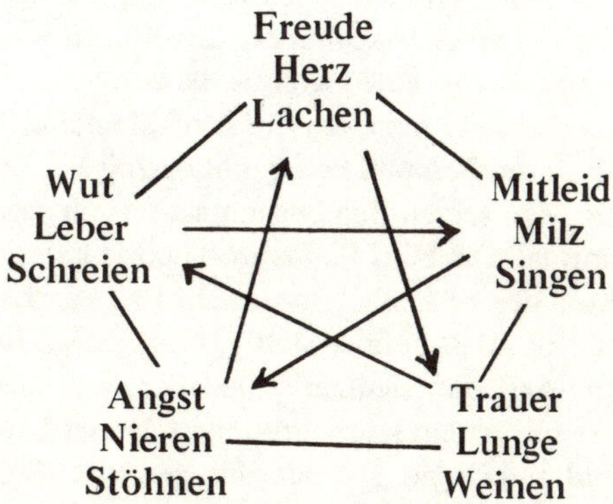

Bild 6: Der Gefühlszyklus

Das *Nei Ching* sagt:
Wut ist schädlich für die Leber, aber Trauer neutralisiert Wut.
Übersteigerte Freude ist schädlich für das Herz, Aber Angst neutralisiert Freude.
Extremes Mitleid (Sorge) ist schädlich für den Magen, aber Wut neutralisiert Mitleid.
Extreme Trauer ist schädlich für die Lunge, aber Freude neutralisiert Trauer.
Extreme Angst ist schädlich für die Nieren, aber Mitleid kann Angst besiegen (indem sie die Aufmerksamkeit von den eigenen Problemen ablenkt).

Ein Ausbruch irgendeines dieser Gefühle stellt also nicht nur ein Problem in dem verbundenen Organ dar, sondern verschlechtert auch dessen Zustand. Darüber hinaus können wir eine Wechselbeziehung zwischen diesen Organen erkennen, was durch den „Kontroll"-Zyklus der Fünf-Elemente-Theorie erklärt wird.

Der „Erschaffungszyklus" gilt auch für die Gefühle. Übermäßiges Mitleid oder Sorge wird zu Trauer führen; übergroße Trauer erzeugt Angst etc. Freude, das Gefühl des Feuers (Hitze/Sommer) ist am meisten Yang; Angst, das Gefühl des Wassers (Kälte/Winter) ist am meisten Yin.

Hier eine sehr alte Geschichte, die die Anwendung der Theorie der fünf Elemente schildert, wobei diese Gefühlsattribute verwendet werden:

> Vor langer Zeit war einmal ein Mädchen, das in einen Jungen verliebt war, aber ihre Eltern erlaubten ihr nicht, daß sie ihn heiratete. Täglich grübelte sie mehr und mehr über ihr Problem nach und weigerte sich, etwas zu essen. Sie wurde immer dünner vor Liebeskummer. Ihre Eltern waren besorgt und riefen viele Ärzte, aber keiner von ihnen konnte sie von ihrem Liebeskummer heilen.
>
> Eines Tages kam dann ein Arzt, der die Fünf-Elemente-Theorie kannte. Er beschloß, sie zornig zu machen und belog und betrog sie. Sein Trick klappte – sie wurde sehr zornig. Am selben Tag begann sie wieder regelmäßig zu essen; bald war sie wieder normal. Die Fünf-Elemente-Theorie kann also sogar hilfreich dabei sein, Liebeskummer zu heilen! In diesem Fall vernichtete Holz (Wut) Erde (Sorge) (siehe Bild 6). Man befasse sich gut mit diesen Bezeichnungen. Dies ist mit Sicherheit eine Art von „Medizin", die jeder anwenden kann.

Jedes Element ist mit einem Laut verbunden. Dieser Laut steht offenbar in Beziehung zu dem Gefühl und Organ. Die Beziehungen sind: Holz – Schreien; Feuer – Lachen; Erde – Singen; Metall – Weinen; Wasser – Stöhnen.

Diese Entsprechungen können uns helfen, weiter zu verstehen, wie jedes Element eine Begegnung von Yin und Yang darstellt. Sie können auch bei der Diagnose äußerst hilfreich sein. Übermäßiges Lachen weist auf ein überstarkes Herz hin. Die Vorstellung von „zu viel Freude" mag seltsam erscheinen, aber in der orientalischen Medizin heißt es, daß übermäßige Freude für „Verlangsamung der Energie" verantwortlich ist. Man denke nur an die Gelegenheiten, wo so heftig gelacht wurde, daß man sich nicht mehr rühren konnte. Andererseits kann ein Mensch mit schwachem Herzen niedergeschlagen erscheinen und zeigt vielleicht überhaupt keine Freude (Traurigkeit unterscheidet sich sehr deutlich von „Trauer", die ein sehr aktives Gefühl ist). Es heißt, daß ein guter Sänger mit einer kraftvollen Stimme wahrscheinlich eine gute Milz hat. Niedergeschlagenheit und emotionale Anspannung sind sowohl Ursache als auch Auswirkung eines schlechten Magens. Jemand, der leicht weint, hat mit ziemlicher Sicherheit Lungenprobleme. Ein Mensch mit Leber- (oder Gallenblasen-) problemen macht vielleicht seinem Ärger Luft oder schreit einfach.

Es heißt, daß jedes Element einen Geschmack „hervorbringt": Holz erzeugt den sauren Geschmack, Feuer den bitteren, Erde den süßen, Metall den scharfen (beißenden) und Wasser den salzigen. Die verschiedenen Geschmacksrichtungen sollen über gewisse Kräfte verfügen. Dies alles wird deutlich, wenn es im Licht der jeweiligen Jahreszeit betrachtet wird. Der bittere Geschmack, der die Kraft hat, zu trocknen und zu stärken, ist der Geschmack, den wir uns im Sommer wünschen; den scharfen Geschmack, der verteilend ist, wünschen wir uns in der Jahreszeit der fallenden Blätter; der salzige Geschmack, der die Kraft hat, zu mildern (Wasser), ist der Geschmack, den wir uns im Winter wünschen; und der saure Geschmack, der die Kraft hat, zu sammeln (zusammenziehend), ist der Geschmack, den wir uns im Frühling wünschen. Der süße Geschmack wird zu jeder Zeit gewünscht; demzufolge ist er im Zentrum zu finden. Er hat die Kraft, zu verlangsamen und Harmonie zu bringen. Seine Zeit ist Doyo, die Zeit des Wechsels zwischen Jahreszeiten.

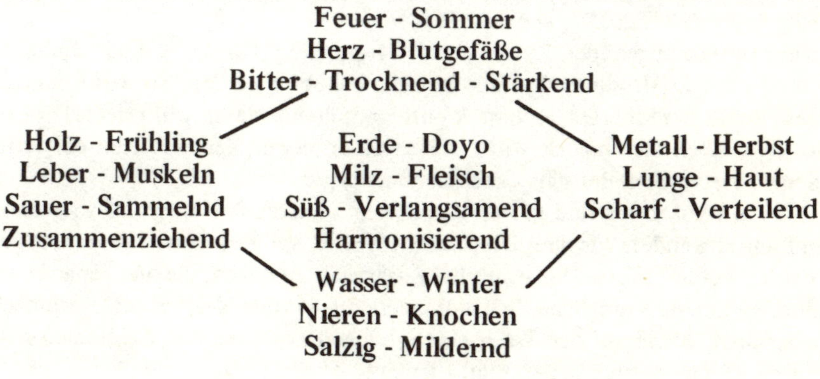

Bild 7: Die fünf Geschmacksarten

Jeder Geschmack ist wohltuend für das ihm entsprechende Organ. Im Übermaß erweist sich jedoch jeder einzelne als schädlich. Ähnlich besagt das Yin-Yang Prinzip, daß aus extrem Yin schnell Yang wird und umgekehrt. So sagt das *Nei Ching* „Der saure Geschmack nährt die Leber", und „der saure Geschmack ist schädlich für Leber und Muskeln." Ebenso sind bittere Speisen gut für das Herz, aber zuviel schadet dem Herzen und den Blutgefäßen; süße Speisen sind gut für die Milz, aber zuviel schadet der Milz (und dem Magen! – siehe „Die Organe") und dem Fleisch; scharfe Speisen sind gut für die Lunge, aber zuviel schadet der Lunge und der Haut; salzige Speisen sind gut für die Nieren, aber zuviel schadet den Nieren (siehe „Die Organe") und den Knochen.

Auch die fünf Geschmacksarten werden von den Beziehungen der „Erschaffungs-" und „Zerstörungszyklen" beeinflußt. Die Kräfte jedes Geschmacks (siehe Bild 8) können wohltuend für das Organ des Elements, das folgt sein. Saure Speisen, die zusammenziehen („sammeln") können für ein schwaches („träges") Herz günstig sein.

Zuviel von irgendeiner Art von Nahrung schadet nicht nur dem mit ihm verbundenen Organ, sondern schwächt auch das Organ, das es im „Zerstörungs"-Zyklus kontrolliert. Daher:

Zuviel Salz im Essen gefährdet das Hez, und „der Puls wird hart, Tränen treten auf und die Gesichtsfarbe verändert sich."

Zu scharfes Essen gefährdet die Leber, und „in den Muskeln entstehen Knoten, die Finger- und Fußnägel werden trocken und häßlich."

Zu sauer schmeckende Speisen gefährden die Milz, und den Magen und „das Fleisch wird hart und die Haut faltig und schlapp."

Zu süße Speisen gefährden die Nieren, und „die Knochen schmerzen und die Kopfhaare fallen aus" (siehe „die Diagnose").

Die Auswirkungen des Zuviel eines Geschmacks können jedoch durch Gebrauch des ihn kontrollierenden Geschmacks behoben werden. So wirkt dem sauren Geschmack der scharfe Geschmack entgegen; dem bitteren wirkt der salzige entgegen, dem süßen Geschmack wirkt der saure entgegen; dem scharfen der bittere und dem salzigen wirkt der süße Geschmack entgegen.

Man muß vorsichtig und gut urteilen, wenn man die fünf Geschmacksarten zur Behandlung anwendet. Wie deutlich gemacht wurde, kann ein Zuviel gefährlich sein, und Fehler werden sehr leicht gemacht. Zusätzlich zu denen, die hier genannt worden sind, gibt es viele mögliche Behandlungen, die auf den Kräften der Geschmacksarten beruhen, sowie auf den Wechselbeziehungen zwischen den Geschmacksarten und ihren Organen gemäß der Fünf-Elemente-Theorie. Diese Methoden sind zu komplex, um hier ausführlich dargestellt zu werden, aber ihre Wirkungen sind alle in die Zubereitung von Kräutertees mit eingearbeitet.

Jedes Element hat eine repräsentative Farbe. Feuer ist rot, Erde ist gelb, Metall ist weiß, Wasser ist schwarz und Holz ist grün oder blau (es heißt, daß diese beiden Farben in alten Zeiten nicht namentlich voneinander unterschieden wurden). Das Wissen um diese Farbbezeichnungen ist bei der Diagnose sehr hilfreich. Achten Sie immer sorgfältig auf die Gesichtsfarbe eines Menschen. Ist sie zu rot, sind Probleme mit dem Herzen wahrscheinlich. Eine gelbliche Farbe läßt Milzprobleme vermuten (Gelbsucht – siehe „Die Behandlung"); eine weiße Gesichtsfarbe, obwohl sehr eindrucksvoll, ist ein Anzeichen für eine schlechte Lunge; eine schwärzliche (dunkelbraune) Farbe läßt Nierenprobleme vermuten; eine grünliche Farbe zeigt eine Leberstörung an.

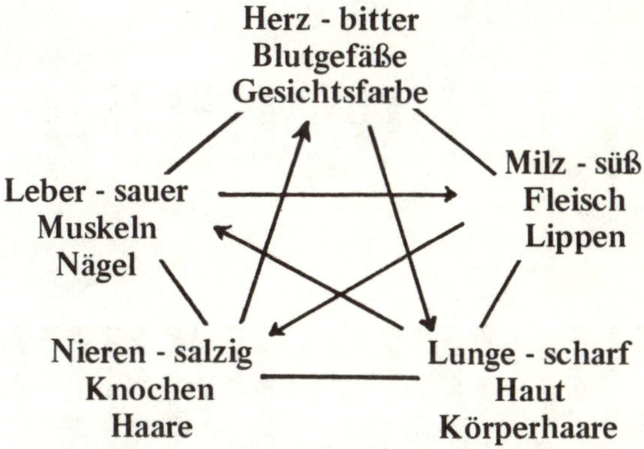

Bild 8: Die fünf Geschmacksarten und ihre Auswirkungen

Jedes Element hat ein besonderes Klima, das zwar für die Jahreszeit dieses Elements passend ist, sich aber nachteilig auf sein Organ auswirken soll (siehe Bild 9).

Demzufolge ist Hitze schlecht für das Herz, Trockenheit greift die Lunge an, Kälte schadet den Nieren, Wind ist schädlich für die Leber und Feuchtigkeit ist gefährlich für die Milz. Wir können also erwarten, daß Herzprobleme am häufigsten im Sommer auftreten, Lungenprobleme im Herbst, Nierenprobleme im Winter und Leberprobleme im Frühling. Milz- und Magenprobleme sind zu allen Zeiten gleich wahrscheinlich.

Nach der auf der Fünf-Elemente-Theorie beruhenden östlichen Medizin zeigt jedes dieser Probleme eine gewisse allgemeine Körperverfassung an, und es gibt eine besondere für sie passende Behandlung.

Die Bedeutung von Voll - Leer im Verhältnis zu Yin - Yang und die entsprechenden Behandlungen werden ausführlich im Kapitel „Die Diagnose" erklärt. Hier

Einordnung nach der fünf-Elemente-Theorie

	HOLZ	FEUER	ERDE	METALL	WASSER
Tsang-Organ	Leber	Herz	Milz/Bauchspeicheldrüse	Lunge	Nieren
Fu-Organ	Gallenblase	Dünndarm	Magen	Dickdarm	Blase
Gewebe	Muskeln	Blutgefäße	Fleisch	Haut	Knochen
Indikator	Fußnägel	Gesichtsfarbe	Lippen	Körperhaare	Haare
Sinnesorgan	Augen	Zunge	Mund	Nase	Ohren
Sinn	Sehvermögen	Sprache	Geschmackssinn	Geruchssinn	Hörvermögen
Körperflüssigkeit	Tränen	Schweiß	Speichel	Schleim	Urin
Himmelsrichtung	Osten	Süden	Mitte	Westen	Norden
Nachteiliges Klima	Wind	Hitze	Feuchtigkeit	Trockenheit	Kälte
Jahreszeit	Frühling	Sommer	Doyo	Herbst	Winter
Tageszeit	Morgen	Mittag	–	Abend	Tag
Planet	Jupiter	Mars	Erde	Venus	Merkur
Zahl	8	7	5	9	6
Gefühl	Wut	Freude	Mitleid/Sorge	Trauer	Angst
Ausdruck	Schreien	Lachen	Singen	Weinen	Stöhnen
Verhalten bei Aufregung und Veränderung	Kontrolle	Traurigkeit/Trauer	Aufstoßen(dickköpfig)	Husten	Zittern
Fähigkeit	spirituell	Inspiration	intellektuell	lebendig	Wille
Geschmack	sauer	bitter	süß	scharf	salzig
Getreide	Weizen	rote Hirse/Mais	gelbe Hirse	Reis	Bohnen
Frucht	Pflaume	Aprikose	Dattel	Pfirsich	Kastanie
Gemüse	Porree	Schalotte	Malve	Zwiebeln	grobes Blattgemüse
Haustier	Huhn	Schaf	Ochse	Pferd	Schwein

werden sie so angegeben, wie sie im *Nei-Ching* dargestellt sind. Diese Behandlungen sind wichtige Überlegungen bei der Zubereitung von Kräutertees.

Ein Mensch mit einer roten Gesichtsfarbe hat eine Yang-Voll-Verfassung und ist anfällig für Herzprobleme, besonders im heißen Sommer. Die richtige Behandlung ist, Erbrechen und Durchfall herbeizuführen (und dadurch überschüssige Energie zu verringern).

Herz
Sommer - Hitze
Rot - Yang, Voll

Leber
Frühling - Wind
(Blau (Grün) - Yin, Voll)

Milz
(Doyo - Feuchtigkeit, Gelb)

Lunge
Herbst - Trockenheit
(Weiß - Yin, Leer)

Nieren
Winter - Kälte
Schwarz (dunkelbraun) - Yang, Leer

Bild 9: Voll und Leer

Ein blasser, weißer Mensch hat eine Yin-Leer-Verfassung und ist anfällig für Lungenprobleme, besonders im trockenen Herbst. Die richtige Behandlung ist, Harmonie herbeizuführen (Harmonie ist in jedem Krankheitsfall wünschenswert, aber besonders in diesem Fall, wo die Person schwach ist).

Ein Mensch, dessen Gesichtsfarbe dunkelbraun geworden ist, hat eine Yang-Leer-Verfassung und ist anfällig für Nierenprobleme, besonders im kalten Winter. Die richtige Behandlung ist, für Wärme zu sorgen.

Ein Mensch mit einer grünlichen Gesichtsfarbe, in dessen Gesicht vielleicht auch blaue Äderchen zu sehen sind (vor allem zwischen Auge und Ohr), hat eine Yin-Voll-Verfassung und ist anfällig für Leberprobleme, besonders im windigen Frühling. Die richtige Behandlung ist, ihn zum Schwitzen zu bringen (und dadurch überschüssige Hitze zu verringern).

Milz- und Magenprobleme sind allgemeiner und nicht auf irgendeine bestimmte Behandlungsart beschränkt. Der Zustand der Milz (im Zentrum) kann sich auf alle anderen Organe auswirken (siehe Abschnitt über die Milz in „Die Organe").

Die Fünf-Elemente-Theorie zeigt auch, ein wie wichtiger Faktor die Nahrung bei der Wiederherstellung und der Aufrechterhaltung der Gesundheit ist. Außer einer bestimmten Geschmacksart (siehe Bild 7) hat jedes Organ ein Getreide, das als besonders geeignet zur Nährung seiner Kräfte angesehen wird: Leber/Weizen, Herz/rote (glutinöse) Hirse, Milz/gelbe Hirse, Lunge/Reis, Nieren/Bohnen. Glutinöse Hirse ist zugegebenermaßen selten, aber in Amerika haben wir herausgefunden, daß Mais sehr gut für das Herz ist. Interessanterweise wird Mais im Sommer geerntet (Hitze/Herzbeschwerden), Reis im Herbst (Trockenheit/Lungenbeschwerden), und Winterweizen im Frühling (Wind/Leberbeschwerden). Nach der Fünf-Elemente-Theorie erscheint also jedes Getreide in der Jahreszeit, in der es am meisten benötigt wird.

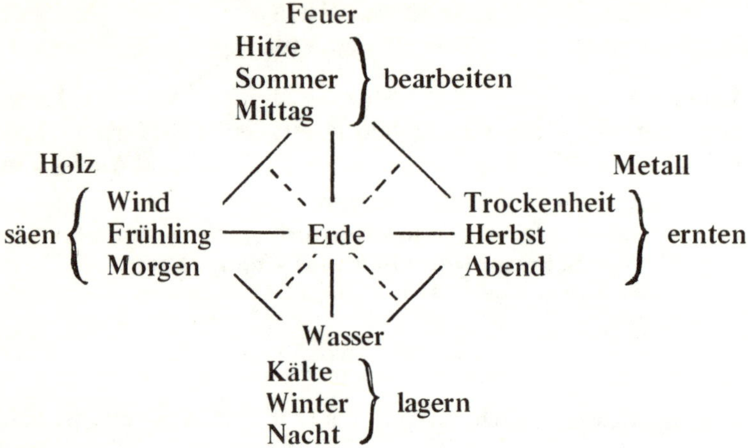

Bild 10: Der Rhythmus der Natur

Im alten China wurde die kleine Adukibohne als einem Getreidekorn gleichwertig angesehen; Getreide war anerkanntermaßen die Hauptnahrung des Menschen.

Jedes Element hat auch seine entsprechenden nachgeordneten Speisen – Früchte, Gemüse, Tiere. Diese sind in der Tabelle auf der Seite 38 angeführt.

Die Elemente stehen auch in Beziehung zu den Tageszeiten, sowie auch zu den Jahreszeiten und der für jede typische landwirtschaftliche Tätigkeit. Frühling ist die Zeit des Säens und Keimens, Sommer die Zeit des Wachsens und Bearbeitens, Herbst ist die Zeit der Ernte und der Winter die Zeit des Lagerns.

Dies ist offensichtlich richtig für den Landwirtschaftszyklus, bietet aber auch für den Ablauf eines individuellen Lebens gute Ratschläge. Es gilt für den Fluß der Jahreszeiten und die Rhythmen jedes Tages. So wie zum Beispiel Getreide im Frühling angepflanzt wird, so sollte jeder die Samen für seine Tätigkeit frühmorgens säen; und so wie es natürlich ist, des nachts zu schlafen, so sollte man im Winter

„sein Yang ausruhen" – das heißt, seine kreative, aktive Kraft ruhen und Stärke sammeln lassen – genau wie die tiefen Baumwurzeln unter ihrer Schneedecke im Verborgenen wirken, bis der Frühling neues Leben, Aktivität und Veränderung bringt.

Der Leser wird es möglicherweise hilfreich finden, zu diesem Kapitel zurückzukehren, um sein Verständnis der folgenden Kapitel zu vertiefen. Die Tabelle auf Seite 39 vermittelt Einblick in das Muster der Fünf-Elemente-Theorie. Für sich allein genommen ist die Tabelle natürlich nicht ausreichend, um ein vollständiges Verständnis zu vermitteln; man sollte sich deshalb nicht zu sehr für sie begeistern. Denn die Theorie der Fünf Elemente reflektiert sich veränderndes, fließendes Leben und läßt sich nicht in starre Kategorien pressen.

Es ist nützlich, sich die Fünf Elemente als Kräfte vorzustellen und alles, was unter ein Element eingeordnet ist, als etwas, das an seiner Kraft teilhat. Die Tabelle zeigt nur einige wenige der vielen Kategorien, auf die die Fünf-Elemente-Theorie angewandt werden kann. Die Darstellung auf Seite 26 und 27 folgt dem *Nei Ching*, in dem der Ursprung der Fünf Elemente auf diese poetische Weise ausgedrückt ist.

DIE DIAGNOSE

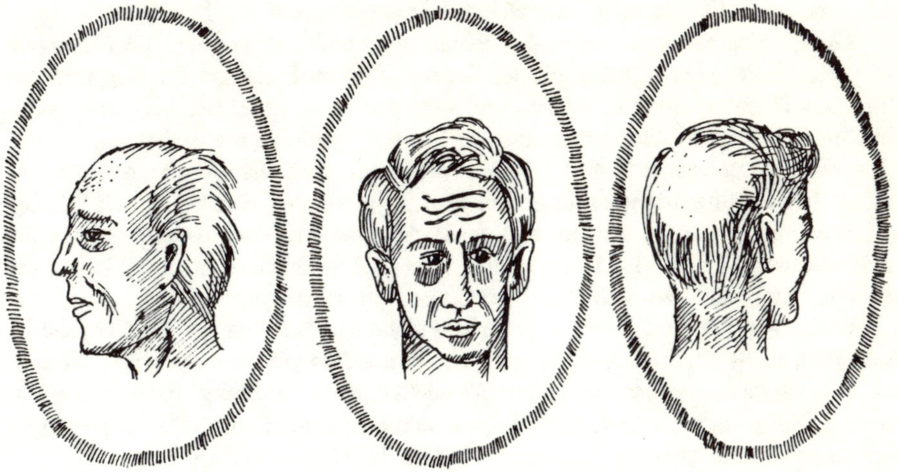

Ein kurzer Blick auf einen Menschen sagt viel über seinen Gesundheitszustand aus. Allein schon die Gesichtsform offenbart etwas über seine Verfassung. Die folgende einfache und praktische Diagnosemethode kann jeder innerhalb weniger Monate beherrschen. Man kann sie erlernen, indem man es sich zur Gewohnheit macht, andere Leute zu beobachten. Das ist so zutreffend, als würde man in einem Buch lesen. Schlechte Gedärme, ein schwacher Magen, erschöpfte Nieren – für jedes gibt es im Gesicht ein besonderes Zeichen, eine Warnung an den Betroffenen vor kommenden Schwierigkeiten.

Es gibt verschiedene Möglichkeiten zu bestimmen, welches Organ krank ist.[1] Es ist wichtig, das Gesicht genau zu untersuchen, aber es gibt mehrere Ansätze, die gleich wichtig und genau sind. Die anderen dienen dazu, das zu bestätigen, was das Gesicht vielleicht schon gezeigt hat.

1) Einige Organe im orientalischen System unterscheiden sich leicht von denjenigen, die mit den entsprechenden deutschen Namen bezeichnet sind.

Bevor man sich auf ein endgültiges Urteil über den Zustand des Patienten festlegt, muß man den ganzen Menschen, nicht nur einen speziellen Aspekt oder ein spezielles Organ, in seine Überlegungen einbeziehen. Die Umgebung – Stadt/Land etc. – sollte berücksichtigt werden. Es sollten auch Fragen über die Familie des Patienten, seine engen Beziehungen und seine Arbeit gestellt werden.

Diese Faktoren sind von großer Bedeutung bei der zu empfehlenden Behandlung. Man sollte herausfinden, ob der Patient sehr emotional ist. Ein Gespräch mit ihm über Themen, die ihn interessieren, wird den Grad seines Urteilsvermögens offenbaren. Wenn Sie diese Charakterzüge kennen, werden Sie entscheiden können, ob es wahrscheinlich ist, daß der Patient die empfohlene Diät befolgt, oder ob eine andere Behandlungsmethode nötig sein wird. Es ist sinnlos, eine bestimmte Medizin zu empfehlen, wenn Sie spüren, daß der Patient sie aus diesem oder jenem Grund nicht nehmen wird. Einige Leute wollen ihre Eßgewohnheiten nicht aufgeben, wären aber bereit, sich mit Kräutern oder Akupunktur zu heilen.

Indem wir das Wesen eines anderen Menschen herausfinden, wachsen wir selbst. Wir helfen nicht nur anderen Menschen, sondern indem wir mehr über die menschliche Natur lernen, erlernen wir andere Möglichkeiten der Heilung. Indem wir einfache Ratschläge geben, die helfen, eine Krankheit zu mildern, flößen wir anderen Vertrauen ein und regen sie dazu an, dauerhafte Heilung zu suchen.

Sich selbst dadurch zu heilen, wie und was man ißt, dauert länger, ist aber beständiger. Hierbei handelt es sich weniger um eine Frage der Geduld als des Urteilsvermögens. Ungeduldige Menschen haben schon beschlossen, daß sie keine Zeit haben, sich mit den wirklichen Ursachen ihrer Krankheit zu befassen. „Gutes Urteilsvermögen" heißt für sie, sich um Tagesprobleme zu kümmern – was sie vielleicht ganz gut können. Wahres Urteilsvermögen beinhaltet jedoch auch, für sein Leben insgesamt sorgen zu können, denn ein weiser Mensch läßt sich sicher nicht davon beherrschen, wozu sein unmittelbares Verlangen ihn drängt.

Wir dürfen nicht vergessen, daß wir *einen Menschen behandeln, nicht eine Krankheit.* Wenn wir daran denken, werden wir verhindern, daß unsere Diagnose zu einem abstrakten Orakel wird, das weder mit den unmittelbaren Bedürfnissen des Patienten in Verbindung steht, noch auf die Fähigkeiten seines Temperaments ausgerichtet ist.

Eine Diagnose kann Information über die Organkonstitution eines Menschen sowie auch über seine gegenwärtige Verfassung geben. Die allgemeine Verfassung eines Menschen wird zu einem großen Teil von der Nahrung bestimmt, die er vor kurzem gegessen hat. Wenn wir jemanden einer Diagnose unterziehen, suchen wir für gewöhnlich als erstes nach Anzeichen für Ungleichgewicht in seiner gegenwärtigen Verfassung und seiner bisherigen Ernährung, da dies Probleme sind, die sofort behoben werden können. Eine Diagnose ist jedoch erst vollständig, wenn man sich ein

Gesamtbild gemacht hat; die Grundkonstitution muß berücksichtigt werden. Noch bevor der Patient sich hinsetzt, kann ein kurzer Blick aus der Entfernung viel über seine Grundkonstitution sagen. Später, nachdem die gegenwärtige Verfassung bestimmt worden ist, können verschiedene Diagnosetechniken dazu benutzt werden, speziellere Informationen über die Grundkonstitution zu erhalten. Das Ausmaß, wie weit die Grundkonstitution einen Menschen für Krankheiten empfänglich macht, ist das Ausmaß, in dem Krankheiten ererbt sind. Die Qualität der grundlegenden physischen Konstitution eines Menschen wird hauptsächlich von der Konstitution der Mutter bestimmt und ihrer Ernährung während der Schwangerschaft.

Konstitutionsprobleme sind fundamental, tiefgehend und langanhaltend. Es ist sehr schwierig, seine Konstitution zu ändern. Die Konstitution eines Säuglings kann durch starke Yin- oder Yang-Nahrung geändert werden; die eines Erwachsenen zu ändern, dauert jedoch viel länger.

Die vier Shins

Es gibt vier Diagnosearten in der östlichen Medizin. Auf japanisch heißen sie Bo-Shin, Bub-Shin, Mon-Shin und Setsu-Shin.

Bo-Shin ist Diagnose durch Beobachtung und beginnt mit einer Untersuchung aller Körperteile mit Hilfe von Augen und Intuition.

Bun-Shin ist eine Diagnoseart, bei der der Patient befragt wird – über seine Arbeit, Familiensituation, seine Krankheitsgeschichte etc.

Setsu-Shin ist eine Diagnoseart, die den Tastsinn einsetzt. Dazu gehören Pulsfühlen, Druckpunkte etc.

In der orientalischen Medizin wird die Diagnose schon als eine Behandlung an sich angesehen, denn Symptome, Diagnose und Behandlung sind unmittelbar miteinander verbunden. Eine Diagnose wird immer unter Berücksichtigung der Gesamtverfassung eines Patienten getroffen. Jede Krankheit muß mit Blick auf den allgemeinen Krankheitszustand des ganzen Körpers diagnostiziert werden.

Es ist sehr hilfreich, das Yin-Yang Prinzip zu benutzen, wenn man eine Diagnose stellt. Man bemerkt dabei alle Schwierigkeiten und ordnet jede einem der beiden möglichen grundlegenden Krankheitshauptströme zu, Yin oder Yang. Das macht eine Behandlung um vieles einfacher. Im Fall von Yin-Symptomen wird eine Behandlung mehr Yin als Yang beinhalten oder umgekehrt, je nach der vorhandenen Verfassung. Das Yin-Yang Prinzip ist fundamental für das Stellen von Diagnosen, während die Fünf-Elemente-Theorie hilfreich dabei ist, wichtige Zusatzinformationen zu erhalten. Die Theorie der Fünf Elemente ist sehr alt, erweist sich aber nach wie vor als äußerst effektiv bei der Diagnose und Behandlung. Das Ideal des östlichen Arztes war es, nur mit Hilfe des Bo-Shin eine Diagnose zu stellen. Es ist jedoch nicht einfach, diese Technik zu beherrschen; deshalb müssen in den meisten Fällen alle vier Methoden angewandt werden, um zu einer vollständigen Diagnose zu gelangen.

Bo-Shin beruht allein auf Beobachtung, da die Augen die bestentwickelten Sinnesorgane des Menschen sind. Viele Jahre des Lernens und der Erfahrung sind erforderlich, um Bo-Shin durch und durch zu beherrschen. Es ist die angesehenste Diagnosemethode, weil sie so universell ist. Sie kann selbst bei Säuglingen und extrem kranken Menschen, die zu krank sind, um sich zu äußern, angewandt werden. Die Belohnung für all die Schwierigkeiten, die man beim Erlernen von Bo-Shin auf sich nimmt, ist die Fähigkeit, auf den ersten Blick die allgemeine Verfassung des Patienten zu erkennen. Farbe und Beschaffenheit der Haut, das Gewicht des Betroffenen, sein Charakter, seine Neigung zu Aktivität oder Inaktivität – alle sind wichtige Faktoren bei der Krankheitsbestimmung. Dies ist das Handwerkszeug, das man für die erforderliche Ausübung der Bo-Shin-Diagnose benötigt.

Die Art und Weise, wie der Patient geht, muß beobachtet werden. Gesunde Leute setzen die Füße beim Laufen parallel nebeneinander. Ein Mensch, dessen Fußspitzen beim Gehen nach innen gerichtet sind, zeigt Anzeichen des Zusammenziehens, einer Yang-Konstitution. Wenn er auf den Fersen läuft oder mit nach außen gerichteten Fußspitzen (ausdehnend), hat er eine Yin-Konstitution. O-Beine sind ein Zeichen dafür, daß zuviel Fleisch oder wahrscheinlicher zuviel Salz gegessen wird. Auf den Zehen gehen und sich beim Gehen nach vorn beugen, ist ein Zeichen für eine Yang-Konstitution. Laufen auf den Fersen weist auf eine Yin-Konstitution hin. Ein Mensch, der aufrecht steht, ist Yang; jemand, der die Schultern hängen läßt, ist Yin.

Die Größe des Kopfes sollte ein Siebtel der Körpergröße betragen. Ein Mensch mit einem großen Kopf hat eine Yin-Konstitution, während ein Mensch mit einem kleinen Kopf eine Yang-Konstitution hat.

Allgemein gesprochen ist ein dünner Mensch Yin, ist er aber sehr muskulös und hat eine dunkle Haut, so ist er Yang. Ältere Menschen haben diese Art von Physiognomie.

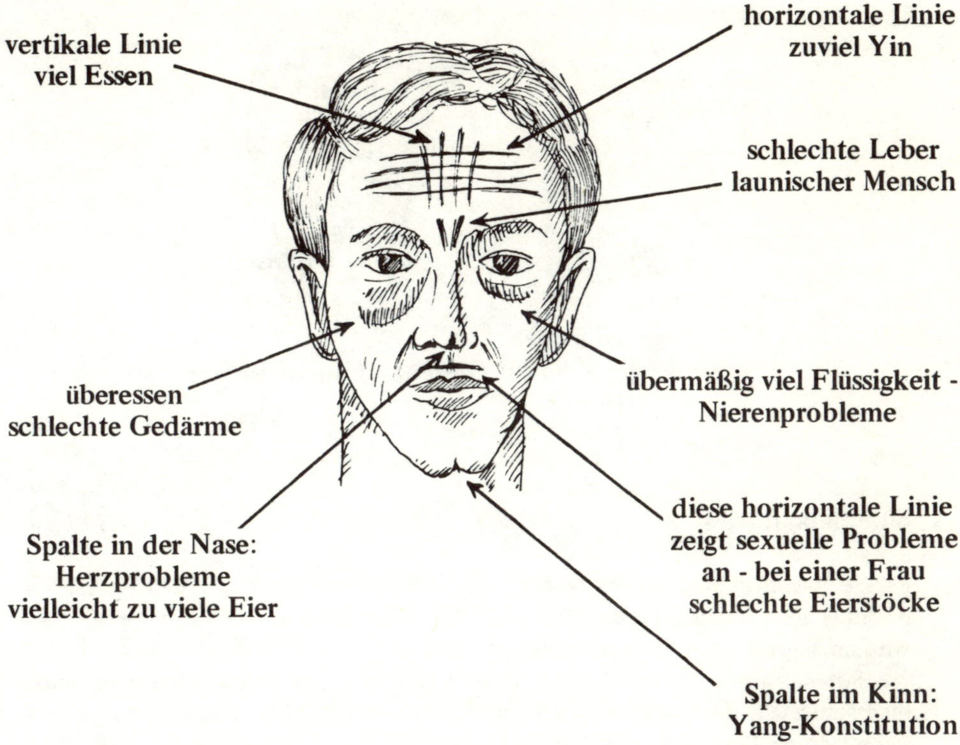

Oft sieht man drei horizontale Linien auf der Stirn eines Menschen, was auf ein gut entwickeltes Gehirn und ein großes Maß an geistiger Aktivität schließen läßt. Wenn diese Linien parallel verlaufen, weisen sie vermutlich auf eine geordnete Denkweise hin. Wenn diese Linien andererseits in verschiedene Richtungen auseinanderlaufen, ist die Denkweise gewöhnlich chaotisch, oft schizophren.

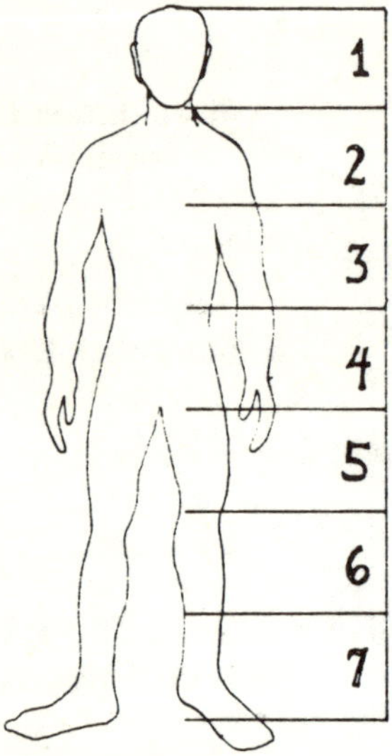

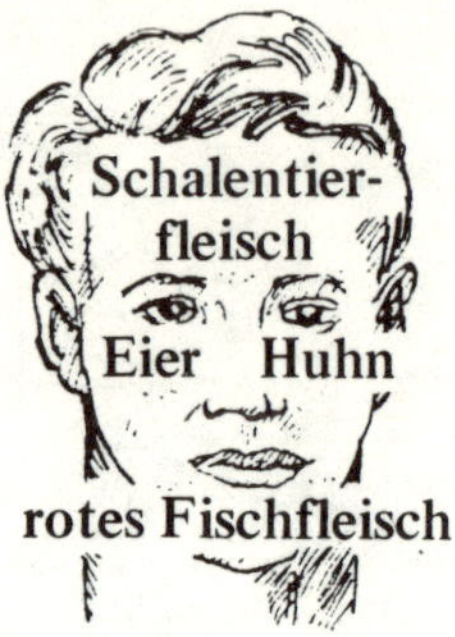

Gesichtssommersprossen

Sommersprossen

Je nachdem, wo sie erscheinen, zeigen Sommersprossen an, welche Art von Nahrung im Übermaß konsumiert wird. Das Vorhandensein von Sommersprossen wird im allgemeinen "Ausscheidung" genannt.

Sommersprossen werden durch einen schlechten Gärungsprozeß in den Gedärmen verursacht. Sommersprossen kommen nicht von Zucker, aber gezuckerte Speisen setzen die Proteinausscheidung in Gang.

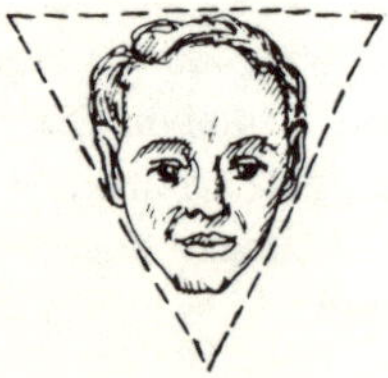

Yin-förmiges Gesicht

Das Kinn ist spitz. Das Gesicht bildet ein Dreieck mit der Basis nach oben.
Beachten Sie die hohe Stirn.

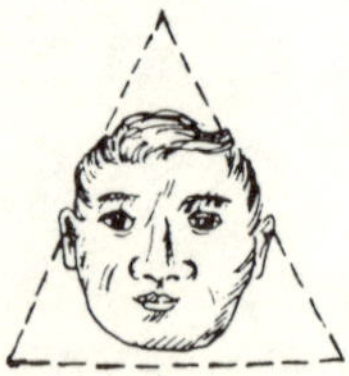

Yang-förmiges Gesicht

Das Kinn ist irgendwie flach. Das Gesicht bildet ein Dreieck mit der Basis nach unten.

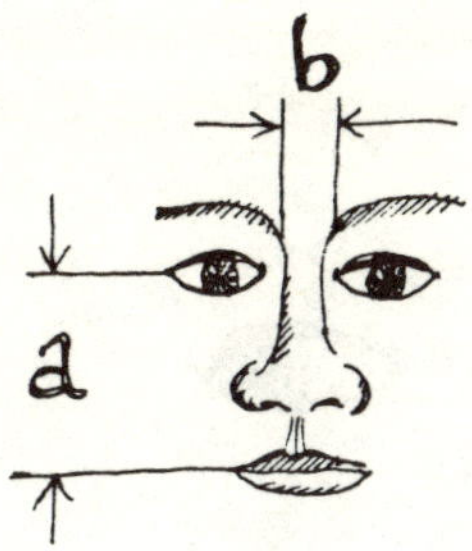

Zusammengezogene Gesichtsmerkmale (Yang)

Die Entfernung zwischen Augen und Mund (a) ist relativ kurz.
Die inneren Augenwinkel (b) liegen sehr dicht zusammen.
Die Nase ist zusammengezogen und fast flach.
Die Augen sind klein.

Auseinandergezogene Gesichtsmerkmale (Yin)

Die Entfernung zwischen Augen und Mund (a) ist ziemlich lang.
Die äußeren Augenwinkel (b) liegen ziemlich weit auseinander.
Die Nase ist lang und auseinandergezogen.
Die Augen sind groß.

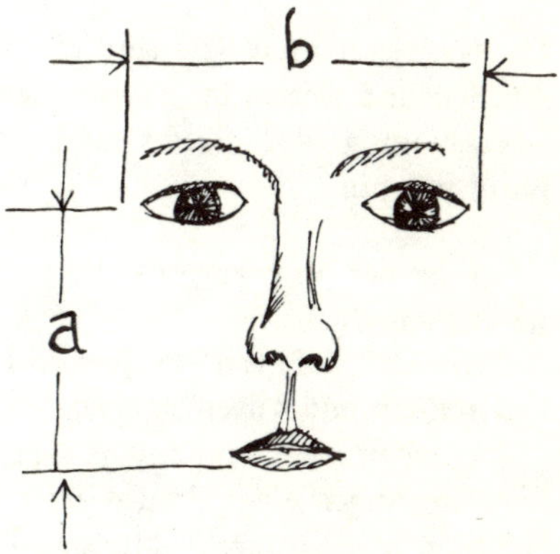

Das Auge

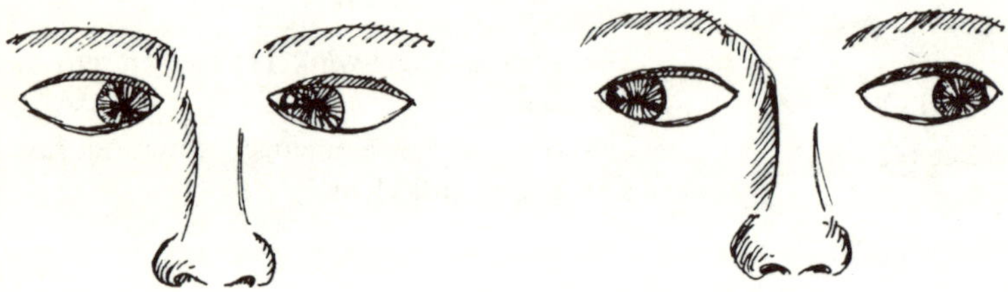

Zur Nase gerichtete Iris sind ein Yang-Zeichen und weisen im allgemeinen auf Übersäuerung des Blutes und hohen Blutdruck hin.

Den Ohren zugewandte Iris sind ein Yin-Zeichen und zeigen einen Zustand der Alkalose im Blut an, sowie Neigung zu Krebs.

Eine der Nase zugewandte und eine normale Iris ist manchmal ein Anzeichen für Diabetes.

Schmale, „gefaltete" Augen sind yang.

Große, runde Augen sind yin.

Ein japanisches Sprichwort sagt: „Die Augen eines Mannes sollten wie ein Bogen sein, die Augen einer Frau wie ein Ring." Große Augen zeigen an, daß jemand Yin-Nahrung zu sich nimmt. Menschen mit solchen Augen haben eine empfindliche Gesundheit und sind anfällig für Erkältungen und Tuberkulose.

Lange Augenwimpern sind Yin. Die moderne Frau benutzt falsche Augenwimpern, denn ihre eigenen hat sie verloren, weil sie im Übermaß tierische Nahrung zu sich genommen hat, die ihre natürliche Yin-Eigenschaft zerstört haben.

Die Iris sollte in der Mitte des Auges sein. Zu sehr der Nase zugewandte Iris weisen auf überstarkes Yang hin. Wenn sie zu stark der entgegengesetzten Seite zugewandt sind, liegt eine extreme Yin-Verfassung vor. Dieses Symptom ist oft bei Menschen zu sehen, die Krebs haben.

Es ist normal, daß die Iris eines Neugeborenen am unteren Augenrand erscheint und das Weiße darüber zu sehen ist. Einige Monate später verändert sich dieser Zustand und die Iris rücken in die Augenmitte. Ein Mensch, dessen Iris am unteren Augenrand liegen, neigt wahrscheinlich zu Grausamkeit. Die ideale Lage ist in der Augenmitte.

Wenn wir alt werden, ist das Weiße am Unterrand unserer Augen zu sehen. Ein Erwachsener, in dessen Auge das Weiße zu sehen ist, befindet sich in einer starken Yin-Verfassung. Seine Organe sind geschwächt, und da er im Falle einer Gefahr nur über geringe Reflexkräfte verfügt, kann er leicht verunglücken.

Häufiges Blinzeln zeigt oft an, daß der Körper auf allen ihm möglichen Wegen versucht, überschüssiges Yin auszuscheiden. Man sollte nicht öfter als dreimal pro Minute mit den Augen blinzeln.

Eine auffällige rote Farbe im Weißen der Augen ist ein Zeichen für eine schlechte Leber. Die Leber ist erschöpft infolge eines Überkonsums von Nahrung, besonders tierischer Nahrung. Wenn das Rot sich ganz über das Weiße des Auges ausgebreitet hat, sind die Organe in ihrer Funktion gestört.

Wenn die Augen sich ständig bewegen oder nur langsam reagieren (dem Finger nur langsam folgen), besteht ein Problem mit dem Herzregler (siehe „Die Organe"). Der Herzschlag ist nicht normal. In solchen Fällen ist die Pupille des Auges groß. Ein Mond im oberen Teil der Iris oder ein weißer Ring um die Iris herum weist auf einen schlecht funktionierenden dreifachen Wärmespender hin (siehe „Die Organe").

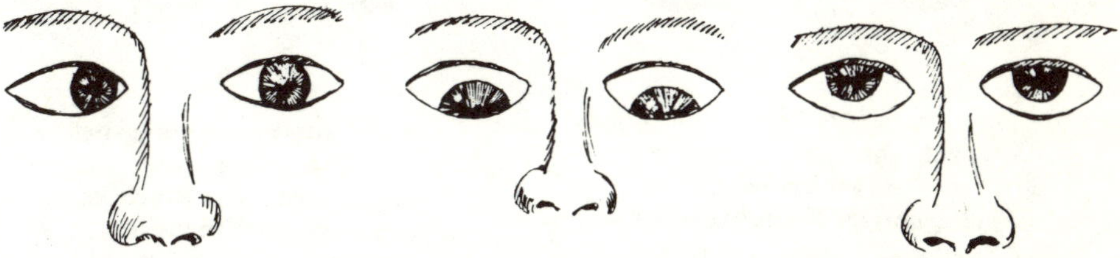

Schwellungen um die Augen herum, besonders Schwellungen des oberen Augenlides, weisen auf Gallenblasensteine hin. Wenn die Steine fortgespült sind, geht die Schwellung sofort zurück. [2]

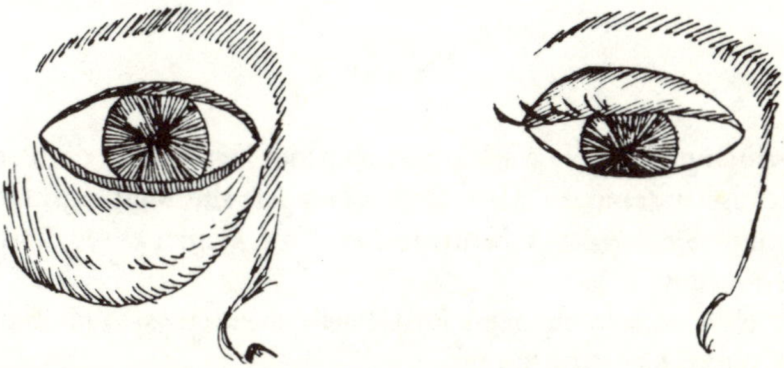

2) Auch zuviel Öl verursacht etwas, was eine Schwellung um die Augen herum genannt werden könnte, eigentlich aber keine Schwellung ist. Die Stelle fühlt sich nur dick an.

Dunkelbraune Ringe unter den Augen weisen auf Nieren hin, die zu sehr Yang sind, sowie auf Störungen der weiblichen Organe. Eine Schwellung unter den Augen weist auf Nierensteine hin. Das Entstehen von Gallensteinen oder Blutstauungen könnte ebenfalls auf diese Weise angezeigt werden.

Dunkelblaue oder violette Stellen unter den Augen zeigen Blutstauungen an, die wahrscheinlich durch einen Überkonsum von Obst, Zucker und Fleisch verursacht werden.

Hervorstehende Augen sind ein Zeichen für eine Yin-Verfassung und Schilddrüsenstörung.

Flecken auf der Innenseite des Augenlides (Gerstenkörner) bedeuten überschüssiges Protein. Sie erscheinen und verschwinden gewöhnlich relativ schnell.

Ein Augenlid, das fast weiß ist, bedeutet Anämie. Die Innenseite des Augenlides sollte rot sein. Um das zu untersuchen, fassen Sie das Augenlid vorsichtig mit zwei Fingern und ziehen es vom Auge weg.

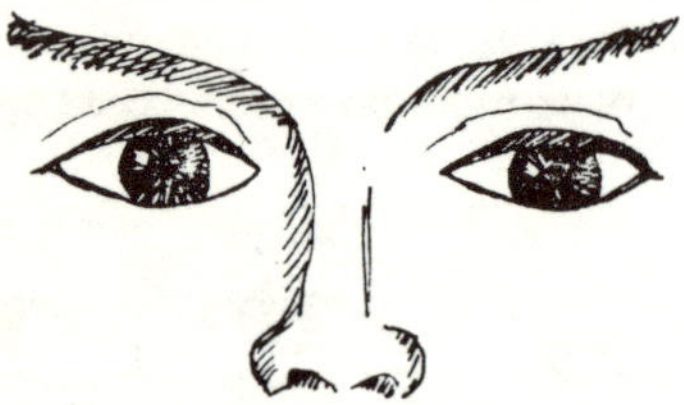

nach oben geschwungene Augenbrauen: langjähriger Fleischverzehr

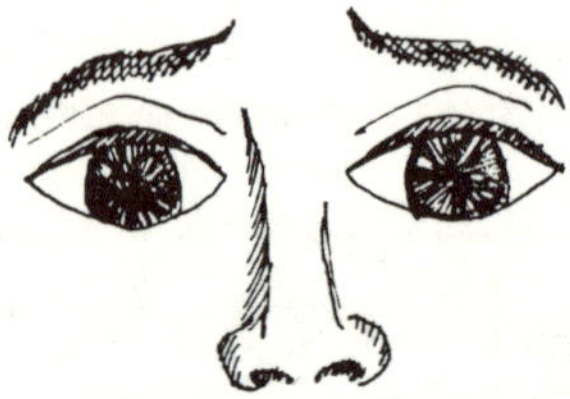

nach unten geschwungene Augenbrauen: vegetarische, auf Früchten beruhende Ernährung

Breite, dicke Augenbrauen sind Yang. Dünne Augenbrauen sind Yin. Zu viel süße Nahrung, vor allem Zucker, macht die Augenbrauen dünner und läßt sie schließlich ganz verschwinden. Menschen, die fast keine Augenbrauen haben, sind anfällig für Krebs.

Nase

Eine Untersuchung der Nase kann viel über die Verfassung der Person aussagen, die einer Diagnose unterzogen wird. Reduzieren Sie die Nahrungsmenge, die Sie zu sich nehmen, und Sie werden sehen, wie Ihre Nase kleiner wird. Eine Nase kann einem das Leben retten.

Eine lange Nase, die hoch oben im Gesicht ansetzt, ist Yin. Eine kurze Nase weist auf eine starke Konstitution hin.

Eine kleine nach oben geschobene Nase ist ein Zeichen für starkes Yang.

Die Mitte der Nase zeigt die Verfassung des Herzens an. Eine vergrößerte Nase

kräftige Konstitution Yang

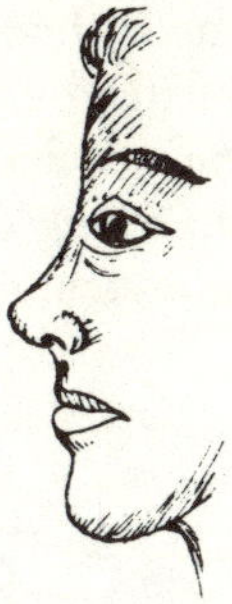

Yin

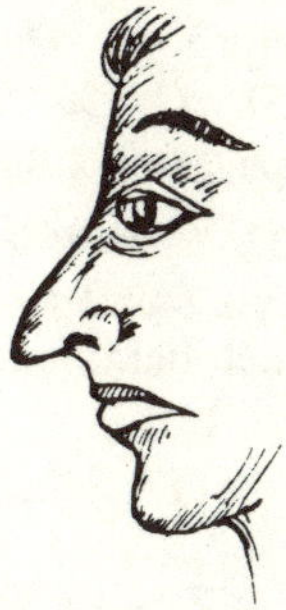

zeigt ein vergrößertes Herz an (übermäßiges Essen und Trinken). Die Nasenlöcher zeigen die Verfassung der Lunge an. Je größer die Nasenlöcher sind, desto besser. Kleine Nasenlöcher sind ein Zeichen für Männlichkeit..

Eine dicke Nase, die irgendwie fettig ist und manchmal glänzt, weist auf einen Überkonsum an tierischem Eiweis hin.

Rote Äderchen auf der Nasenspitze sind ein Anzeichen für hohen Blutdruck. Herzbeschwerden sind die Folge.

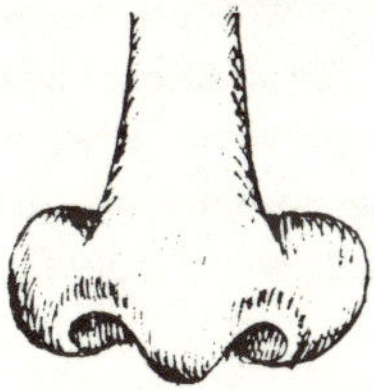

starke Lunge

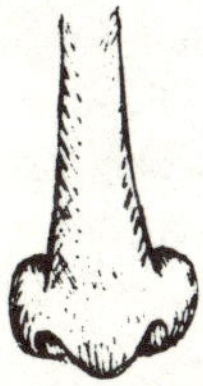

schwache Lunge

gewöhnlich Herzschwierigkeiten

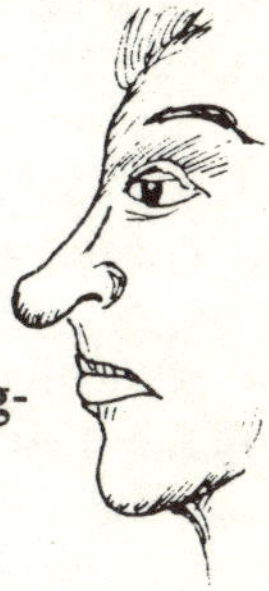

Der Mund

Ein kleiner Mund ist Yang. Ein großer Mund ist Yin. Eine horizontale Linie zwischen Mund und Nase zeigt eine Funktionsstörung der Geschlechtsorgane an.

Die Lippen

Die Lippen sollten gleich dick sein. Im allgemeinen weisen dicke Lippen auf eine Yang-Konstitution hin und dünne Lippen auf eine Yin-Konstitution. Die Größe der Oberlippe zeigt den Zustand der Leber an. Wenn die Lippe geschwollen ist, ist die

Leber vergrößert. Die betroffene Person ißt zuviel und ist anfällig für Geistesstörungen. Die Größe der Unterlippe zeigt den Zustand des Dickdarms an. Wenn die Unterlippe geschwollen ist, liegt eine Schwächung, eine Schlaffheit der Gedärme und daher Verstopfung vor. Epilepsie liegt im Bereich des Möglichen, wenn beide Lippen vergrößert sind. Dieser Zustand läßt vermuten, daß der Patient als Kind zuviel zu essen bekommen hat.

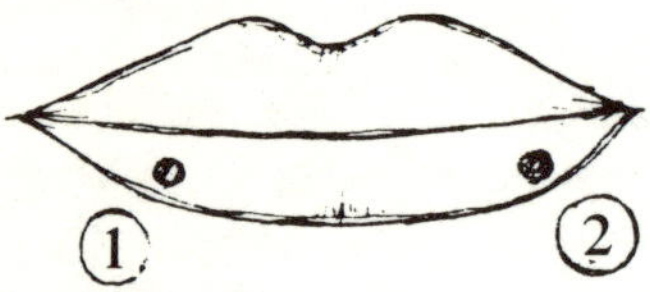

oberer Magen

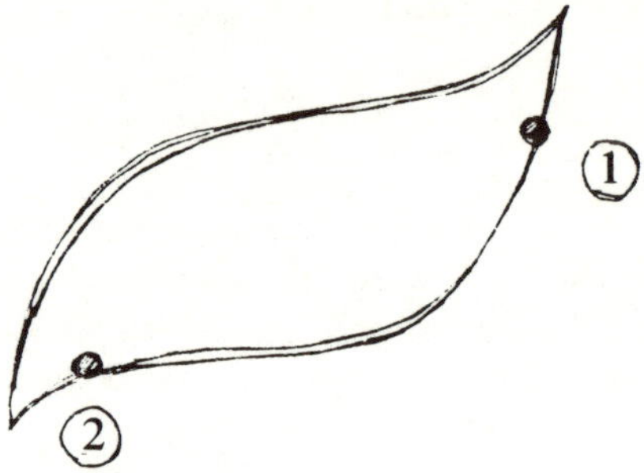

Zwölffingerdarm

Lippen sollten normalerweise rosa sein, mit zunehmendem Alter werden sie jedoch dunkler. Ein junger Mensch mit dunklen Lippen leidet an Blutstauung. Die Blutzirkulation ist schlecht, da die betroffene Person im Übermaß tierisches Eiweiß und starke Yin-Nahrung zu sich nimmt. Menschen mit dunklen Lippen neigen dazu, Krebs, Zirbeldrüsenstörungen und Krankheiten der Geschlechtsorgane zu entwikkeln.

Die Beschaffenheit der Lippen offenbart den Zustand des Magens:

(1) Eine Blase auf der rechten Mundseite weist auf Magenprobleme hin – überschüssige Magensäure oder den Anfang eines Geschwürs an der linken Magenwand.

(2) Eine Blase auf der linken Mundseite weist auf eine Störung in der rechten Magenwand hin.

Zähne

Vorstehende Zähne sind ein Zeichen für eine Yin-Konstitution. Sind die Zähne zur Mundseite hin abgewinkelt, ist die Konstitution der betreffenden Person Yang.

Spitze Zähne lassen erkennen, daß in der Kindheit sehr viel Fleisch gegessen wurde.

Weiche Zähne (Zahnverfall) sind ein Zeichen für weiche Knochen.

Wenn Zahnfleisch oder Lippen einer Frau eine dunkle Farbe haben, läßt das eine unregelmäßige Menstruation oder einen Tumor in der Gebärmutter vermuten.

Die verschiedenen Zähne haben unterschiedliche Funktionen, wie im Diagramm oben dargestellt. Wenn man sich ausgewogen ernährt, behalten die Zähne ihre normale Größe und Form. Nimmt jemand zuviel Yin-Nahrung zu sich, faulen die Zähne. Tierische Nahrung im Übermaß läßt die Eckzähne größer, spitzer und schärfer werden. Manchmal sehen auch die Schneidezähne und die Vorderbackenzähne direkt neben den Eckzähnen wie Eckzähne aus. Was die Zähne betrifft, ist Essig das schlimmste Nahrungsmittel, er erzeugt nämlich sehr schnell Zahnverfall.

Zunge

Im allgemeinen zeigt die Zunge den Zustand des Herzens und des Magens an. Eine weiße Zunge ist ein frühes Anzeichen für Magenprobleme.

Wenn die Zunge nicht gerade herausgestreckt werden kann, liegt eine Störung im Nervensystem oder im Gehirn vor.

Wenn die Zunge zittert, weist das ebenfalls auf irgendeine Störung im Nervensystem oder im Gehirn hin.

Idealerweise sollte die Zunge rosa sein. Wenn sie ganz rot ist, weist das auf Herzstörungen hin. Eine „zerklüftete" Zunge bedeutet ebenfalls, daß Herzstörungen vorhanden sind. Kleine Spalten in der Zunge sind jedoch normal.

Wenn die Zunge rot, glatt und glänzend wird, bestehen Herzstörungen. Eine normale Zunge ist gewöhnlich nicht glatt, sondern auf ihr sind kleine Warzen.

Eine tiefe Spalte in der Mitte bedeutet ebenfalls eine Herzstörung.

Wenn man dazu übergeht, sich ausgewogener zu ernähren, d. h. von tierischen Produkten zu mehr vegetarischer Kost wechselt, können weiße oder gelbe warzenähnliche Erhebungen am Ende der Zunge, später in der Mitte und noch später an der Spitze entstehen. Wir nennen diesen Zustand „Zungenpilz". Es handelt sich dabei um eine *Ausscheidung*. [3] Die innere Krankheit ist dabei zu heilen. Wenn man in dem Zeitraum, in dem die Zunge belegt ist, starkes Yin zu sich nimmt, wie Zucker oder Alkohol, verschwindet diese Ausscheidung. Im allgemeinen braucht der Pilz ein bis zwei Monate, um von der Zungenwurzel bis zur Spitze zu wandern, manchmal auch viel weniger.

Wenn die Wurzel der Zunge schwarz ist, ist Krebs wahrscheinlich. Wenn ein schwarzer Zungenpilz zusammen mit einer Violettfärbung der Hände und mit schwarzen Nägeln auftritt, kann man Krebs vermuten.

[3] Siehe auch das Kapitel „Abfallstoffe loswerden".

Ohren

Ein langes Ohrläppchen zeigt eine gute, ausgeglichene Konstitution an. Je größer das Ohr, desto besser.

Im Idealfall sollten die Spitzen der Ohren auf einer Linie mit den Augenwinkeln liegen. Hohe spitze Ohren sind Yin, ebenso wie Ohren, die seitlich vom Kopf abstehen. Lange niedrige Ohren mit vollen Ohrläppchen sind Yang, ebenso wie Ohren, die eng am Kopf anliegen.

Die Ohren zeigen den Zustand der Nieren an. Ein rotes Ohr weist auf eine Nierenentzündung hin, sowie darauf, daß überschüssiges tierisches Eiweiß und Salz im Körper zurückgehalten wird.

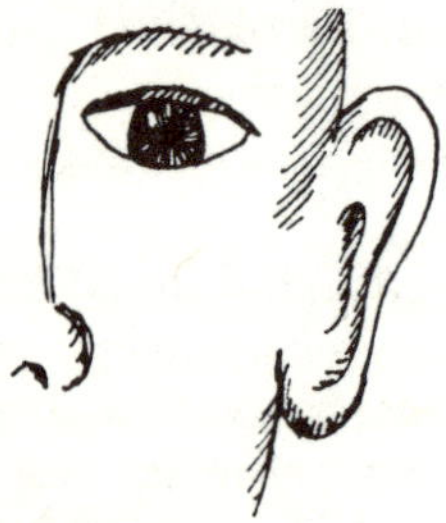

Lange Ohrläppchen grundlegend gute Konstitution

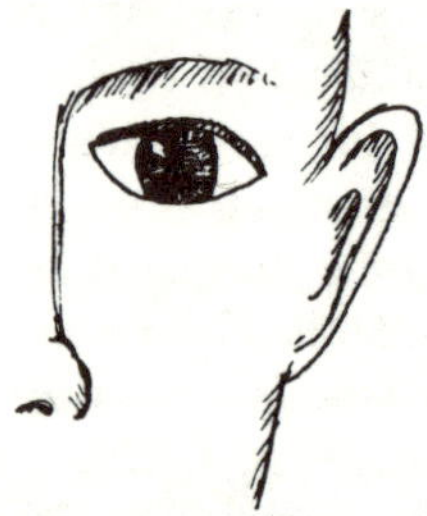

viele Generationen von Fleischessern

Gesichtsfarbe

Anfangs wird es schwierig erscheinen, die verschiedenen Grade von Gesichtsfarben zu unterscheiden. Mit einiger Übung wird man jedoch eindeutig zum Beispiel zwischen einer weißen und einer blassen Gesichtsfarbe unterscheiden können. Die Bedeutung der Farbe wird deutlich, wenn man sie im Licht der Fünf-Elemente-Theorie betrachtet.

gelb (nahe an orange): Schwierigkeiten mit der Milz – Bauchspeicheldrüse, der Leber, dem Magen und der Gallenblase. Süße Speisen wie z.B. Zucker im Übermaß schaden diesen bestimmten Organen.

weiß: weist auf Blutmangel hin – Anämie.

blaß: Blasse Leute mit einer durchsichtigen Haut frieren sehr leicht. Das Blut sammelt sich in bestimmten Organen, die wahrscheinlich krank sind. Die Füße sind immer kalt. Blässe ist eine stärkere Yin-Verfassung als eine weiße Farbe.

schwarz: Orientalische Bücher über Medizin benutzen den Ausdruck „schwarz", aber eigentlich ist dunkelbraun gemeint. Diese Farbe weist möglicherweise auf in ihrer Funktion gestörte Nieren hin, die nicht dazu in der Lage sind, das Blut zu reinigen. Da sie durch das Vorhandensein von Abfallstoffen zu stark beansprucht sind, geben die Nieren diese Stoffe an das Blut zurück, anstatt sie durch den Urin auszuscheiden. Die Abfallstoffe sammeln sich dann im ganzen Körper an und steigen an die Oberfläche, was der Haut eine dunkelbraune Farbe gibt.

rot: Rot zeigt immer Yang an. Es bedeutet eine übermäßige Yang-Verfassung und wahrscheinlich Herzprobleme. Die Farbe kann am ganzen Körper erscheinen oder nur an bestimmten Stellen auftreten wie im Fall von Sommersprossen und Hautausschlägen. Rote Sommersprossen und Hautausschläge weisen auf einen schlechten Gärungsprozeß in den Gedärmen hin, verursacht durch tierische Nahrung. Giftstoffe bilden Sommersprossen und Hautausschläge.

Wenn Gesicht und Nase bei kaltem Wetter rot werden, besteht eine Blutstauung, da die Kälte den Kreislauf verlangsamt hat. Wenn Wangen und Nase oft rot werden, besteht Blutüberschuß, was eine übermäßige Yang-Verfassung bedeutet. Die Dicke des Blutes erschwert das Durchfließen durch die winzigen Gefäße – eine andere Art von Blutstauung. Wenn das der Fall ist, ist es ratsam, tierische Nahrung zu meiden.

Wenn die Gesichtsfarbe eines Menschen, der viel Alkohol trinkt, blau oder weiß wird, ist die Leber erkrankt.

Säuglinge sind jedoch von Natur aus sehr Yang (klein, kompakt und neu). Bei ihnen ist eine rote Farbe ein gesundes Zeichen, ebenso wie ein großer Bauch.

****

Als Sensei Muramoto gefragt wurde, ob Diagnose aufgrund von Gesichtsfarbe auch bei Menschen schwarzer Hautfarbe angewandt werden könnte, sagte er: „Vielleicht nicht. In Japan hatte ich niemals schwarze Patienten. Jetzt da ich hier bin, muß ich mich damit befassen. Ein interessantes Problem."

****

blau: Wenn blaue Haargefäße zu sehen sind, ist das ein Anzeichen für Leberstörungen.

grün: weist auf die Möglichkeit von Krebs hin.

rosa Wangen: (in der orientalischen Medizin „Yin-Feuer" genannt). Treten um zwei oder drei Uhr nachmittags auf, wenn das Wetter wärmer wird. Ein Yin-Zeichen, möglicherweise ein Hinweis auf eine tuberkulöse Verfassung.

blaue Gefäße: Wenn sie in der Schläfengegend zu sehen sind, zeigen sie an, daß die Leber in einer schlechten Verfassung ist. Sie sind kennzeichnend für einen emotionalen Menschen.

Die Hautfarbe zeigt insbesondere die Verfassung der Lunge, sowie der anderen Organe an. Wenn ein Lungenproblem besteht, sieht die Haut sehr schön weiß aus, was jedoch keine gesunde Farbe ist. Die Farbe der Haut sollte hellrosa oder hellbraun und strahlend sein.

Oft erkältet man sich leicht, wenn die Hautfarbe schlecht ist.

Hände

Hände, Füße und Augen (Iridologie) können jeweils eine ganze Geschichte erzählen, aber man muß diese Systeme umfassend studieren, bevor man sich auf sie verlassen kann.

Die Information, die eine Hand offenbaren kann, ist zu umfassend, um auf einer oder zwei Seiten mitgeteilt werden zu können, selbst wenn wir uns ausschließlich auf die physiologische Information beschränken würden, die sie enthält. Eine Hand ist ein Bilderbuch, in dem jeder Arzt lesen sollte. Sie kann ihm die Diagnose bestätigen, die er bereits an anderer Stelle gestellt hat. Kalte Hände besagen etwas anderes als warme Hände, genau wie große Hände eine andere Information übermitteln als kleine. Wer erfahren darin ist, allein durch Betrachten der Hand zu sagen, was nicht in Ordnung ist, hat die Vortrefflichkeit des besten Arztes erlangt.

Form der Hand

Eine dicke, volle Handfläche ist ein Anzeichen für eine starke Konstitution.

Eine bewegliche, dünne Handfläche ist ein Zeichen für eine zarte Gesundheit.

Lange, dünne Finger zeigen ebenfalls eine zarte Gesundheit an.

Kurze, dicke Finger zeigen eine robuste Gesundheit an.

Wenn die Hände steif sind, d. h. wenn die Finger nicht nach hinten gebogen werden können, sind die Arterien aufgrund von Cholesterin schlecht. Bei alten Menschen ist diese Steifheit normal, nicht jedoch bei jungen Leuten.

Beschaffenheit und Farbe der Hand

Jemand, der seine Ernährung zum Besseren hin umgestellt hat, bemerkt oft, daß seine Hände vom Handgelenk bis zu den Fingern rot werden. Dies bedeutet, daß die Nieren dabei sind, unreines Blut auszuscheiden und zu filtern. Die Ausscheidung ist in den Händen zu sehen, bevor sie den Körper verläßt.

Wenn der Betroffene zu diesem Zeitpunkt ein starkes Yin, wie Essig oder Zucker zu sich nimmt, verschwindet die Rötung – da die potentielle Ausscheidung aufgehalten worden ist – aber sie wird schließlich zurückkommen, wenn der Betroffene zu einer richtigen Ernährungsweise zurückkehrt.

Wenn die Handflächen gelb sind, bestehen vermutlich entweder Gallenblasen-, Bauchspeicheldrüsen-, oder Milzstörungen, möglicherweise sogar Leberstörungen.

Wenn der Handballen dunkelrot ist, ist es gut möglich, daß Störungen im Bereich des Uterus, der Blase oder des Afters vorliegen. Um sicherzugehen, daß man die richtige Diagnose gestellt hat, muß man überprüfen, ob die entsprechenden Anzeichen vorhanden sind. Dazu gehören:

(a) dunkle Lippen

(b) dunkelrotes Zahnfleisch

(c) violette Zunge (in den schlimmsten Fällen)

Eine fleckige Hand – mit verschiedenfarbigen Stellen – weist darauf hin, daß viele verschiedene Arten extremer Speisen gegessen wurden.

Die Farbe der Handfläche sollte idealerweise rosa und die Handfläche selbst sollte hart sein. Wenn die Handfläche dunkelrot oder blau ist, weist das auf Yin im Übermaß, wie Obst und Zucker, hin.

Zitternde Finger bedeuten Störungen des Herzreglers.

Die Haut auf dem Handrücken sollte sehr elastisch sein. Wenn man sie hochzieht, muß sie schnell zurückschnappen. Ist die Haut dick und steif, ernährt der Betroffene sich unausgeglichen – vielleicht zu viel tierische Nahrung.

Die Adern sollten auf dem Handrücken schwach zu sehen sein, außer auf der Hand eines dicken Menschen, wo nur eine Spur der Farbe der Adern zu erkennen ist. Wenn man viel Flüssigkeit zu sich nimmt, schwellen die Adern an; dies ist ein Zeichen dafür, daß man weniger trinken sollte.

Wenn die Seite des Daumens – bis hinunter zur Handfläche – blau wird, liegen Störungen im Magen, den Gedärmen und wahrscheinlich allen Verdauungsorganen vor.

Versuchen Sie folgendes: Drücken Sie auf die Handfläche in Richtung Handgelenk. Um es richtig zu machen, müssen Sie ungefähr 1 cm unterhalb des Handgelenks pressen und nach unten und in Richtung der Handgelenkslinie drücken. Wenn auf der anderen Seite der Linie eine Ausbuchtung entsteht, hält Ihr Körper Zucker oder starkes Yin zurück und Sie trinken zuviel Flüssigkeit. Leute, bei denen dieser *Wasserball* entsteht, haben im allgemeinen feuchte Hände.

Temperatur der Hand

Die Temperatur an allen Körperstellen zeigt die Verfassung der Person, die einer Diagnose unterzogen wird. Eine hohe Temperatur und Trockenheit der Füße und Hände ist ein Symptom für Yang. Eine niedrige Temperatur sowie feuchtwarme Hände sind ein Symptom für Yin.

Die Hände sollten kühl sein. Wenn sie zu warm sind, ist die Körperverfassung übermäßig Yang – wahrscheinlich ist die Leber überaktiv.

Die Hände sollten auch trocken sein. Feuchte Hände zeigen an, daß überschüssiges Wasser im Körper ist.

Wenn die Hände oder Finger zittern, besteht wahrscheinlich ein Herzreglerproblem.

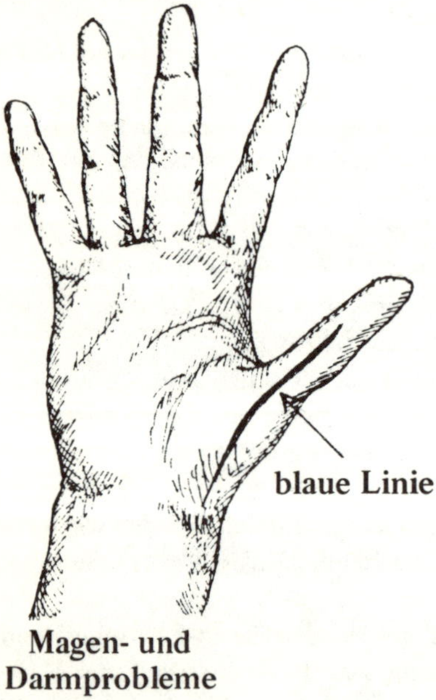

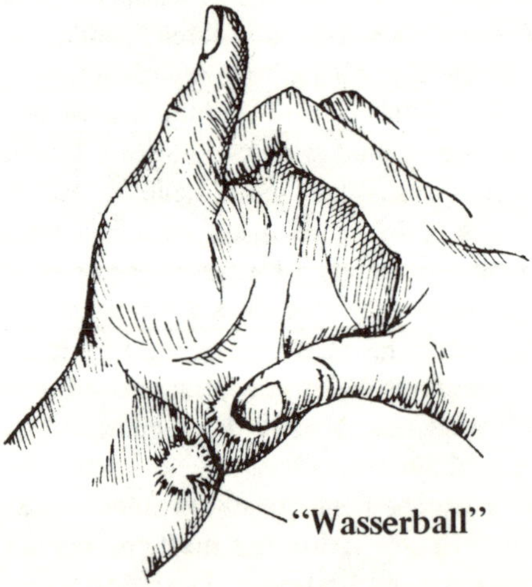

Finger

Jeder Finger steht in Beziehung zu einem anderen Organ und zur Bahn des Energieflusses im Körper. Die Beziehungen sind folgende: Daumen – Lunge; Zeigefinger – Dickdarm; Mittelfinger – Herzregler (Nervensystem); Ringfinger – dreifacher Wärmespender; Innenseite des kleinen Fingers – Dünndarm; Außenseite des kleinen Fingers – Herz.

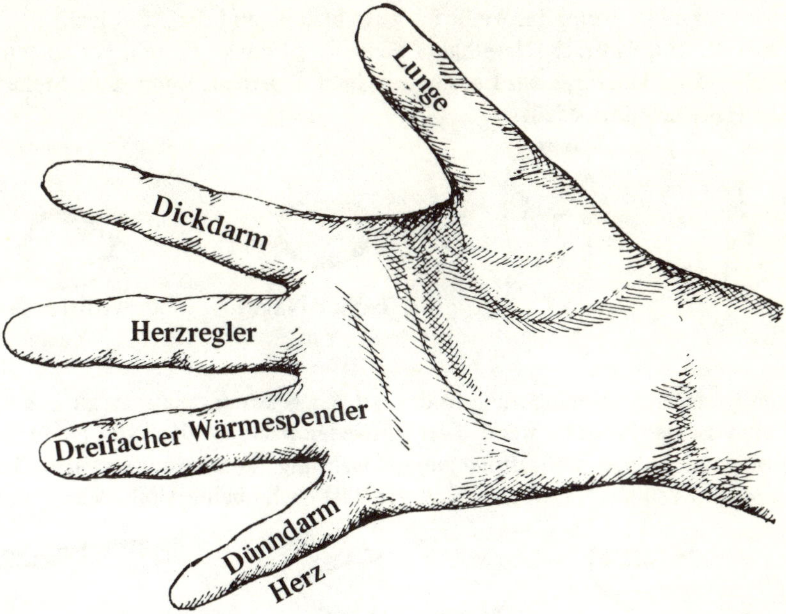

Nägel

Die Fingernägel werden je nach den Eßgewohnheiten hart, weich oder brüchig. Bei einem Menschen mit einer empfindlichen Gesundheit sind sehr schnell Auswirkungen auf die Qualität der Nägel zu bemerken. Durch gelegentliches Überprüfen läßt sich leicht etwas über den eigenen Gesundheitszustand erfahren. Manchmal erscheint die Warnung ganz unvermittelt – eine Unebenheit oder ein weißer Fleck zeigt sich. Solche Hinweise reichen aus, um anzuzeigen, welche Art von Nahrung, Flüssigkeit oder Medikament im Übermaß konsumiert wird.

Es gibt verschiedene Nagelformen.

Lange und relativ schmale Nägel sind Yin.

Kurze, nach oben gewölbte Nägel sind Yang.

Wenn der Nagel nach innen gewölbt ist (konkav), sind Parasiten im Organismus. Man kann dies genauer nachprüfen, indem man das Weiße der Augen ansieht, das blau geworden sein müßte.

Wenn die Nägel hart sind und leicht brechen, und wenn man häufig Nägel kaut, besteht ebenfalls die Wahrscheinlichkeit, daß Parasiten im Körper sind. Dieser Hinweis wird verstärkt, wenn das Weiße im Auge blau ist und der After juckt.

Wenn die Nagelwurzel (Nagelhaut) dick ist, ist zuviel Protein vorhanden; tierisches Eiweiß im Übermaß wird besonders dann angezeigt, wenn diese Stelle rot ist und die Haut sich dort schält.

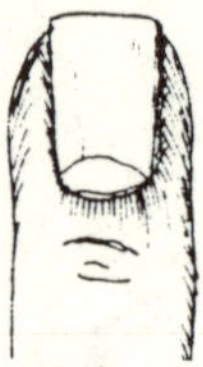
Yin

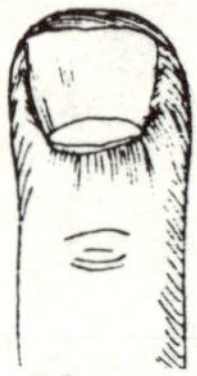
Yang

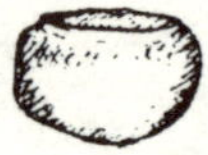
flacher Nagel
Yin

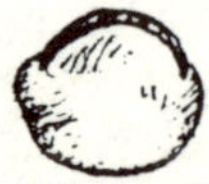
gewölbter Nagel
Yang

Eine wesentliche Veränderung in der Art der Nahrung, die man zu sich nimmt, zeigt sich an den Nägeln, wenn diese entweder flach werden oder anfangen, sich nach oben zu wölben, je nach Person und Nahrung, die konsumiert wird. Eine zeitlang kann ein Teil des Nagels flach und der Rest nach oben gewölbt sein.

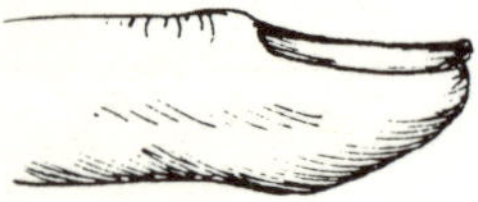
nach innen gewölbter Nagel
Yin

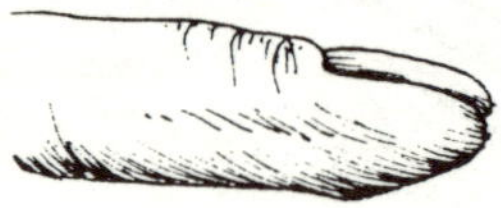
nach außen gewölbter Nagel
Yang

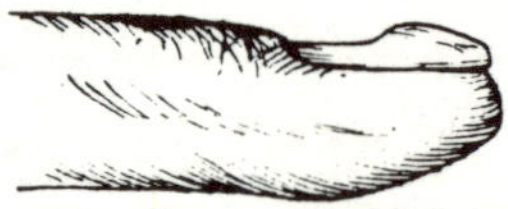
nach oben gewölbter Nagel, der flach wird

Weiße Flecken im Nagel offenbaren, daß in der Vergangenheit starkes Yin (Zukker, chemische Präparate) eingenommen wurde. Um zu bestimmen, wann das Yin eingenommen wurde, muß man die Entfernung vom Nagelbett zu dem weißen Fleck betrachten. Es ist jedoch notwendig zu wissen, wie schnell die Nägel wachsen, was von einer Person zur anderen unterschiedlich ist. Die Nägel von Kindern wachsen schneller als die von Erwachsenen. Es kann acht bis neun Monate dauern, bis die Nägel eines Erwachsenen voll ausgewachsen sind, während die eines Kindes nur drei oder vier Monate benötigen, um voll auszuwachsen.

Der Mond am unteren Rand jedes Nagels sollte nicht mehr als ein Viertel des Nagels ausmachen, besonders auf dem Daumennagel, wo er am meisten zu sehen ist. Der kleine Finger sollte den kleinsten Mond haben. Die Monde sollten kleiner werden, wenn man sich ausgewogen ernährt und wenn der Nahrungskonsum reduziert wird. Es ist am besten, gar keine Monde zu haben. Der Mond auf dem Daumennagel verschwindet als letzter. Ältere Menschen essen weniger, deshalb wachsen ihre Monde langsamer. Ein Mond, der mehr als ein Drittel eines Nagels einnimmt, weist auf zuviel Protein hin. Ein rosa Nagel mit einem weißen Mond weist auf eine gute Gesundheit hin.

Es gibt einen einfachen Weg festzustellen, ob man blutarm ist: Wenn man seine Hände leicht angespannt ausstreckt, müßten die Fingernägel weiß werden – das ist normal. Wenn sie jedoch weiß bleiben, nachdem die Hand entspannt worden ist, liegt Blutarmut vor. Manche Menschen brauchen ihre Hand nicht einmal zu strekken, damit dieses Anzeichen für Blutarmut sichtbar wird. Ihre Nägel sind immer weiß. Solch ein Zustand weist auf schwere Blutarmut hin. Eine andere Methode besteht darin, das untere Augenlid herunterzuziehen, um zu sehen, ob es auf der Innenseite blaß ist. Es müßte rot sein.

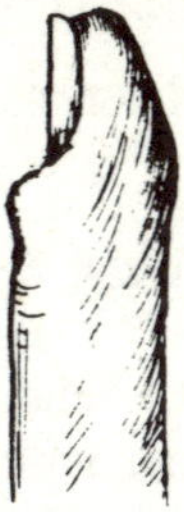

Anzeichen für zuviel Protein

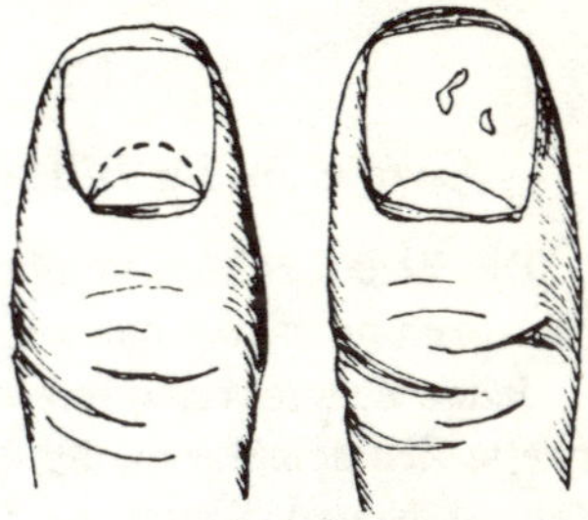

weiße Flecken starker Verzehr von Zucker oder von chemischen Präparaten

Babies, die ihre Hände zu festen, kleinen Fäusten ballen, haben eine Yang-Verfassung. Wenn sie nicht fest zugreifen können, haben sie eine Yin-Verfassung.

Wenn die Fingerspitzen vergrößert sind, ist das ein Hinweis auf Störungen des Endokard (Herzinnenhaut), ein Herzgeräusch oder ein ähnliches Problem.

Füße

Die meisten Leute glauben, daß Fußschmerzen vom Laufen in schlechten Schuhen herrühren. Sie schließen daraus, daß sie zu einem Spezialisten gehen müssen, der ihre Füße chirurgisch korrigiert und passende Schuhe empfiehlt, damit sich das Problem nicht von neuem entwickelt. Bei einigen Leuten mag es notwendig sein, daß wegen der großen Schmerzen an ihren Füßen eine Korrektur vorgenommen wird. Die Arbeit des Orthopäden sollte in diesen Fällen nicht herabgesetzt werden. Was hier kritisiert wird, ist die Einstellung, daß alle Fußschmerzen auf schlechte Schuhe zurückzuführen sind.

An den Füßen sind wesentliche Akupunkturpunkte, die, wenn sie schmerzen, anzeigen, daß das entsprechende Organ in keiner guten Verfassung ist. Jeder kann die Verfassung seiner Nieren und Verdauungsorgane überprüfen, indem er barfuß über Steine läuft. (Das ist übrigens eine gute Selbstmassage, besonders, wenn man keine Hornhaut unter den Füßen hat). Wenn das weh tut, hat man einen sicheren Hinweis darauf, daß die Verdauungsorgane nicht so arbeiten, wie sie es sollten.

Wenn die Füße nach langem Stehen weh tun, ist dies ein Hinweis, daß zu viel getrunken wurde. Es bestehen Blasen- oder Nierenprobleme. Die Verfassung, die zu Fußpilz führt, wird durch schlechte Nieren verursacht und entsteht durch einen übermäßigen Verzehr tierischer Proteine.

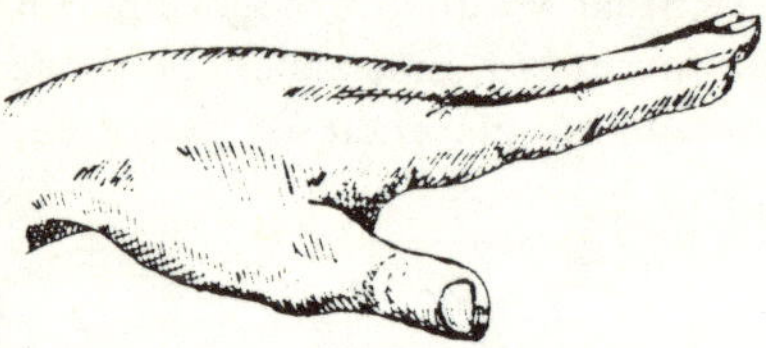

Anzeichen für Blutarmut

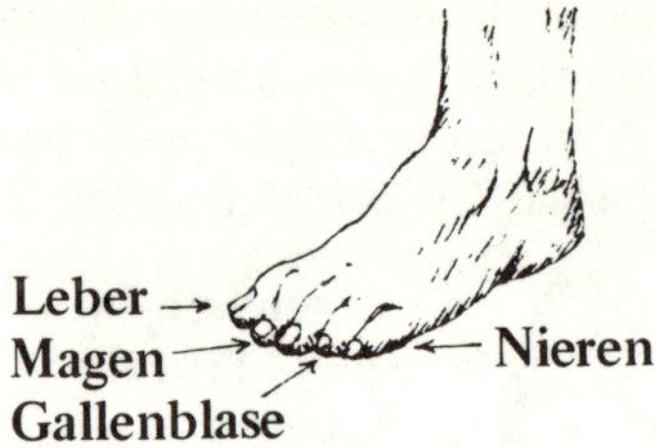

Die Zehen sollten flexibel sein. Man sollte dazu in der Lage sein, jeden Zeh zu bewegen und, wenn man will, alle zu spreizen:

Jeder Zeh repräsentiert ein Organ. Der große Zeh repräsentiert die Leber, der zweite Zeh den Magen, der dritte die Blase, der vierte die Gallenblase und der kleine Zeh die Nieren. Schmerz oder Ausscheidung in einem bestimmten Zeh weist immer auf Störungen in dem entsprechenden Organ hin. Wenn der zweite Zeh länger ist als der große Zeh, ist höchstwahrscheinlich der Magen schwach.

Ein geschrumpfter kleiner Zeh mit einem sehr kleinen Nagel ist ein Zeichen für Ying-Nierenprobleme.

Gesplitterte Nägel sind ein Zeichen dafür, daß Medikamente eingenommen wurden.

Verhornte Haut weist auf einen Überkonsum von Eiweiß, besonders tierisches Eiweiß hin. Rissige Füße werden oft durch irgendeine Störung der Milz – Bauchspeicheldrüse verursacht.

Haare

Weiße Haare sind ein Zeichen dafür, daß jemand zu sehr Yang ist. Rote Haare sind mehr Yang als schwarze Haare, wenn auch nicht so sehr wie weiße Haare.

Menge

Eine große Fülle von Haaren ist Yin.

Beschaffenheit der Haare

Wellige oder lockige Haare sind Yang, während glattes Haar Yin ist. Gespaltene Haarspitzen sind ein sicheres Anzeichen für ernste Eierstockprobleme. Schuppen zeigen an, daß der Körper versucht, Abfallstoffe, besonders tierisches Eiweiß, loszuwerden. Es bestehen wahrscheinlich Leberprobleme.

Haarausfall

Haare fallen aus, weil die inneren Organe in einer schlechten Verfassung sind. Ein Haar ist ein lebender Organismus. Sein Leben wird durch die Nahrung erhalten, die wir essen.

Die Stelle, an der die Haare ausgehen, kann zeigen, was der Betroffene ißt. Wenn seine Haare an der Stirn ausfallen, nimmt er vermutlich zuviel Flüssigkeit und Obst zu sich. Haarausfall oben auf dem Kopf weist auf überschüssiges tierisches Eiweiß hin. Haarausfall am Hinterkopf bedeutet, daß der Betroffene im Übermaß starke Chemikalien in Form von Drogen oder Medizin zu sich nimmt. Ein extremer Zukker- oder Medikamentenkonsum zeigt sich durch Haarausfall an den Schläfen.

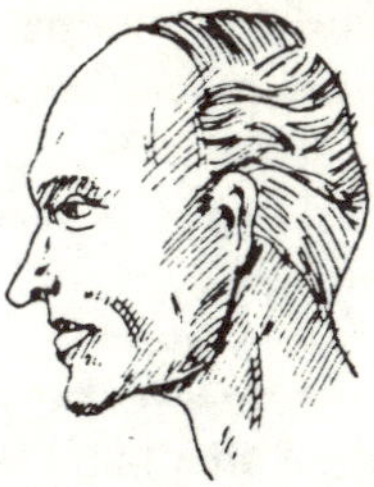

zuviel Obst und Flüssigkeit

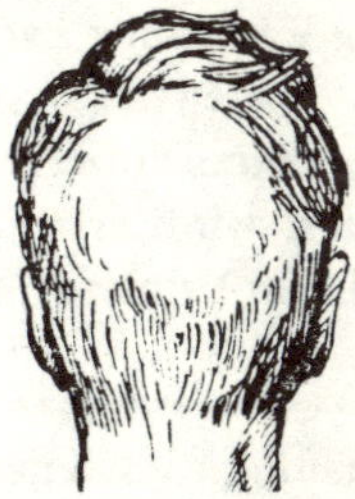

tierisches Eiweiß im Übermaß

Haare fallen aus, weil die Haut schlaff geworden ist und die Haare nicht länger festhalten kann. Die Haut sollte jedoch straff sein.

Haare sind im allgemeinen Yin. Lange Augenwimpern sind ein Zeichen für eine Yin-Konstitution, während Unterarmhaare eine Yang-Konstitution anzeigen.

Urin und Stuhlgang

Die tägliche Überprüfung

Der Morgen kann eine Zeit der Selbstüberprüfung sein, denn der tägliche Urin sagt mehr über einen selbst aus, als man vermutet. Der Selbsthilfedoktor benutzt diese tägliche Untersuchung instinktiv; durch sie weiß er augenblicklich, wieviel er sich selbst an dem Tag zu trinken gestatten sollte, um seinen Körper der Flüssigkeitsmenge anzupassen, die er am Tag vorher zu sich genommen hat.

Man sollte zählen, wie oft man am Tag uriniert – daraus läßt sich ableiten, ob zuviel gegessen oder getrunken wurde. Ein Mann sollte nicht häufiger als drei- oder viermal pro Tag urinieren, eine Frau, deren Blase mehr faßt als die eines Mannes, nicht häufiger als zwei- oder dreimal. Häufigeres Urinieren ist ein Yin-Symptom. Es ist eine Warnung, daß zuviel Flüssigkeit konsumiert wird.

Die Farbe des Urins sollte weder zu dunkel noch zu hell sein; im Idealfall sollte Urin die Farbe von Bier haben. Ein schlechtes Verhältnis von Essen und Trinken verändert die Farbe des Urins drastisch. Wenn der Urin dunkler ist, (wie dunkles Bier), hat der Betroffene am vorherigen Tag zuviel Yang-Nahrung (zuviel Fleisch, Salz oder ausschließlich Getreide) zu sich genommen. Ist der Urin heller als Bier, (wie Reiswein) wurde zuviel Flüssigkeit getrunken. Sieht er fast wie Wasser aus, ist das eine Warnung, daß man aufhören soll, Zucker zu essen.

****

Salz, Urin und die Nieren

Der Urin eines gesunden Menschen ist goldfarben, wie Bier. Wer eine zu starke Yang-Verfassung hat oder zuviel Salz zu sich genommen hat, uriniert weniger, weil seine Nieren zusammengezogen sind und weniger Flüssigkeit frei geben. Sein Urin ist gewöhnlich braun, wie dunkles Bier. Wenn andererseits zuviel Yin-Nahrung konsumiert wird, erschlaffen die Nieren und lassen zuviel Wasser durch. Das führt zu häufigem Urinieren, wobei der Urin blaß oder farblos ist, wie Wasser.

****

Häufiges Wasserlassen führt allgemein zu Urin, der eine helle Farbe hat. Manchmal passiert es jedoch, daß häufiges Urinieren dunklen Urin erzeugt. In diesem Fall ist die Blase nicht fähig dazu, Wasser lange genug zurückzuhalten; sie ist zu stark zusammengezogen.

Die Verfassung der Nieren wird angezeigt durch die Farbe des Urins. Dunkelbrauner Urin ist das Ergebnis von Yang- (zusammengezogenen) Nieren. Dünner und heller Urin ist ein Zeichen für Yin- (ausgedehnte) Nieren.

Allgemein gesprochen haben Leute, deren Urin wie Wasser ist, und die immer kalte Füße haben, bestimmte Nierenstörungen. Der Urin eines Kindes sollte dünner sein als der eines Erwachsenen. Kinder urinieren normalerweise auch häufiger.

Stuhlgang

Es ist normal, einmal am Tag Stuhlgang zu haben. Hat man häufiger das Bedürfnis dazu, ist das ein Zeichen für Darmstörungen.

Der Stuhl sollte fest, groß und wie eine Banane geformt sein. Er sollte nicht schlecht riechen. Ein schlechter Geruch ist ein Zeichen für Störungen entweder des Magens oder der Gedärme.

Hat der Stuhl eine helle Farbe, hat man mehr Yin als Yang gegessen – mehr Gemüse und Obst zum Beispiel als Getreide und tierische Nahrung.

Der Stuhl ist normalerweise braun. Wenn er sehr dunkel ist, fast schwarz ist, ist in hohem Maße tierische Nahrung verzehrt worden. Ist er grünlich, ist Yin im Übermaß (Obst, Süßigkeiten etc.) gegessen worden.

Wenn der Stuhl wirklich schwarz ist, bestehen vielleicht innere Blutungen. Blut aus dem Unterleib oder Magen mischt sich mit dem Stuhl und erzeugt diese dunkle Farbe. Je schwerer die Blutung, desto dunkler die Farbe.

Das Auftreten schwarzen Stuhls, der schwarz wie Kohle ist und Steine enthält, ist ein Ausscheidungsvorgang und ein Vorbote besserer Gesundheit (siehe „Abfallstoffe loswerden", Seite 105). Der Stuhlgang eines Säuglings sollte gelb und etwas weich sein. Ist er braun wie der Stuhlgang eines Erwachsenen, ist die Nahrung der Mutter von zu großer Yang-Qualität.

Wenn der Stuhlgang eines Neugeborenen grünlich ist, bekommt das Kind nicht die richtige Nahrung. Entweder ist die Muttermilch von schlechter Qualität oder es bekommt Nahrung, die zu sehr Yin ist.

Der Stuhlgang sollte nicht versinken. Wenn er versinkt, haben wir die falsche Nahrung zu uns genommen oder zu schnell gegessen. Wenn die Nahrung qualitativ gut ist, richtig gekaut und gut verdaut wird, erzeugt sie braunen, festen Stuhlgang, der an der Oberfläche bleibt.

Ein gesunder Mensch braucht nur wenige Blätter Toilettenpapier. Beim modernen Menschen ist das nicht der Fall, er verbraucht es rollenweise.

****

Salz, Stuhlgang und die Därme

Wenn zuviel Salz verzehrt wird, absorbiert der Dickdarm zusätzlich Wasser und der Stuhl wird eingeschrumpft und trocken. Wenn man sich andererseits vorwiegend von Milch, Obst und Zucker ernährt oder nicht genug Salz zu sich nimmt, ist mehr Flüssigkeit vorhanden, als die Därme brauchen. In so einem Fall hat der Stuhl keine Form.

****

Im allgemeinen ist Verstopfung das Resultat eines Yang-Zustandes. Manchmal gibt es jedoch auch Yin-Verstopfungen. Wenn der Stuhl klein und kugelförmig ist wie der eines Kaninchens und gut glänzt, liegt eine Yang-Verstopfung vor. Glänzt der Stuhl nicht, handelt es sich um eine Yin-Verstopfung. Bei Yang-Verstopfung sind die Därme zusammengezogen, bei Yin-Verstopfung sind sie ausgedehnt.

Während der Stuhlgang die Verfassung der vergangenen Tage anzeigt, offenbart der Urin eine weniger weit zurückliegende Verfassung. Zucker, Obst und Bier werden zum Beispiel wenige Stunden, nachdem man sie zu sich genommen hat, einen dünnen Urin erzeugen.

Körperwärme

Das Ausmaß der Körperwärme, die unser Körper erzeugt, ist ein Hinweis auf unseren momentanen Zustand. Mit „Körperwärme" meinen wir nicht Fieber, sondern einfach die Wärme, die jeder Körper erzeugt.

Ein gesunder Mensch ist sensibel für diese Wärme und kann sie feststellen, indem er mit der Hand über seinen Körper fährt, wobei die Hand flach und entspannt und ungefähr einen Zentimeter vom Körper entfernt ist.

Einige Körperteile erzeugen mehr Wärme als andere. Eine erhitzte Stelle zeigt an, daß ein Organ überaktiv ist, weil es versucht, Abfallstoffe loszuwerden.

Warme Hände und Füße können ein Anzeichen für eine gute Blutzirkulation sein, können aber gleichzeitig übermäßiges Essen und Trinken andeuten. Die Füße sind die Körperteile, die am stärksten Yang sind und dementsprechend ist es richtig für sie, wenn sie warm sind. Die Hände sollten jedoch weder warm noch kalt sein, Menschen mit warmen Händen und Füßen haben eine Yang-Konstitution, was bedeutet, daß eine starke Körperaktivität stattfindet, die die Nahrung zur Wärmeerzeugung schnell verteilt.

Kalte Hände und Füße sind ein Zeichen für schlechte Blutzirkulation infolge von Blutstauung.

Wenn die oberen und die unteren Körperteile wesentlich unterschiedliche Temperaturen haben, ist das ein sicheres Anzeichen für Störungen des dreifachen Wärmespenders (siehe „Die Organe").

Druckpunkte

Die Anwendung der Druckpunkte ist eine Methode, die wegen ihrer Genauigkeit vom orientalischen Arzt, insbesondere dem Akupunkturisten, häufig benutzt wird. Jeder kann sie anwenden. Sie ist bereits auf dem Wege, in den USA populär zu werden, da sie leicht auszuüben ist.

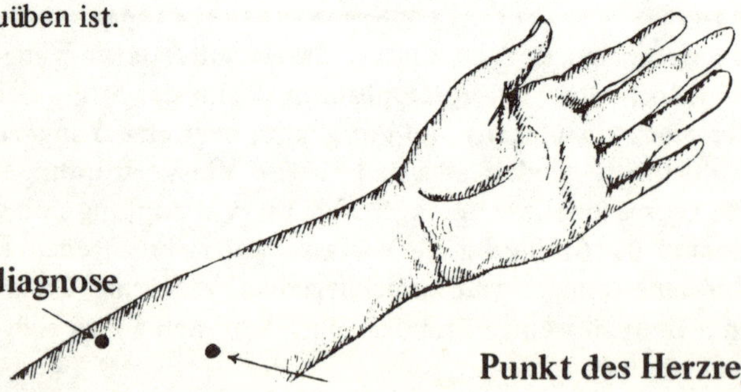

Ein scharfer oder dumpfer Schmerz an bestimmten Punkten des Körpers sagt etwas über den Zustand des Organs aus, das man diagonstizieren will. Es folgt eine allgemeine Druckpunktanalyse, die, wenn sie wie angegeben befolgt wird, wertvolle Informationen über die Verfassung einer Person geben kann.

Hände

Der bekannteste Punkt ist der Punkt des Dickdarms. Man drücke mit Daumen und Zeigefinger. Schmerzen bedeuten, daß der Dickdarm nicht gesund ist.

Ist der Dickdarm auf den Herzreglerpunkt schmerzhaft, liegt wahrscheinlich eine Störung des vegetativen Nervensystems vor.

Schlaflosigkeit, Herzklopfen, Kurzatmigkeit und Unregelmäßigkeit der Darmbewegungen sind auf eine Funktionsstörung des Meridians zurückzuführen, auf dem dieser Punkt liegt. Dieser Punkt befindet sich ungefähr auf der Hälfte zwischen Armbeuge und Handgelenk.

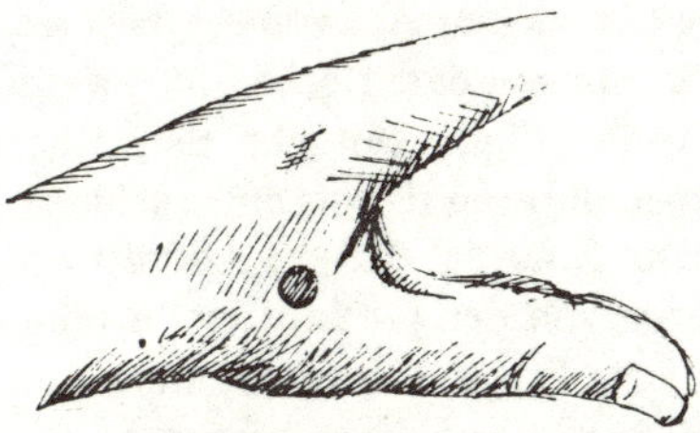

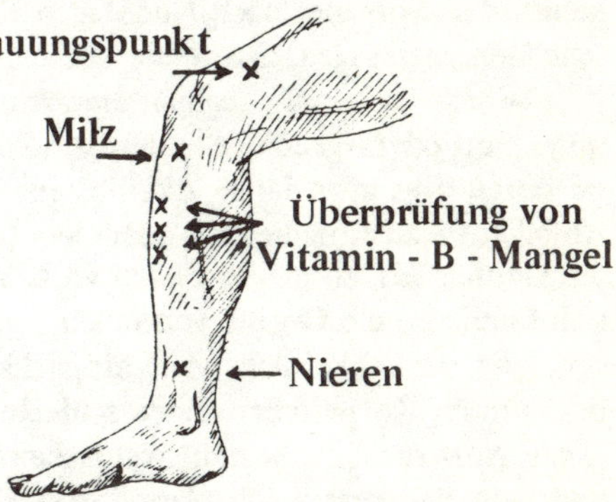

Der Nierenpunkt befindet sich drei Fingerbreit oberhalb des Fußknöchels, knapp einen Fingerbreit vom Schienbein entfernt, an der Beininnenseite. Am besten drückt man hier mit dem Daumen. Wenn das schmerzt, liegt eine Funktionsstörung der Nieren vor.

Der Punkt für die Milz liegt auf der Biegung des Beinknochens. Schmerzen an dieser Stelle zeigen eine Störung der Milz oder der Bauchspeicheldrüse an.

Der nächste zu überprüfende Punkt ist sehr wichtig. Er gibt genau an, ob Blutstauung (schlechte Blutzirkulation) vorliegt. Die meisten Leute spüren hier einen Schmerz. Wenn der Schmerz scharf ist, weist das auf Hämohorriden oder Pyorrhöe hin. Frauen, die an dieser Stelle Schmerzen verspüren, haben möglicherweise Schwierigkeiten mit ihren weiblichen Organen. Es gibt eine einfache Möglichkeit zu überprüfen, ob man an Vitamin-B-Mangel leidet. Man drücke auf den flachen Teil des Schienbeins. Springt das Fleisch nicht zurück und bleibt der Fingerabdruck eine Zeitlang zu sehen, ist Vitamin-B-Mangel sehr gut möglich.

Der Unterleib eines gesunden Menschen hat ein elastisches Gewebe. Es ist weder zu weich noch zu hart. Die Muskeln sind entspannt. Ein Fingerdruck schmerzt nicht. Die Haut müßte einfach zu kneifen sein.

Geruch

Kranke Menschen haben einen besonderen Geruch. Wenn man ihr Zimmer oder Haus betritt, kann man einen unangenehmen Geruch wahrnehmen. Es handelt sich hierbei um eine Ausscheidung von Giftstoffen. Weiter hinten in diesem Buch ist davon die Rede, daß Geruch die erste Ausscheidung des Körpers ist, bevor er sich gröberer Stoffe durch Erbrechen oder anale Ausscheidung entledigt.

Sogar verschiedene Rassen haben verschiedene Gerüche. Es ist allgemein bekannt, daß Koreaner nach Knoblauch riechen (sie essen viel Knoblauch). Orientalische Menschen sagen, daß weiße Leute einen Fleischgeruch haben.

Geruch ist im allgemeinen eine Ausscheidung irgendeiner Art von Abfallstoff, sei es Fett oder irgendeine andere Art von Nahrung. Einige Leute riechen nur, wenn sie fasten. Das liegt daran, daß Fasten dem Körper die Möglichkeit gibt, sich seiner Abfallstoffe zu entledigen. Andere Menschen strömen dagegen ständig einen schlechten Geruch aus. In diesen Fällen ist kein Platz mehr dafür da, daß die Abfallstoffe sich sammeln; die Organe versuchen verzweifelt, sich von den Giftstoffen zu reinigen, und sie haben nicht viele Möglichkeiten. Auf die Frage, warum Menschen an bestimmten Körperteilen einen schlechten Geruch haben, gab Herr Muramato folgende Antwort: „Es besteht wahrscheinlich eine Korrelation zwischen dem Geruch und dem Körperteil. Ich glaube, daß Leute, die viel tierische Nahrung, besonders Fleisch essen, einen schlechten Geruch an den Füßen haben, während Leute, die Milchprodukte essen, wie Käse, den Geruch an einer höhergelegenen Stelle haben, vielleicht an den Geschlechtsorganen oder Achselhöhlen."

Allgemein gesprochen erzeugt ein übermäßiger Konsum tierischer Nahrung einen schlechten Geruch. Um dies zu beheben genügt es, viel grünes Gemüse (Chlorophyll) zu essen – und natürlich den Fleischkonsum zu senken.

Stimme

Jedem ist irgendwann einmal der nicht so angenehme Stimmklang gewisser Menschen aufgefallen, die mit einer sehr schrillen oder lauten Stimme sprechen.

Eine Stimme deutet auf die Verfassung des Sprechenden hin. Eine sehr laute Stimme ist Ausdruck für einen Menschen, der eine verworrene Art zu denken hat. Er schreit, um seinen Gedanken Gewicht zu verleihen.

Eine Stimme kann innere Krankheit anzeigen. Viele Leute haben sporadisch eine schrille Stimme, je nachdem, was sie essen.

Eine normale und angenehme Stimme ist nicht zu hoch und nicht zu leise. Sie hört sich klingend, fast singend an.

Schnelles Sprechen offenbart ein überaktives Herz.

Einige Leute drücken sich in langen Sätzen und mit seltsamen Geräuschen aus. Das liegt daran, daß sie nicht jenes innere Gleichgewicht gefunden haben, das, wenn es in Worten ausgedrückt wird, eine angenehmere Wirkung auf den Zuhörer hat. Ein gesunder Mensch spricht sehr wenig und macht sich mit nur wenigen Worten verständlich. Zuviel Essen erzeugt zuviel Reden.

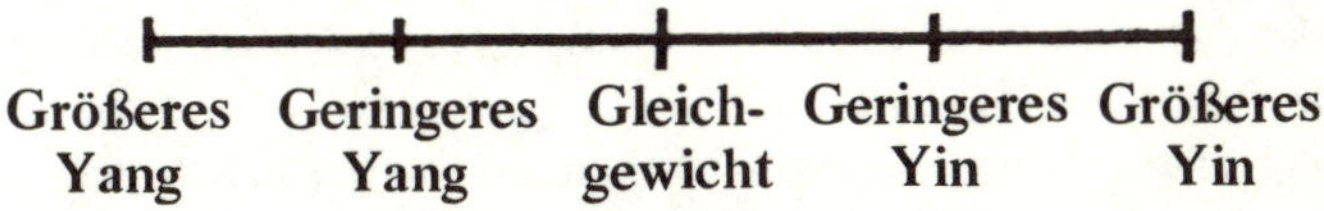

****

Die Schlafstellung

Die meisten Amerikaner schlafen auf dem Bauch, mit dem Gesicht nach unten. Die westliche Medizin sieht nichts schlechtes daran, hält es sogar für vorteilhaft. In der östlichen Medizin wird dies jedoch als ein Zeichen für geschwollene Verdauungsorgane angesehen. Vom Standpunkt eines gesunden Menschen aus gesehen ist das offensichtlich die Stellung eines schlafenden Tieres.

Wenn man auf dem Rücken schläft, kann man leichter atmen. In Amerika legt man Babies heutzutage auf den Bauch. Dies ist nicht gerade förderlich für die Atmung. Babies atmen von Natur aus mit dem Bauch, deshalb ist es sehr ratsam, sie auf den Rücken zu legen.

Wenn sich amerikanische Babies in der Bauchlage wohler fühlen, so liegt dies an der Nahrung, die sie bekommen. Gibt man ihnen bessere Nahrung, werden sie lieber in einer anderen Position schlafen. Oft werden neue Methoden genau passend für bestimmte Unzulänglichkeiten erfunden!

****

Das Yin-Yang Prinzip ist ziemlich einfach; trotzdem lassen sich damit Diagnosen und Behandlungen erstellen. In einigen Fällen – zum Beispiel bei Akupunktur und bei Kräutertees – ist größere Genauigkeit erforderlich. Deshalb können Yin und Yang unterteilt werden in Größeres Yang und Geringeres Yang, Größeres Yin und Geringeres Yin. Die Unterscheidung bezieht sich darauf, in welchem Grad Yin oder Yang vorhanden ist. Es existiert natürlich nichts, was ausschließlich Yin oder Yang ist. Wir nennen etwas Yin oder Yang wegen der in ihm dominierenden Yin- oder Yang-Kraft. Dominiert eine von beiden nur leicht, sprechen wir von Geringerem Yin oder Geringerem Yang; wenn die Dominanz eindeutig ist, sprechen wir von Größerem Yin oder Größerem Yang.

Eine für diesen Zweck der Diagnose noch nützlichere Unterteilung ist die Einstufung nach „Voll" (Titan) und „Leer" (Kyo). Dies ist ein Maß für das Energievolumen; Leute vom „Voll"-Typ haben oft sehr viel und Leute vom „Leer"-Typ nicht genug Energie. Dementsprechend sind Menschen vom „Leer"-Typ viel weniger widerstandsfähig gegen Krankheiten.

Wenn man Yin und Yang mit „Voll" und „Leer" kombiniert, erhält man vier grundlegende Typen von Menschen:

1) Voll-Yang (*Yang Titan*): Diese Menschen sind aktiv, haben eine rote Farbe, sind im allgemeinen dick und neigen zu Herzproblemen, hohem Blutdruck, Gehirnblutung. Es ist unwahrscheinlich, daß sie Tuberkulose bekommen. *Yang-Voll* bedeutet, daß die Organe zu aktiv sind.
2) Leer-Yang (*Yang Kyo*): Diese Menschen sind aktiv, haben eine dunkelbraune Farbe, sind schlank, aber noch immer Yang. Sie neigen zu Nierenstörungen.
3) Voll-Yin (*Yin Titan*): Diese Menschen sind nicht sehr aktiv, haben eine bläuliche oder gelbliche Farbe und sind ziemlich dick. Sie neigen zu Leberstörungen.
4) Leer-Yin (*Yin-Kyo*): Diese Menschen sind inaktiv, ihre Gesichtsfarbe ist blaßweiß. Dies ist der Zustand, der am stärksten Yin ist. Solch ein Mensch ist dünn und unfähig, Energie zu entwickeln. Er ist anfällig für Lungenprobleme wie TB und für Blutarmut.

   Siehe auch den Abschnitt über Gesichtsfarbe in diesem Kapitel (Seite 56) und den Abschnitt über Leer-Voll in „Die Theorie der Fünf Elemente".]

Die klassische Behandlung für diese vier Grundtypen ist folgende:

Yang-Voll:	Erbrechen und Durchfall herbeiführen
Yang-Leer:	Wärmen
Yin-Voll:	Zum Schwitzen bringen
Yin-Leer:	Harmonie herbeiführen

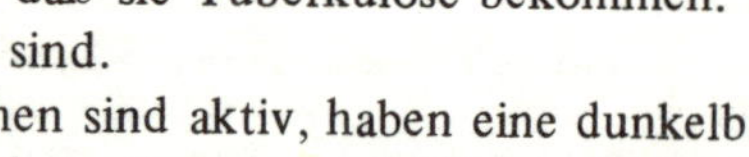

Voll-Yang Leer-Yang Leer-Yin Voll-Yin

Diese Faktoren sind bei der Zusammensetzung von Kräutertees zu berücksichtigen. Praktisch gesprochen sind Erbrechen, Durchfall und Schwitzen Mittel zur Verringerung überschüssiger Energie, deshalb werden diese Methoden nur bei Leuten vom „Voll"-Typ angewandt. Extrem Yang-Voll-Leute können sogar alle drei benutzen, während Leute, die weniger „Voll" sind, nur eine von ihnen anwenden sollten. Bei Verstopfung sollte entweder Durchfall oder Schwitzen herbeigeführt werden, nicht jedoch Erbrechen. Im allgemeinen ist es besser, langsam voran zu gehen; eine sanfte Methode führt wirkungsvoller zu einer dauernden Gesundheit. Menschen vom „Leer"-Typ muß Energie zugeführt werden. Menschen, die nur etwas mehr „Leer" als „Voll" sind, führt man nur ein wenig Energie zu. Leute vom „Leer"-Typ und solche, die stark Yang sind, sollten Nahrung mit Yin-Eigenschaften bekommen.

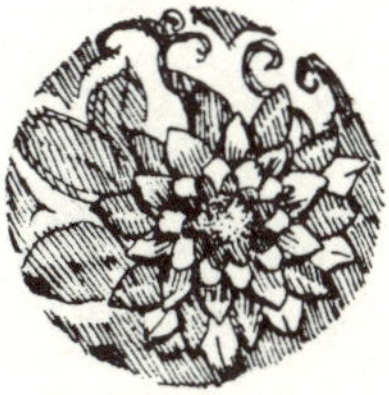

DAS BLUT

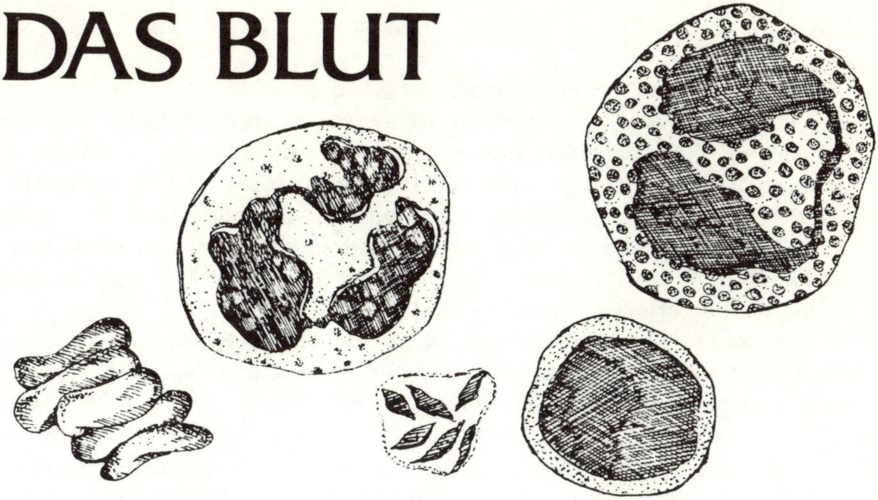

Biologen zufolge brauchen die roten Blutkörperchen 120 Tage, um sich vollständig zu erneuern. Das bedeutet, daß nach 10 bis 12 Tagen ein 10 %iger Unterschied in der Qualität des Blutes besteht, und so lange dauert es, bis die Symptome einer vorhandenen Krankheit verschwinden. Mit anderen Worten: obwohl es 120 Tage dauert, bis das Blut völlig rein ist, reichen 12 Tage gesundes Essen (keine chemisch behandelte, industriell vorgefertigte Nahrung, kein übermäßiges Essen oder Trinken etc.) aus, um die Symptome zu beseitigen und uns, in den meisten Fällen, außer Gefahr zu bringen.

Es dauert ungefähr drei Jahre, bis die Muskelfasern neu aufgebaut sind; dasselbe gilt für bestimmte Organe. Aber es dauert sieben Jahre, um die gesamte Körperkonstitution zu verändern. Die Geschwindigkeit dieser Veränderungen ist unterschnelleren Stoffwechsel haben. Der Organismus eines Kindes reinigt sich aufgrund des schnelleren Stoffwechsels und der besseren Blutzirkulation schneller. Weil ältere Menschen gewöhnlich an Blutstauung leiden, bereitet es ihnen Schwierigkeiten, ihre Zellen zu erneuern. Im Lauf der Jahre hat sich ihre Blutzirkulation verschlechtert. Aus diesem Grunde müssen ältere Menschen sich immer warm anziehen. Sie sind empfindlich gegen Kälte, während Kinder weit weniger warm angezogen nach draußen ins Kalte gehen können.

Jeden Tag wird unser Blut erneuert, während altes zerstört wird. Abfallstoffe werden durch Haut und Nieren ausgeschieden. Die nützlichen Bestandteile der Abfallprodukte und des alten Blutes werden zurückgehalten und in der Gallenflüssigkeit für die Gallenblase benutzt.

Man weiß noch nicht ganz genau, wie Blut entsteht. Der Dünndarm, das letzte Organ im Verdauungsprozeß, beginnt mit der Bluterzeugung, aber zu diesem Zeitpunkt ist das Blutkörperchen noch unvollständig.[1)]

Der Vorgang ist viel zu komplex, als daß ein Organ allein ihn zu Ende führen könnte; viele weitere Bestandteile müssen aufgenommen werden. Von den Därmen aus wandert das unvollständige Blut weiter zur Leber, dem Herzen, der Lunge, Bauchspeicheldrüse und schließlich der Milz. Die Leber, die Gallenflüssigkeit erzeugt und die Milz, das Organ das an der letzten Phase der Blutbildung beteiligt ist, können die Organe sein, die Blut zerstören. Demzufolge ist es tatsächlich möglich, daß die Organe, die Blut erzeugen, auch Blut zerstören.

Wird schlechtes Blut immer ausgeschieden? Bei richtiger Behandlung wird es zweifellos ausgeschieden und zurück bleibt nur neues, gesundes Blut.

Blut zieht den Sauerstoff an, den es zu seiner Erneuerung braucht. Aber wie geht dies im einzelnen vor sich? Die roten Blutkörperchen enthalten Hämoglobin mit Eisen im Zentrum. Eisen und Sauerstoff zusammen (FeO_2) geben dem Blut seine rote Farbe. Eisen (Fe), wie jeder weiß, zieht Sauerstoff (O_2) sehr stark an. Im Freien liegendes Eisen rostet bei Kontakt mit dem freien Sauerstoff sofort. Es ist das Eisen im Hämoglobin, das es unserem Blut ermöglicht, Sauerstoff anzuziehen. Wenn wir grüne Blätter essen, die Chlorophyll (reich an Magnesium) enthalten, zieht unser Körper das Magnesium heraus und verwandelt es mit Hilfe eines Transmutationsprozesses in Eisen. [2)] Chlorohpyll und Hämoglobin sind also eng miteinander verwandt.

Niedere Tiere haben Kupfer im Blut. Deshalb sieht ihr Blut blau oder grün aus. Wenn Kupfer (Cu) an die Luft gelangt, wird es gewöhnlich grün. Das Blut von Kraken, Tintenfischen, Insekten etc. ist von zu geringer Qualität, um Sauerstoff anzuziehen. Hochentwickelte Tiere haben jedoch Eisen im Blut.

Nahrung bestimmt die Blutqualität; gute Nahrung macht gutes Blut. Wie schon gesagt, zieht gutes Blut Sauerstoff an und macht Krankheit oder chronische Müdigkeit weniger wahrscheinlich.

Damit das Blut qualitativ gut ist, sollten grüne Blätter mit zur täglichen Nahrung gehören. Sie aktivieren das Blut und beeinflussen dadurch den gesamten Stoffwechsel.

Tiere fressen Pflanzen, um Blut zu bilden und Fleisch aufzubauen. Wenn wir Fleisch essen, können wir schnell Blut bilden, aber die Qualität dieses Tierblutes ist schlecht und kurzlebig. Ein starker Fleischesser bildet Blut durch einen Zersetzungsprozeß. Pflanzen – Blut – Fleisch ist der natürliche Blutbildungsprozeß. Wenn wir

1) Viele Blutkrankheiten können zu diesem Zeitpunkt entstehen. Siehe Abschnitt über Leukämie in „Die Behandlung"

2) Siehe *Eine gute Nachricht* Seite 102

Nahrung aus der letzten Phase dieses Entwicklungsvorganges auswählen, zwingen wir unseren Körper durch eine Umkehrung des natürlichen Vorgangs, Blut zu bilden. Dieses Abweichen vom Naturgesetz ist die Ursache für viele Krankheiten, denn es findet kein kreisläufiger Prozeß statt. Es ist also höchst ratsam, grünes Gemüse in unsere täglichen Mahlzeiten mit einzubeziehen.

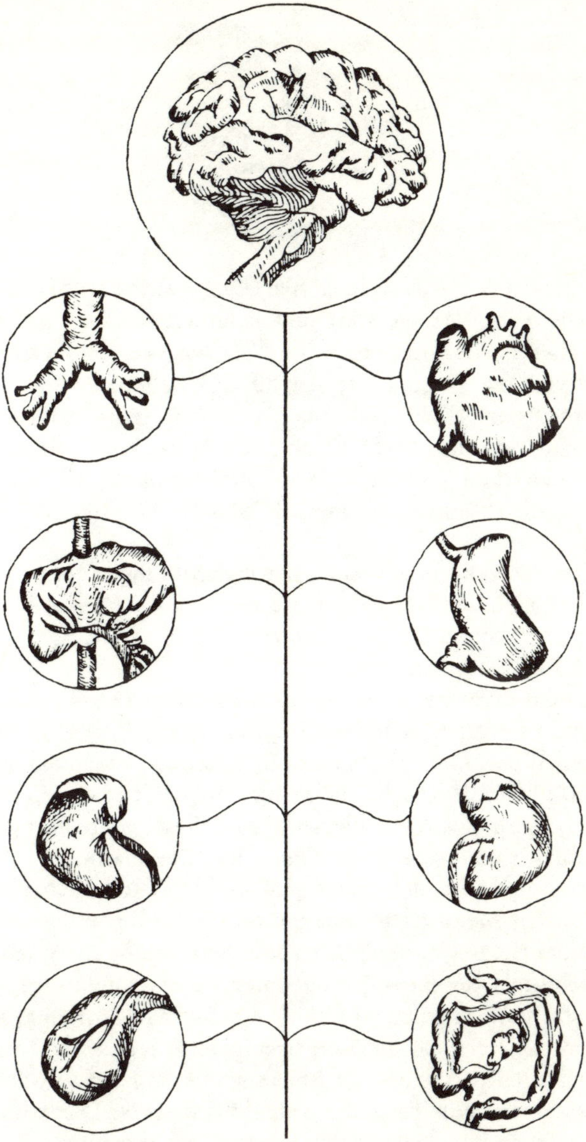

DIE ORGANE

In der östlichen Medizin werden alle Organe entweder als Yin oder als Yang eingeordnet. Die Yang*-Organe (fest und tieferliegend) sind: Leber, Milz, Bauchspeicheldrüse, Nieren, Herz und Lunge. Im *Nei Ching* werden sie als die „Tzang"-Organe (Yin) bezeichnet; sie sind Zentren für Zirkulation, Speicherung und Verteilung. Die Yin*-Organe (hohl und näher an der Körperoberfläche) sind: Magen, Dünndarm, Dickdarm, Blase und Gallenblase. Im *Nei Ching* werden diese fünf Organe (plus dem Dreifachen Wärmespender – „drei brennende Räume" – siehe unten) als die „Fu"-Organe (Yang) bezeichnet; sie sind die Werkstätten für Ernährung und Ausscheidung.

Das Kapitel „Die Diagnose" lehrt, wie man Störungen der Organe erkennt; das Kapitel „Die Behandlung" gibt an, wie sie am besten zu heilen sind. „Die Theorie der Fünf Elemente" offenbart die bedeutende Rolle der Organe und stellt jedes in einen breiteren Zusammenhang.

Nach der Fünf-Elemente-Theorie gehört zu jedem Yang-Organ ein komplementäres Yin-Organ. Es ergeben sich dann folgende Paare: Herz/Dünndarm; Leber/Gallenblase; Nieren/Blase; Lunge/Dickdarm; Milz/Magen; außerdem zwei Organe, die von der westlichen Medizin nicht anerkannt werden: Herzregler/Dreifacher Wärmespender. In der Theorie der Fünf Elemente wird dieses letzte Paar gewöhnlich unter Feuer eingeordnet, zusammen mit dem Paar Herz/Dünndarm.

Es ist sehr kompliziert, den Herzregler und den Dreifachen Wärmespender mit Begriffen westlicher Medizin zu erklären. Sie sind am ehesten verständlich, wenn wir sagen, daß der Herzregler den ganzen Kreislaufvorgang überwacht und somit den gesamten Organismus verbindet. Er entspricht in etwa dem vegetativen Nervensystem. Der Dreifache Wärmespender soll die drei Systeme (Atmung, Verdauung, Ausscheidung) kontrollieren, die die Körpertemperatur regulieren. In seiner Funktion als Regulierer der Körpertemperatur ist er eng mit der Haut verwandt. Dies sind die beiden Organe, die von grundlegender Bedeutung für jedes Leben sind.

Selbst die primitivsten Lebensformen haben ein vegetatives Nervensystem und eine Haut.

* SIEHE Fußnote Seite 15

Wenn eine Ansammlung vieler Zellen um eine gemeinsame Nahrungsöffnung herum vorhanden ist, gibt es einen Magen und eine Milz zur Aufnahme und Verteilung von Nahrung.

In komplexeren Lebensformen gibt es ein Herz und einen Dünndarm, um die Zirkulation von Nahrung (Flüssigkeit) zu regulieren und um Abfallstoffe weiterzuleiten. Dann kommen die Nieren und die Blase. Die Geschlechtsorgane entwickeln sich aus den Nieren. Die Nieren erzeugen Urin, der durch die Blase weitergeleitet wird.

Die nächsten Organe sind die Leber und die Gallenblase. Die Leber filtert Giftstoffe aus, speichert Nährstoffe und bildet Blut und Gallenflüssigkeit. Die Gallenblase speichert und verteilt die Gallenflüssigkeit.

Die letzte Organgruppe, die sich in den komplexesten Organismen entwickelt, ist Lunge und Dickdarm. Unsere Lunge ist das zuletzt entwickelte Organ, entsprechend dem Luftsack bei einem Fisch (siehe Bild 6). In unserem aufrechten Körper sind die unteren Organe grundlegender und primitiver – mehr Yang. Alle oberen Organe entwickelten sich später. Im Mutterleib teilen sich Magen und Dünndarm und entwickeln einen Dickdarm. Aus dem Darm entwickelt sich die Lunge. Ähnlich entwickeln sich im Kopf Gehirn und Auge zuletzt (Mund – Nase – Ohren – Augen). Aufgrund der großen Sauerstoffmenge, die das Gehirn verbraucht, besteht eine enge Verbindung zwischen Gehirn und Lunge. Nur Kreaturen, die an Land leben, haben eine Lunge; ihr Gehirn ist höher entwickelt als das von Meerestieren, weil die Luft einen höheren Sauerstoffgehalt hat (20 %) als das Wasser (1,8 – 1,9 %).

Herzregler

Obwohl weder der Herzregler noch der Dreifache Wärmespender ein konkretes, faßbares Organ ist, üben beide grundlegende und wichtige Funktionen aus und werden als wesentlich angesehen. Der Herzregler – der dem vegetativen Nervensystem vergleichbar ist – ist der Yin-Yang Koordinator des Körpers. Um ein Beispiel zu geben: wenn wir Salz zu uns nehmen, könnten wir uns vorstellen – wie die westliche Medizin behauptet – daß die innere Reaktion im Magen stattfindet. Tatsächlich wird das Gehirn benachrichtigt, sobald das Salz im Mund ist und sofort beginnt der Herzregler damit, die Organe zur Vorbereitung auf diese Nahrung zu koordinieren. Nieren und Dickdarm absorbieren mehr Wasser, das Herz schlägt langsamer und der Magen wird aktiver. Eine Funktionsstörung des Herzreglers wirkt sich auf die Geschwindigkeit des Herzschlags aus. Der Puls geht dann entweder zu schnell (Yang) oder zu langsam (Yin). Die Augen liefern ein weiteres Anzeichen. Wenn sie langsam reagieren oder sich ständig bewegen, besteht ein Problem mit dem Herzregler. In solchen Fällen ist die Pupille zu groß. Der Betroffene zittert oft, besonders seine Finger und Zunge. Häufige Verstopfung und Durchfall, sowie ein leichter, traumvoller Schlaf, sollen ebenfalls eine Funktionsstörung des Herzreglers anzeigen.

Dreifacher Wärmespender

Der dreifache Wärmespender – der Atmungs-, Verdauungs- und Ausscheidungssystem kontrolliert – reguliert unsere Energie. Ein aktiver Mensch hat einen starken Dreifachen Wärmespender.

Während der Dreifache Wärmespender diese Systeme (Atmung, Verdauung und Ausscheidung) kontrolliert, verbindet die Haut sie miteinander. Da die Haut sich auf der Oberfläche des Körpers befindet, ist sie also die Antithese zum Herzregler, der sich tief im Körperinneren befindet. Haut und Dreifacher Wärmespender sind deshalb eng verwandt.

Das Organ heißt „Dreifacher Wärmespender", weil im Osten die Ansicht vertreten wird, daß der Körper, um Wärme zu empfinden, in drei Abschnitte unterteilt ist – den unteren, den mittleren und den oberen. Manchmal empfindet nur der Rumpf Wärme; manchmal nur der Kopf und die Füße; manchmal nur der Kopf oder die Füße.

Eine gesunde Haut hat eine positive Auswirkung auf alle Organe. Schwimmen in kaltem Wasser ist gut für die Haut, wie auch das Leben in einem heißen Klima. Eine morgentliche Dusche mit zuerst heißem und dann kaltem Wasser ist ebenfalls wohltuend; die Haut zu bürsten tut auch gut. Am besten von allem ist eine gesunde Ernährung.

Hinsichtlich ihrer Funktion, die Körpertemperatur durch Schwitzen zu regulieren, ist die Haut eng mit der Lunge verwandt. Wie die Lunge nimmt sie Sauerstoff unmittelbar als eine Form der Nahrung auf.

Die Haut reguliert nicht nur die Körpertemperatur durch Schwitzen, sondern unterstützt auch die Nieren darin, Abfallstoffe aus dem Körper zu entfernen. In dieser Funktion besteht eine enge Verbindung zwischen Haut und Nieren. Schweiß und Urin sind in ihrer Zusammensetzung sehr ähnlich. Wenn die Nieren schlechter werden oder überlastet sind, man aber weiterhin Nahrung zu sich nimmt, die reich an Abfallstoffen ist, steigen diese zur Haut empor und geben ihr eine dunkle Färbung. Wenn beide Organe zu überarbeitet sind, um Abfallstoffe auszuscheiden, sind Hautgeschwüre die Folge, sobald der Betroffene mit Bakterien in Berührung kommt. Obwohl der Zustand der Haut durch Balsam und Lotionen gemildert werden kann, tragen diese nichts dazu bei, den Nieren zu helfen, worin die grundlegende Ursache des Problems liegt. Hautkrankheiten wie Schuppenflechte, Ekzeme und Akne sind gleichbleibend das Resultat von Nierenproblemen. Nach einer Behandlung wird die Haut auf natürliche Art und Weise rein werden.

Wenn der Dreifache Wärmespender gestört ist, erscheint oft ein weißer Ring um die Iris und ein Mond über ihr. Die Körperoberfläche fühlt sich möglicherweise kalt an, oder der Kopf heiß und die Extremitäten kalt.

Magen

Unmittelbar nach dem Schlucken gelangen die Speisen in den Magen. Er ist das erste Organ im Verdauungsprozeß. Er zersetzt das Gegessene weiter, indem er es mit Magensäften vermengt, so eine halbflüssige Mischung, genannt „Chymus", bildet und diese dann langsam an den Dünndarm weitergibt, und zwar in einer Geschwindigkeit, wie sie für die dort stattfindende Verdauung angemessen ist. Fette und Proteine bleiben am längsten im Magen. Kohlenhydrate haben nur eine geringfügig verzögernde Wirkung auf den Leerungsprozeß. Der Magen sondert verschiedene Säfte zur Verdauung von unterschiedlichen Speisen ab. Zucker oder kalte Getränke, die unmittelbar in den Magen gelangen, können verhindern, daß der Magen richtig funktioniert. Zucker kann das Fließen der Magensäfte behindern und Übersäuerung hervorrufen, während kalte Getränke den Magen tatsächlich lähmen können. Es ist immer besser, eine Mahlzeit mit relativ heißen oder festen Speisen zu beginnen, um den Magen zu aktivieren.

Kohlenhydrate wie Getreidekörner und Brot müssen sehr gut im Mund verdaut werden. Sie müssen vollständig zerkaut und sorgfältig mit den Verdauungssäften im Speichel vermischt werden. Magengeschwüre und fast alle anderen Schwierigkeiten mit Magen und Zwölffingerdarm sind eine Folge schlechten Kauens – sowie natürlich übermäßiger Mengen extremer Speisen wie Zucker, Alkohol, Salz und Fleisch (siehe Abschnitt über Magenbeschwerden in „Die Behandlung").

Magen

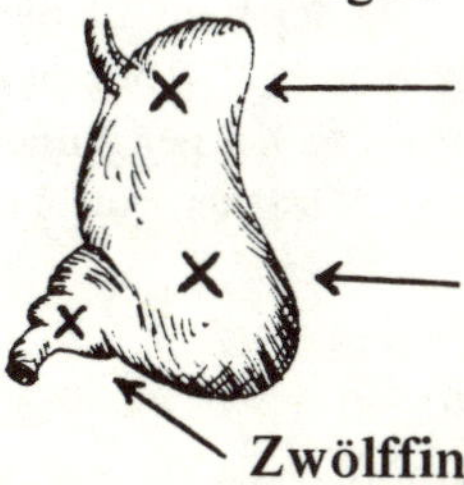

Magenprobleme zeigen sich auf der Zunge, den Lippen und im Stuhlgang (siehe „Die Diagnose"). Übermäßiger oder unzureichender Appetit weisen ebenfalls auf Magenprobleme hin.

Milz - Bauchspeicheldrüse

Die östliche Medizin sieht Milz und Bauchspeicheldrüse als ein Organ an, als das Organ, das den Magen ergänzt.

Die Milz-Bauchspeicheldrüse ist ein Verdauungsorgan. Die modernen Physiologen sagen, daß die Milz eines der letzten der an der Bildung der roten Blutkörperchen beteiligten Organe ist. Sie speichert Blut und ist gleichzeitig ein Organ, in dem Blut zerstört wird. Die Bauchspeicheldrüse sondert Hormone ab; die wichtigere Funktion der Milz-Bauchspeicheldrüse ist jedoch die Verteilung von Nährstoffen im ganzen Körper und, laut östlicher Medizin, die Steuerung des Willens und Gedächtnisses. Wenn die Funktion der Milz-Bauchspeicheldrüse gestört ist, verlieren wir unsere Willenskraft und wirken albern. Wenn wir wieder gesund werden, kehrt auch unser starker Wille zurück.

Alle Krankheiten, die der Haut eine gelbliche Farbe geben – Diabetes, Hyperinsulismus, Gelbsucht etc – werden auf eine Funktionsstörung der Milz-Bauchspeicheldrüse zurückgeführt. Gelbsucht, die durch Gallenblasenprobleme hervorgerufen wurde, gibt dem Körper eine fast deutliche gelbe Farbe. Im Kapitel „Die Behandlung" wird auf die günstigsten Behandlungsmethoden jeder dieser Krankheiten eingegangen.

Vergeßlichkeit und Überbesorgtheit weisen beide auf Milzprobleme hin und können als Ki-Krankheiten angesehen werden. Gelbsucht und Diabetes-Hypoglykämie sind Blutkrankheiten. Die Klassifizierungen sind nicht exakt, aber wir wissen, daß in jeder Krankheit das Ki schwach ist.

Die Milz ist das Organ, in dem Yin und Yang am ausgeglichensten sind; zwischen ihr und der leer-voll Beziehung (siehe „Die Theorie der Fünf Elemente") besteht keine sonderliche Übereinstimmung. In der Fünf-Elemente-Theorie befindet sich die Milz im Zentrum; wenn die Milz krank ist, ist der ganze Körper grundlegend krank. Heutzutage ist es nicht selten, daß die Milz krank ist. Wir essen zuviel süße Sachen.

Das Herz

Das Herz regelt die Blutzirkulation. Es ist das Organ des Körpers, das am meisten Yang ist. Es besteht eine offensichtliche Verbindung zwischen Herz und Blutgefäßen, da das Herz immer sehr aktiv arbeitet, um dem ganzen Körper durch die Gefäße Blut zu senden. Schwierigkeiten mit den Harnfunktionen bedeuten eine starke Yang-Verfassung. Leute mit dieser Verfassung sind äußerst aktiv und haben eine rote Gesichtsfarbe. Wenn das Herz stark ist, ist auch der Körper stark; aber oft werden die Blutgefäße hart – das bedeutet Sklerose – was den Blutdruck auf eine oft gefährliche Höhe treibt.

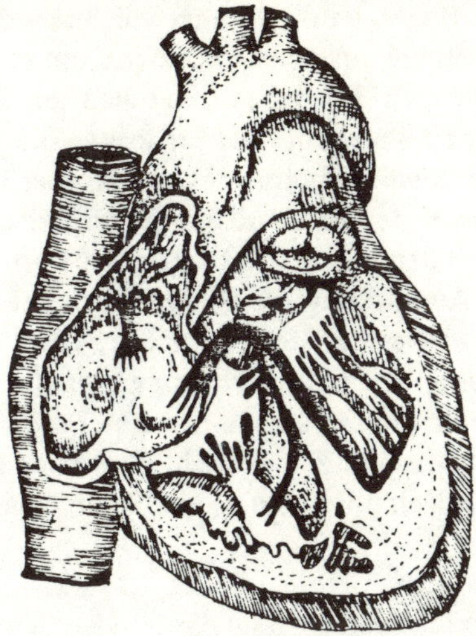

Eine Yin-Herzverfassung ist die Folge, wenn Probleme mit der Herzklappe oder der inneren Herzhaut bestehen, oder wenn das Herz durch eine lange Krankheit geschwächt ist. Leute mit dieser Verfassung sind blaß und haben gewöhnlich einen niedrigen Blutdruck.

Hoher Blutdruck ist oft eng mit einer Kontraktion der Nieren verbunden, was das Herz zwingt, seine Tätigkeit der Blutbeförderung zu beschleunigen (siehe Abschnitt über Herz- und Nierenprobleme in „Die Behandlung"). Wenn das Herz schwach ist, gelangt das Blut nicht bis in die äußeren Gliedmaßen und man friert. Das gleiche Gefühl kann sich einstellen, wenn man Salz ißt. Die Organe behalten Blut zurück, ein schwaches Organ sogar in stärkerem Maß. Salz ist eine weitere Ursache für Blutzurückhaltung in den Körperzentren. Wenn man also Salz zu sich nimmt, friert man sofort, aber später, wenn der Kreislauf wieder funktioniert, ist einem warm. Zucker hat genau die entgegengesetzte Wirkung. Wegen seiner vielen Kalorien erzeugt er zuerst Wärme, aber schließlich ist einem kalt – Alkohol wirkt genauso.

Herzprobleme zeigen sich an der Gesichts- und Körperfarbe und an Schwellungen an verschiedenen Stellen, wie der Nase und den Fingerspitzen (siehe „Die Diagnose"). Es heißt, daß auch zuviel oder zu wenig Lachen Herzprobleme anzeigt.

Dünndarm

Der Dünndarm schließt die Nahrungsverdauung ab und beginnt mit der Blutbildung, die in der Leber beendet wird (siehe „Das Blut"). Die Bakterienflora im Dünndarm leistet diese Arbeit. Der Dünndarm kann mit der Wurzel einer Pflanze verglichen werden. Der Boden ist die Heimat von Bakterien, die ständig dabei sind sich zu zersetzen, was einmal aus der Erde wuchs, um so Nahrung für das zu erzeugen, was später wachsen wird. Ebenso zersetzt die Flora in unserem Darm Nahrung und beginnt damit, Blut zu bilden, das zur Ernährung des gesamten Organismus notwendig ist. Die östliche Medizin betrachtet den Körper des Menschen als eins mit dem Boden. So wie die Erde unfruchtbar wird infolge der kurzsichtigen Inbesitznahme des Landes durch den Menschen, so ist unser Darm unfruchtbar, seiner nützlichen Flora durch die Auswirkung einer künstlichen Ernährung beraubt. Wenn wir wieder natürliche Nahrung essen, stellen wir fest, daß wir unfähig geworden sind, die notwendigen Elemente aus unserer Nahrung umzuformen, infolge der Schäden, die durch die moderne Ernährung entstanden sind (siehe den Abschnitt über Vitamin-B-Mangel in „Die Behandlung"). Fleisch, Zucker und Chemikalien weiten und schwächen den Darm und zerstören die Flora. Es sind keine Nahrungsmittel für biologische Umwandlung.

Wenn der Dünndarm nicht richtig arbeitet, ist es wahrscheinlich, daß Blutkrankheit (Anämie) und Gewichtsverlust folgt. Störungen des Dünndarms kann man an einer blassen Farbe der Lippen erkennen.

Leber

Die Leber speichert und verteilt die Nährstoffe für den ganzen Körper und ist an der Bildung und Zersetzung des Blutes beteiligt. Sie bildet Gallenflüssigkeit aus den nützlichen Bestandteilen des Blutes und filtert Giftstoffe aus dem Blut, das im Dünndarm neu gebildet worden ist. Wenn die Leber überlastet ist, können einige dieser Gifte zurückbleiben. Sie können dann nicht von den Nieren ausgeschieden werden. Die Leber vergrößert sich, sie funktioniert schlechter und das Blut bleibt ungereinigt. Die schlimmste „Nahrung" für die Leber sind Medikamente und Chemikalien, gefolgt von (in dieser Reihenfolge) Essig, Alkohol und kalten Getränken. Giftstoffe aus Medikamenten und Chemikalien bleiben am längsten in der Leber und sind am schwersten auszuscheiden. Kalte Flüssigkeit läuft schnell durch Magen und Darm, dann zur Leber und rundum durch den Körper. Ein Mensch mit einer gesunden Leber spürt die Auswirkung von Alkohol schneller.

Eine vergrößerte Leber ist ein sehr gefährlicher Zustand, der durch übermäßiges

Essen verursacht wird. Leberprobleme können akut werden. Zuviel von jedem Essen ist schlecht für die Leber, besonders aber zuviel Alkohol, Essig, chemisch behandelte Nahrung, Medikamente, Öl und Fleisch. Sie bringen zuviele Nährstoffe von Magen und Dünndarm zur Leber, füllen sie dadurch und dehnen sie aus. Wenn ein Druck auf die Leber im Sitzen schmerzhaft ist, liegt eine Leberstörung vor, die durch Fasten oder kleine Portionen gebessert werden kann. Die eben genannten Speisen sind zu meiden. Weniger essen ist sehr wichtig für dieses Organ und den ganzen Körper.

Schuppen und Haarausfall, Augenleiden und viele andere Probleme werden durch Leberstörungen verursacht (siehe „Die Behandlung"). Sowohl geistige als auch optische Probleme werden mit einer schlechten Leber in Verbindung gebracht. Eine schlechte Leber offenbart sich an vielen Stellen, einschließlich Stirn, Augen und Gesichts- und Körperfarbe (siehe „Die Diagnose").

Gallenblase

Die Gallenblase speichert die Gallenflüssigkeit und reguliert deren Weiterfließen in den Zwölffingerdarm (Eingang zum Dünndarm). Dieser Prozeß fördert die Verdauung von Fett und Ölen und gibt dem Stuhlgang Farbe.

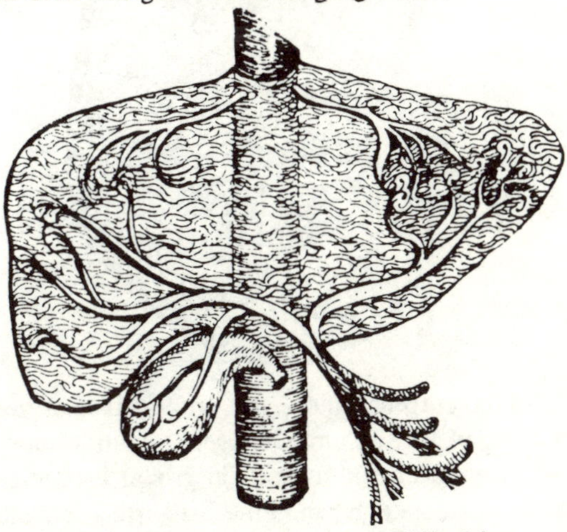

Gelbsucht ist eine Gallenvergiftung und wird mit Gallenblase und Milz in Verbindung gebracht. Wenn der Durchgang von der Gallenblase zum Zwölffingerdarm blockiert ist, – zum Beispiel durch einen „Stein" – geht die Gallenflüssigkeit direkt ins Blut über. An der Körperoberfläche erscheint dann eine grünlich-gelbe Farbe und der Stuhlgang wird weiß. Gewöhnlich nimmt der Stuhhlgang die Farbe der Gallenflüssigkeit an, aber wenn diese daran gehindert wird, in den Zwölffingerdarm zu gelangen, wird er weiß.

Nieren

Die Nieren sind nicht sehr groß – nur ungefähr so groß wie die Ohren – aber ihr Inneres ist angefüllt mit vielen tausend winzig kleinen porösen Blutgefäßen, die dazu dienen, im Blut enthaltene Gift- und Abfallstoffe auszufiltern. Ihre Funktion besteht darin, das Blut zu filtern und Abfallstoffe in Urin umzuwandeln. Nützliche Flüssigkeiten, Hormone etc. werden an den Blutstrom zurückgegeben. Ungefähr 100 Liter Flüssigkeit laufen täglich durch die Nieren. Davon werden ungefähr 1 1/2 Liter ausgeschieden; der Rest fließt zurück in den Blutstrom (Diagramm 11).

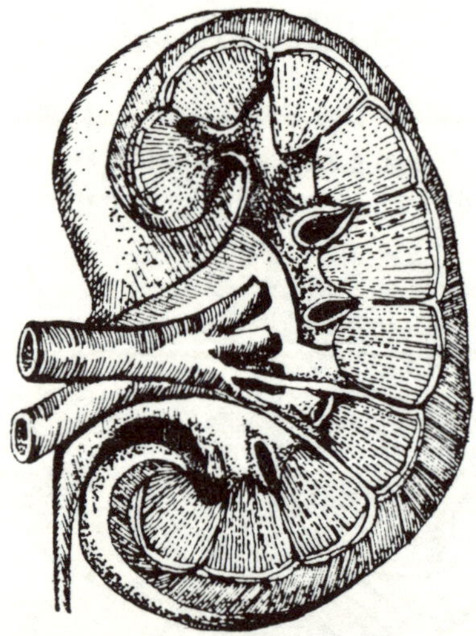

Wird zuviel Nahrung aufgenommen, die große Mengen von Abfallstoffen erzeugt, – wie zum Beispiel Fleisch und Geflügel – dann können die Nieren die großen Giftmengen nicht wirksam filtern und ein großer Prozentsatz der Abfallstoffe wird an den Blutstrom zurückgegeben. Eine Ernährung, die stark auf Fleisch aufbaut, veranlaßt die Nieren, sich zusammenzuziehen und überlastet sie außerdem mit Abfallstoffen. Beides zwingt das Herz, kräftiger zu schlagen und treibt den Blutdruck in die Höhe, um die Nieren beim Herunterdrücken der Flüssigkeit zu unterstützen. Hoher Blutdruck kommt durch Nierenstörungen zustande.

Die Nieren beherbergen die Nebennierendrüsen, von denen die östliche Medizin sagt, daß sie die Sexualfunktion steuern. Die Nieren werden als bestimmend für die Geschlechtsorgane angesehen, als die physische Quelle aller sexueller Probleme. Das Ausmaß sexueller Potenz wird vom Gesundheitszustand der Nieren bestimmt. Vielleicht sind die Nieren aus diesem Grund als der „Sitz des Lebens" bekannt.

Die Nieren beeinflussen den Zustand der Knochen. Wenn die Nieren gut funktionieren, sind die Knochen innen weiß und kräftig. Nieren, die aufgrund der vorwiegend auf Fleisch aufbauenden Ernährung schlecht funktionieren, färben das Knocheninnere dunkel.

Nieren und Haut sind eng miteinander verwandt. Die Nieren scheiden Abfallstoffe durch den Urin aus, die Haut scheidet Abfallstoffe durch Schweiß aus. Schweiß und Urin sind sich in ihrer Zusammensetzung sehr ähnlich. Eine Hautkrankheit ist immer darauf zurückzuführen, daß die Nieren unfähig sind, alle Abfallstoffe wirkungsvoll zu filtern; die Abfallstoffe gelangen durch die Haut aus dem Körper.

Die Nieren gehören zu den am meisten belasteten Organen des modernen Menschen, was auf seinen starken Fleischkonsum zurückzuführen ist. Die meisten Amerikaner sowie alle starken Fleischesser, haben zusammengezogene Nieren, die übermäßig Yang sind und zu Arterien- und Herzleiden, hohem Blutdruck, Cholesterin, Hautproblemen, geschwollenen Oberschenkeln und anderen Krankheiten beitragen (siehe „Die Behandlung"), Symptome für Nierenstörungen erscheinen an den Füßen, unter den Augen, auf der Haut, im Urin und der gesamten Gesichts- und Körperfarbe (siehe „Die Diagnose").

Sparsam oder gar nichts zu essen und trinken ist eine gute Methode, kranke Nieren sowie auch Schwellungen der Beine und allgemeine Körperschwellungen zu heilen, welches verwandte Zustände sind. Es ist besonders wichtig, weniger Salz zu verbrauchen, denn Salz erzeugt im Körper ein Bedürfnis nach mehr Wasser. Der Urin wird dunkelbraun vor überschüssigem Salz, denn eine Auswirkung von zuviel Salz ist das Zurückhalten von Flüssigkeit.

Blase

Die Blase ist der Flüssigkeitsbehälter des Körpers. Sie sammelt und speichert Flüssigkeit von den Nieren, bevor diese als Urin ausgeschieden wird. Nur Menschen, die im Übermaß Yang sind, leiden an Blasenproblemen. In solchen Fällen besteht oft Empfindlichkeit entlang der Linie, die auf der Mitte der hinteren Wade, vom Knie bis zur Ferse, verläuft.

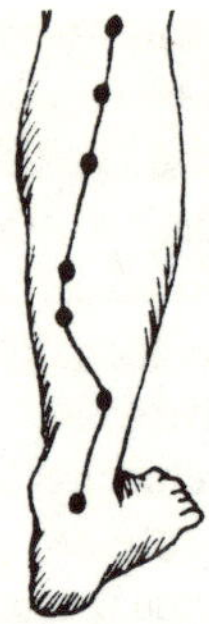

Um festzustellen, ob Blasenstörungen vorliegen, kann man mit dem Daumen auf diese Punkte drücken.

Überprüfung der Blasenverfassung

Dickdarm

Die Aufgabe des Dickdarms ist es, die Aufnahme von Nährstoffen aus den verzehrten Speisen abzuschließen, das Gewebe dieser Speisen bakteriell zu zersetzen, Wasser zu absorbieren, den Stuhl zu bilden und diesen aufzubewahren, bis er abgeschieden wird.

Der durchschnittliche Erwachsene scheidet pro Tag ungefähr 1,5 Liter Flüssigkeit aus. Bei Leuten, die kein Fleisch und hauptsächlich Gemüse und Getreide essen, ist die Menge jedoch viel geringer – ungefähr ein Liter oder weniger. Bei solch einer Ernährung ist keine zusätzliche Flüssigkeit nötig, um den Auswirkungen, die Fleisch auf den Organismus hat, entgegenzuwirken. Man wird außerdem auch nicht so durstig, und demzufolge trinkt man weniger Flüssigkeit.

Wenn der Dickdarm nicht genug Wasser aufsaugt, kommt es zu Verstopfung. Nahrung, die im Dünndarm verdaut worden ist, besteht zu ungefähr 90 % aus Wasser; der Dickdarm reduziert die Wassermenge auf 80 %.

Der Dickdarm sondert eine Flüssigkeit ab, die praktisch keine Verdauungsenzyme enthält, sondern stark alkalisch ist und die lebenden Bakterien bei der Fermentierung und Zersetzung der Nahrung unterstützt. Diese Flüssigkeit stimuliert den Stuhlgang und erzeugt außerdem Gase. Fast der gesamte Stuhl und fast alles Gas befindet sich im Dickdarm.

Außer Durchfall und Verstopfung kann ein in seiner Funktion gestörter Dickdarm Krämpfe erzeugen (siehe „Die Behandlung"). Störungen im Dickdarm zeigen sich an der Unterlippe und den Händen (siehe „Die Diagnose").

Lunge

Durch unsere Lunge sind wir unmittelbar mit unserer Umwelt verbunden. Unsere Lunge entnimmt der Luft Sauerstoff und gibt ihn an unser Blut weiter. Millionen grüner Pflanzen leben zu unserem Wohlergehen, denn sie versorgen uns mit Sauerstoff. Die Blätter eines Baumes sind sehr ausgedehnt; sie stehen in Berührung mit der Luft und verwandeln CO_2 in O_2. Unsere Lunge macht das Gegenteil: sie nimmt O_2 auf und gibt CO_2 ab. In der Lunge sind winzig kleine Gewebebläschen, um die herum Luft und Blut zirkulieren. Wenn wir eines dieser wunderbaren Bläschen öffnen würden, würden wir feststellen, daß es so ausgedehnt wie das Blatt eines Baumes ist. Rote Blutzellen wandern um diese Bläschen herum, geben CO_2 ab und nehme O_2 auf.

Die Lunge ist das Organ, das die am höchsten entwickelten Lebensformen kennzeichnet. Es ist das Organ, das sich im Mutterleib als letztes entwickelt. Die fundamentaleren Organe liegen weiter unten im Körper und sind mehr Yang. Die Lunge ist das Organ, das am stärksten Yin ist. Ihre Besonderheit liegt darin, daß wir ihre Tätigkeit durch unseren Willen kontrollieren können. Alle anderen Organe werden nur von unserem vegetativen Nervensystem reguliert.

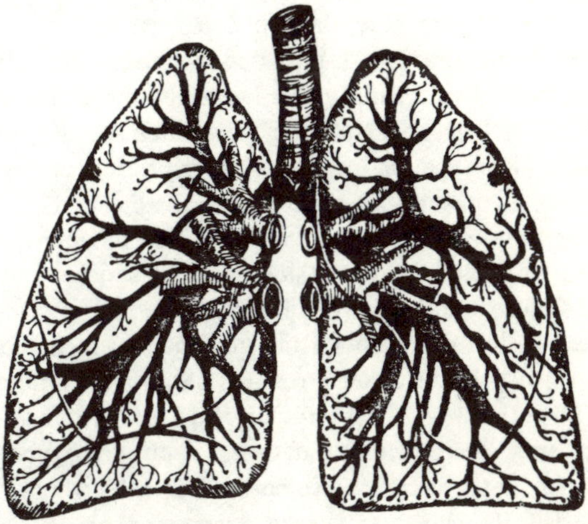

Durch die Atmung verbindet die Lunge uns unmittelbar mit unserer Umwelt, genau wie der Magen uns durch Nahrungsaufnahme mit der Umwelt verbindet. Ohne ständig mit Sauerstoff für seine Zellen versorgt zu werden, könnte der Mensch nicht leben. Unsere Leistungsfähigkeit als denkendes Wesen hängt von der Beziehung zwischen Lunge und Gehirn ab, denn das Gehirn benötigt viel Sauerstoff. Bei einem

Gewicht von 150 Pfund wiegt das Gehirn vermutlich ungefähr 3 Pfund oder 2 % des gesamten Körpergewichts. Dennoch benötigt das Gehirn 25 % des vom Körper verbrauchten Sauerstoffs. Die Nieren verbrauchen 12 %, das Herz 7 % und die anderen Organe unterschiedliche, kleinere Prozentanteile. Möglicherweise ziehen wir geistige Arbeit körperlicher Arbeit vor, weil wir glauben, sie sei leichter, aber in Wirklichkeit ist körperliche Arbeit viel weniger ermüdend.

Jede Müdigkeit wird durch Sauerstoffmangel in den Zellen verursacht. Anstrengende körperliche Arbeit ist immer mit einer Steigerung der Atmung und des Herzschlages, sowie der Muskelbewegung und der Bewegung verschiedener Teile des Körpers verbunden. Diese Faktoren führen zu einem raschen Austausch von O_2 gegen CO_2 in den Zellen. Obwohl das Gehirn für seine Arbeit viel Blut benötigt, geht geistige Arbeit selten mit tieferer Atmung und besserer Blutzirkulation einher; meistens ist sogar das Gegenteil der Fall.

Die geistige Anstrengung, die mit Lesen, Schreiben, Denken und Grübeln verbunden ist, ist sehr belastend für unseren Körper. Deshalb ist eine gute Atmung äußerst wichtig für geistige und körperliche Gesundheit. Meditation oder Übungen, die richtige Bauchatmung beinhalten, können höchst vorteilhaft sein. Sie sind viel besser als Massage, Akupunktur oder Kräuter, weil man sie selbst macht. Man braucht sich auf niemand anderen zu verlassen.. Wenn unsere Atmung ausreichend ist, können wir eine Aktivität über einen langen Zeitraum aufrecht erhalten, ohne müde zu werden. Sensei Sakurazawa sagte, daß Müdigkeit das erste Anzeichen für Krankheit sei, und daß gute Nahrung das beste Heilmittel für jede Krankheit sei. Aber saubere Luft ist wichtiger als Nahrung. Wir atmen ständig, essen aber nur zwei- oder dreimal am Tag. Richtige Nahrung muß durch tiefe Atmung und gute Luft ergänzt werden; für sich allein genommen ist keines ausreichend.

Lungenprobleme können an den Wangen, den Nasenlöchern, der Hautfarbe und an anderen Stellen festgestellt werden (siehe „Die Diagnose"). Atmungsleiden wie Asthma und Tuberkulose werden mit der Lunge in Verbindung gebracht (siehe „Die Behandlung"). Sie werden durch einen übermäßigen Verzehr von Fleisch, Zucker und Chemikalien verursacht. Rauchen stört den natürlichen Atmungszyklus, in dem es die Einatmung überstimuliert. Teer und Nikotin können sich an den Harnsäureablagerungen in der Lunge festsetzen und dadurch Krebs ermöglichen. Harnsäureablagerungen sind jedoch das Ergebnis eines übermäßigen Verzehrs tierischer Eiweiße. Obwohl klar ist, daß Rauchen keine gute Angewohnheit ist, kann demnach das Rauchen allein nicht für den so verbreiteten Lungenkrebs verantwortlich gemacht werden. Die wirkliche Ursache die diese und alle anderen Krankheiten ermöglicht, ist eine falsche Ernährung.

KRANKHEIT VERSTEHEN LERNEN

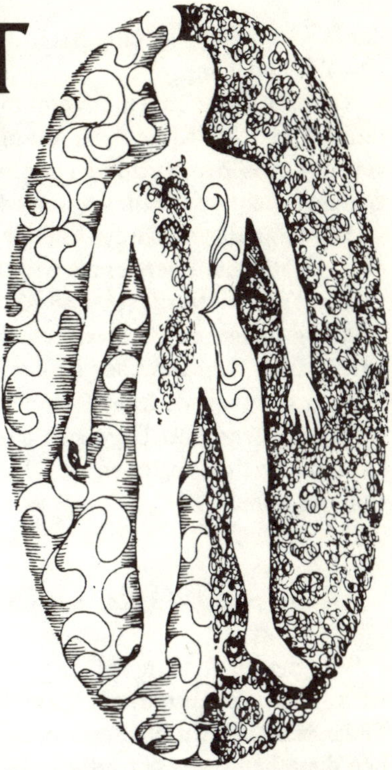

Bereits in alten Zeiten erkannten die Völker des Ostens, daß unser Körper lediglich ein Teil der Natur ist und daß das Leben des Menschen stets von der Natur beeinflußt wird. Jeder menschliche Körper ist ein Miniaturkosmos, eine Nachbildung des großen Kosmos, der die Natur ist. Es gibt eine Ordnung, ein Prinzip des ständigen Fließens in der Natur. Diese steht im Einklang mit dem grundlegenden Prinzip, daß unsere Welt sich immerzu verändert. In der chinesischen Philosophie ist dieses Prinzip als die „Yin-Yang-Theorie" bekannt. Unser Körper ist eins mit dem Universum; Körper und Boden sind nicht zwei. Alle Erscheinungen werden aus dem Ki (oder „Chi") von Yin und Yang geboren.

„Ki" ist die Energie des Universums. Sie ist grundlegender als die Energie des „Lichts", der „Elektrizität", der „Schwerkraft", des „Magnetismus" etc. Ununterbrochen strömt das Ki von Yin und Yang aus der unendlichen Quelle und kehrt zu ihr zurück.

Die Sonne, die Planeten, die Luft, das Wasser, die Tiere und der Mensch, alle haben Ki in unterschiedlichen Ausmaßen und Kombinationen von Yin und Yang. Die Bewegung von Sonne und Mond und den Planeten, der Kreislauf der Jahreszeiten, der Wechsel von Tag und Nacht und selbst unserer Gedanken sind Produkte des Ki von Yin und Yang. [1)]

Unser Körper ist eine Verbindung von Yin und Yang und unser Geist arbeitet durch Yin-Yang Ki-Energie. Wenn wir in unserem Körper ein harmonisches Gleichgewicht zwischen Yin und Yang aufrecht erhalten, sind wir gesund; wenn wir dieses Gleichgewicht verlieren, werden wir krank.

Wir empfangen ständig Energie von magnetischen Kräften, kosmischen Strahlen etc.; die stärkste Energie, die wir empfangen, ist jedoch die Energie von der Sonne.

Bei Tag sind wir wach und aktiv, bei Nacht schlafen wir und ruhen uns aus. Im Frühling erwachen Pflanzen aus ihrem Winterschlaf und Knospen und Blätter brechen hervor. Der Sommer ist der Höhepunkt sichtbarer Aktivität, alles wächst und reift. Im Herbst wird das Getreide geerntet. Schließlich kommt der Winter, die Zeit in der Pflanzen und Tiere sich ausruhen. Auf der Erde ist die tropische Zone heiß (Yang), die Polarregionen sind kalt (Yin). Alles auf der Welt steht unter dem Einfluß der Sonne.

Die Ursache für Krankheit

Wir neigen heutzutage dazu zu glauben, daß Krankheit von außen verursacht wird – durch Bakterien, Viren, Chemikalien etc. In Wirklichkeit ist das nur eine Teilantwort. Denn während bestimmte Bakterien einige Leute krank machen, haben dieselben Bakterien anscheinend auf andere Leute keine Auswirkung.

Es ist wichtig zu erkennen, daß Krankheit einen zweifachen Ursprung hat; die Krankheitsursache ist sowohl im Körper als auch außerhalb des Körpers zu suchen. Tatsächlich ist die innere Ursache die bedeutendere, denn die eigene physische Verfassung ist der Hauptfaktor für die Gesundheit eines Menschen. Zu den inneren Krankheitsursachen gehören physische Anspannung durch übermäßiges Essen und Trinken, zuviel Sex, Überarbeitung und emotionale Anspannung durch übermäßigen oder zu starken Ärger, Sorge, Angst oder sogar Lachen.

Trotz dieser vielen Faktoren behauptet die Medizin des Ostens oft, daß es nur eine Krankheitsursache gibt – falsche Ernährung. Es ist Nahrung, die unseren Körper

1) Wie bereits im Kapitel „Yin und Yang" erwähnt, ist der grundlegendste Aspekt von Yin zentrifugale (ausdehnende) Kraft, während Yang im Grunde zentripedale (zusammenziehende) Kraft ist. Aus dem gleichzeitigen Gegensatz und der Anziehung zwischen diesen beiden entgegengesetzten Kräften werden Energie und Veränderung geboren, und aus Energie entstehen alle physisch-materiellen Erscheinungen. Yin und Yang sind jedoch nur relative Kräfte. Weder Ausdehnung noch Zusammenziehung kann für immer aufrecht erhalten werden; alle Materie und alle erschaffenen Erscheinungen verändern sich ständig. Nichts kann konstant oder andauernd sein, außer der unendlichen Quelle von Yin-Yang Selbst.

aufbaut- unsere grundlegende physische Konstitution und unsere gegenwärtige physische Verfassung werden in erster Linie von der Nahrung bestimmt, die wir zu uns nehmen. Möglichst einfach ausgedrückt sollten diejenigen, die krank sind, weil ihre Verfassung zu stark Yang ist, Nahrung mit Yin-Eigenschaften essen, während diejenigen, die zu sehr Yin sind, Nahrung zu sich nehmen sollten, die stärker Yang ist. Der beste Weg, Krankheit zu vermeiden, ist eine ausgeglichene, maßvolle Ernährung mit guter Nahrung.

Einordnung von Krankheiten

Die östliche Medizin hat ein anderes Krankheitsverständnis. In einem alten chinesischen Klassiker *Lu Chih Ch 'un Ch 'i* (Die Jahrbücher von Frühling und Herbst) von Lii Pu Wei, der um 230 vor Christus gestorben ist, heißt es, daß wir ständig das Ki des Universums empfangen, entweder direkt oder durch die Sonne, die Erde, unsere Nahrung etc; daß wir durch das Ki der Verbindung von Yin und Yang geboren werden und sterben, wenn Yin und Yang sich trennen. Jede Krankheit entsteht durch eine Ki-Stockung oder eine Disharmonie zwischen Yin und Yang.

Sogar heute noch ist das japanische Wort für Krankheit „Byoki", was wörtlich „alles Ki" oder „das Schlechte des Ki" bedeutet. Eine Stockung oder ein Ungleichgewicht im Fließen des Ki im Körper führt zu Ungleichgewicht und Abnormalität in den Körpersäften und im Blut. Daher wird in der späteren Entwicklung der östlichen Medizintheorie Krankheit aufgeschlüsselt in die allgemeinen Kategorien Ki-Krankheit, Wasserkrankheit und Blutkrankheit. Krankheiten innerhalb jeder dieser Klassifizierungen können entweder Yin oder Yang sein.

Ki - Krankheiten

„Ki" (japanisch – „Chi" auf chinesisch) kann als die Kraft des Universums beschrieben werden. Sie fließt durch den Körper und erfüllt ihn mit Leben. Wenn diese Kraft daran gehindert wird, richtig zu fließen, entsteht sofort eine Krankheit. Das Ki des Körpers wirkt als der Motor des Nervensystems und bezieht alle Körperfunktionen aufeinander. Es verbindet außerdem den Körper mit der äußeren Welt.

Eine richtige Zirkulation des Ki erzeugt harmonische Bewegung im ganzen Körper. Eine schlechte Ki-Zirkulation führt zu geschwächtem Handeln und zu Krankkeit.

Jede Krankheit, wie sie auch immer eingeordnet ist, weist auf eine Ki-Stauung hin. Wenn das Ki daran gehindert wird zu fließen, kann es aufgrund eines Übermaßes an Ki in einem Bereich (Meridian) oder infolge eines nachfolgenden Ki-Mangels an anderer Stelle zu Krankheit kommen.

Es handelt sich zum Beispiel um eine Ki-Krankheit, wenn der Magen sich kalt anfühlt. Eine ärztliche Untersuchung wird keine Störung anzeigen, aber trotzdem ist der Magen kalt.

Leute, die an einer Ki-Krankheit leiden, haben unter Umständen ständig ein rauhes Gefühl im Hals, ohne daß dort etwas festzustellen ist.

Schlaflosigkeit, Geistesstörung, plötzlicher Schmerz in irgendeinem Teil des Körpers, sowie Krankheiten des Nervensystems sind alles Erscheinungen von Ki-Krankheiten. Eine Ki-Krankheit wirkt sich auf das Nervensystem und das Gehirn aus und ist die direkte Ursache für Nervenprobleme wie Melancholie, Hysterie und Neurose.

Die chinesische Medizin betrachtet jemanden dann als krank, wenn er sich selbst für krank hält, selbst wenn keine Symptome vorhanden sind – zu allermindest besteht ein geistiges Problem (Ki-Krankheit). Und wenn jemand sagt, daß er gesund ist, wenn es ihm offensichtlich schlecht geht, gilt er auch als krank. Aber jemand, der weiß, daß er vorübergehend krank ist, weiß daß er sich selbst schnell und ohne große Schwierigkeiten heilen kann, wenn er noch eine relativ gute Ki-Zirkulation hat.

Eine Ki-Krankheit kann oft mit stark riechenden Nahrungsmitteln wie Zwiebeln, Knoblauch, scharfem Paprika, Lauch, Ingwer und Chisoblättern geheilt werden. Manchmal reicht allein schon der Geruch aus, um eine Heilung zu bewirken. Dank der den Organismus stimulierenden Eigenschaft dieser Nahrungsmittel wird eine gute Ki-Zirkulation wiederhergestellt.

****

Der Jahrestag Ihrer Empfängnis: Ein Tag zum Feiern!

Die Zeitspanne zwischen Empfängnis und Geburt bestimmt die Belastbarkeit eines Menschen während seines ganzen Lebens. In der chinesischen Medizin gilt diese Zeitspanne als sehr wichtiger Faktor bei der Diagnosestellung. Für einen traditionellen östlichen Arzt sind die ersten drei Monate im Mutterleib die wichtigste Zeitspanne im Lebenszyklus. In dieser Zeit werden im Fötus die Anlagen geformt, die eine bestimmte Art von Person erzeugen, es werden Persönlichkeitszüge, sowie auch die wichtigsten physiologischen Merkmale bestimmt.

Es ist interessant zu wissen, daß wir zur Zeit des Empfängnisjahrestages am stärksten sind und daß es unwahrscheinlich ist, daß wir krank werden. Andererseits sind wir zur Zeit des regulären Geburtstags anfälliger für Krankheit.

All dies läuft auf einen Punkt hinaus: wenn wir zur Zeit des Empfängnisjahrestages, dann wenn wir stark sind und wahrscheinlich nicht krank werden, uns dennoch eine Krankheit zuziehen, ist es wahrscheinlicher, daß eine Krankheit entsteht, die sehr schwer auszumerzen sein wird – denn wir sind genau in dem Augenblick geschwächt worden, in dem wir in bester Verfassung hätten sein müssen. Eine Krankheit dagegen, die wir uns zur Zeit unseres eigentlichen Geburtstags zuziehen, ist leicht zu heilen, weil nicht erwartet wird, daß wir an diesem Punkt in unserem Lebenszyklus stark sind. Wir haben noch die Möglichkeit, uns zu stärken.

****

Die moderne Medizin hat bisher keine ausreichende Forschung über die vorteilhaften Auswirkungen stark riechender Nahrungsmittel auf das Ki durchgeführt. In Japan und China haben diese Nahrungsmittel sich traditionellerweise als eine grundlegende Heilungsmethode für bestimmte Leiden erwiesen. (Der Westen hat diese Tradition ebenfalls: Cayennepfeffer wird in Heilmitteln amerikanischer Volksmedizin ausgiebig benutzt – der Herausgeber).

Viele Ki-Krankheiten werden als Yin-Krankheiten angesehen. Ki-Krankheit führt zu Wasserkrankheit. Die grundlegenden Heiltees für die Ki-Krankheit sind Hangekobokuto und Sashikokito. Manchmal können diese Leiden einfach und schnell behoben werden. Aber manchmal erweisen Ki-Krankheiten sich auch als die Krankheiten, die am schwersten zu heilen sind, wie im Fall von Geistesstörung.

Wasserkrankheit

Die Flüssigkeit im Körper wird einfach Wasser genannt. Wasserkrankheit bezieht sich auf die im Körper vorhandene Wassermenge. Zuviel oder zuwenig Wasser in irgendeinem Teil des Körpers ist die Ursache vieler Beschwerden.

Zuviel Wasser verursacht Schwellungen. Wasser ist Yin. Eine Schwellung (Ausdehnung) ist ebenfalls Yin, aber man sollte nicht voreilig annehmen, daß alle Wasserkrankheiten als Yin-Krankheiten eingeordnet werden können. Ein Yang-Körper hält Wasser zurück. Das Kontrollzentrum für unsere Körperflüssigkeit sind die Nieren. Demzufolge ist Wasserkrankheit immer mit den Nieren verbunden. Wenn man zum Beispiel zuviel Fleisch ißt oder zuviel Salz zu sich nimmt, führt das zu einer Yang-Verfassung des Körpers, besonders der Nieren. Wenn die Nieren zu sehr zusammengezogen (Yang) sind, leiten sie Wasser nicht ungehindert weiter und der Körper wird aufgedunsen.

Zuviel Schleim, Tränen, Schweiß oder Urin sind leicht zu entdeckende Anzeichen für eine Wasserkrankheit. Husten, beschleunigter Herzschlag, Geräusche im

Magen oder den Därmen und ein aufgedunsenes Aussehen sind weitere sichere Anzeichen für eine Wasserkrankheit.

Adukibohnen (kleine, rote Bohnen) sind ein altes und sehr gutes Heilmittel für Nierenprobleme.

Wasserkrankheit führt zu Blutkrankheit. Der grundlegende Heiltee für Wasserkrankheiten ist Goreisan.

Blutkrankheit

Fast alle Blutkrankheiten gelten als Yang-Krankheiten, obwohl einige wenige, wie Leukämie und Bluterkrankheit, Yin sind.

Wenn Blutqualität und Blutzirkulation schlecht werden, entstehen im ganzen Körper verschiedene Störungen. Es handelt sich dann um Blutkrankheit. Sobald das Blut von Verunreinigungen befreit und der Kreislauf wiederhergestellt ist, ist der Betroffene wieder gesund.

Yang-Menschen und Krankheiten vom Yang-Typ sind am leichtesten zu heilen, denn Yang verändert sich sehr schnell. Es ist nicht so tief verwurzelt. Das Verhältnis von Yin und Yang variiert jedoch in jeder Krankheitsphase, je nach Konstitution, Verfassung [2)], Ernährung und Art der Aktivitäten des Betroffenen.

Die wirksamste und anhaltendste Art, Blutkrankheiten zu heilen, ist mittels qualitativ guter Nahrung, denn Nahrung wird am Ende des Verdauungsvorgangs im Darm zu Blut. Es wird ständig neues Blut erzeugt, deshalb kann schnell eine bedeutende Verbesserung der Blutqualität erfolgen. Um dies zu erreichen, muß man bei der Auswahl einer richtigen Ernährung ein gutes Urteilsvermögen walten lassen.

Wenn wir tierische Nahrung zu uns nehmen, kann der Körper leicht Blut erzeugen, aber die Qualität dieses Blutes ist nicht gut – es ist zu dick (Yang). Als Folge davon neigen wir instinktiv dazu, viele süße Speisen und viel Obst zu essen; das Blut wird dann zu dünn (Yin).

Blutkrankheiten wirken sich auf die Blase, den After, den Uterus, die Eierstökke und bestimmte andere Geschlechtsorgane aus. Blutstauung ist Yang und wirkt sich in erster Linie auf die Organe des Unterleibs aus. Sie verursacht auch Hautgeschwüre und Geschwüre und Tumore im allgemeinen. Leukämie und Anämie sind Blutkrankheiten. Alkalose ist ebenfalls eine Blutkrankheit vom Yin-Typ, wohingegen Azidose eine weit verbreitete Yang-Krankheit ist, die zu ernsteren Leiden führen kann. (Siehe auch den Abschnitt *Blutkrankheit* im Kapitel „Die Behandlung"). Der grundlegende Heiltee für Blutkrankheiten ist Tokaku Jokito.

2) Zur Unterscheidung zwischen „Konstitution" und „Verfassung" siehe „Die Diagnose", Seite 44

Die einfachste Art, Krankheiten einzuordnen, ist es, gemäß Yin und Yang vorzugehen. Jeder Krankheitsfall wird mit einer bestimmten Körperverfassung in Verbindung gebracht. Yang-Menschen bekommen Yang-Krankheiten, Yin-Menschen bekommen Yin-Krankheiten.

Yang-Krankheiten haben ausgeprägte Symptome. Diese Krankheitsart ist aktiv und verändert sich schnell. Hohes Fieber, kräftiger Puls, Körperschmerz, trockene Kehle, heftiger Husten etc, – all dies sind Symptome für Yang-Krankheiten.

Yin-Krankheiten zeigen gewöhnlich nicht so starke Symptome. Ein Mensch mit einer Yin-Krankheit möchte sich immer hinlegen, es fehlt ihm an Energie und er sieht blaß aus. Obwohl eine Yin-Krankheit oft nicht ernst zu sein scheint, verändert sich der Zustand nur langsam und demzufolge ist es im Grunde schwieriger, Yin-Krankheiten zu besiegen als Yang-Krankheiten.

Eine typische Yang-Krankheit ist hoher Blutdruck sowie Gehirnblutung; eine typische Yin-Krankheit ist Tuberkulose. In der Tat sind diese beiden Krankheiten in ihrer Yin-Yang Eigenschaft entgegengesetzt; es ist äußerst selten, daß jemand beide bekommt.

Ein ähnliches Beispiel: Zahnverfall ist Yin und Paradontose ist Yang. Jemand, der viele schlechte Zähne hat, hat nur selten auch Paradontose.

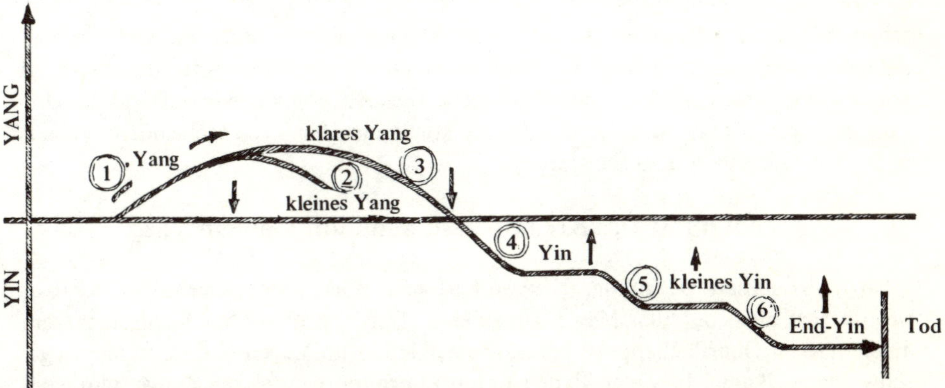

Die verschiedenen Krankheitsstadien

Alles in der Natur verändert sich ständig, Krankheit eingeschlossen. Akute Krankheiten verändern sich gewöhnlich sehr schnell. Fast jede Krankheit ist anfangs akut und wird nach einer langen Zeitspanne chronisch. Deshalb sind die Veränderungen, die während der anfänglichen Krankheitsstadien stattfinden, sehr wichtig.

Vor ungefähr 1800 Jahren schrieb Chang Chung-Ching, der Autor von *Shang Han Lun*, daß jede Krankheit sechs grundlegende Stadien durchläuft. Diese Einordnungsmethode erweist sich als äußerst nützlich, denn mit ihrer Hilfe wird der Krankheitsverlauf vereinfacht und eindeutig definiert.

Die drei Krankheitsstadien oberhalb der horizontalen Linie werden von Yang beherrscht. Unterhalb der Linie liegen die drei Krankheitsstadien, die von Yin beherrscht werden. Zu Beginn der Krankheit ist noch Lebenskraft vorhanden, dauert die Krankheit aber an, wird der Patient schwächer und schwächer. Je nach Art der Krankheit kann sich dieser Kräfteverlust über einen Zeitraum von einigen Tagen oder Jahren hinziehen.

Stadium 1: Der Beginn der Yang-Krankheit

In diesem Stadium ist Yang an der Körperoberfläche zu spüren. Der Oberflächenpuls ist stark; der Betroffene hat Schmerzen in einigen Teilen des Körpers, begleitet von Schüttelfrost, hohem Fieber, sowie oftmals Kopfschmerzen. Druck in der Stirn, Husten, steifen Schultern und schmerzenden Gelenken.

Die Ursache dieser Krankheit ist Yang. Das bedeutet, daß der Betroffene sie sich nach großer Aktivität zugezogen hat. Solche Symptome sind ein Hinweis darauf, daß der Patient selbst genug Kraft hat, Abfallstoffe abzustoßen. Menschen mit einer schwachen Konstitution können nicht einmal Fieber erzeugen, sie haben nicht genug innere Energie. Wenn diese Symptome auftreten, befinden wir uns im ersten Stadium der Krankheit. Deshalb können wir eine rasche Heilung erzielen – ohne den Gebrauch von Medikamenten – einfach indem wir uns in Decken wickeln, um zu schwitzen.

Stadium 2: Das Krankheitsstadium mit kleinem Yang

Die Krankheit ist an der Körperoberfläche noch immer irgendwie sichtbar; sie hat sich auch auf den Magen ausgedehnt. Der Betroffene hat Kopfschmerzen, einen starken Oberflächenpuls, ein schweres Gefühl im Magen und einen harten geschwollenen Bauch. In vielen Fällen treten Zungenpilze auf – die Zunge sieht weiß oder gelb aus. Der Kranke hat gewöhnlich Verstopfung.

Stadium 3: Das Krankheitsstadium mit klarem Yang

In diesem Stadium befindet sich das Yang nicht mehr an der Körperoberfläche; es ist in den Magen und die Därme gewandert. Der Magen ist schwer, manchmal schmerzt er. Es besteht Verstopfung, der Tiefenpuls ist kräftig, der obere Bauch ist hart. Zu den weiteren Symptomen gehören: ein bitterer Geschmack im Mund, Durst, Schwindelgefühl, Übelkeit und manchmal Erbrechen.

Eine Yang-Krankheit kann sich schnell verändern. Wenn die Behandlung gut ist, geht die Krankheit schnell vorüber. Wenn die Behandlung jedoch nicht richtig ist, geht sie in eine Yin-Krankheit über.

Stadium 4: Der Beginn der Yin-Krankheit

Das Anfangsstadium einer Yin-Krankheit verläuft im Magen und in den Därmen, genau wie beim klaren Yang, aber zu diesem Zeitpunkt ist Yang zu Yin geworden. Der Bauch ist weich, der Betroffene hat keinen Appetit, sein Magen tut weh, Verstopfung wechselt häufig zu Durchfall und manchmal Erbrechen, der Tiefenpuls wird schwach und die Füße sind gewöhnlich kalt.

Stadium 5: Das Krankheitsstadium mit geringem Yin

Jetzt wird auch das Herz schwach. In diesem Stadium kann der Patient nicht mehr aufrecht sitzen. Der Puls ist schwach, der Betroffene hat keinen Appetit, er leidet an Durchfall, Erbrechen und ein merklicher Gewichtsverlust setzt ein. Dies ist ein kritisches Stadium, die Krankheit kann tödlich werden. Menschen vom Yang-Typ können innerhalb weniger Tage sterben, denn sie verändern sich sehr schnell; in ihrem Fall greift die Krankheit Herz und Leber an. Bei Menschen vom Yin-Typ dagegen kann dieses Stadium jahrelang dauern. Anders als die starken, ihnen entgegengesetzten Yang-Typen sind sie daran gewöhnt, gegen Krankheit anzukämpfen.

Stadium 6: Das End-Yin Krankheitsstadium

Dieses Stadium ist das gefährlichste. Alle Organe werden schwach. Der Betroffene hat das Verlangen zu essen, aber wenn er Nahrung zu sich nimmt, muß er sich erbrechen. Je nachdem, was der Patient zu essen bekommt, leidet er an schwerem Durchfall oder manchmal an Verstopfung. Die obere Körperhälfte, besonders der Kopf, ist heiß; die untere Körperhälfte, einschließlich Hände und Füße, ist kalt. Die Temperatur kann bis auf $37/38^{o}$ ansteigen, aber es entsteht kein hohes Fieber; der Körper verfügt nicht über genug Energie, um hohes Fieber zu erzeugen. Möglicherweise schwitzt und uriniert der Patient auch sehr viel – ein gefährlicher Zustand zu diesem Zeitpunkt, weil der Körper alle Flüssigkeit verlieren könnte.

Es ist offensichtlich, daß diese sechs Krankheitsstadien unterschiedlich behandelt werden müssen und daß jedes Stadium fortschreitend ernster ist. Für jedes Stadium gibt es besondere Behandlungsmethoden, die genau angeben, welche Art von Nahrung oder Kräutertee man zu sich nehmen muß. Der Leser kann sehen, daß es leichter ist, sich selbst im ersten als im letzten Krankheitsstadium zu heilen, denn zum Schluß hat der Patient nicht genug eigene Kraft, um sich zu erholen. Das erste Stadium kann jedoch auch sehr gefährlich sein, denn es ist stark Yang und der Zustand kann sich sehr schnell verschlechtern. Im Kapitel über Teesorten sind die verschiedenen Kräuterarten für jedes Krankheitsstadium enthalten (siehe Seite 183).

****

Eine gute Nachricht

Dank einer neuen Denkweise in der Wissenschaft wird Ärzten, Ernährungswissenschaftlern und Agronomen jetzt die Möglichkeit geboten, sich tiefgehend mit ihrem eigenen Wissensbereich zu befassen. Es ist der Beweis erbracht worden, daß Elemente bei niedrigen Temperaturen wirklich ihre Struktur verändern. Diese Entdeckung – von Professor Louis Kervan – bestätigt, daß es nicht nötig ist, ein bestimmtes Element im Organismus einzuschließen.

Heute praktizieren Tausende und Abertausende von Leuten diese neue Wissenschaft – Ärzte, Ernährungswissenschaftler, Landwirte, Biologen und auch Laien. Diese Wissenschaft heißt *Biologische Transmutation.* **Sie soll für uns klären, was einige hundert Jahre wissenschaftlichen Fortschritts nicht erkennen konnten – daß sich zum Beispiel Mangan in Eisen verwandelt und umgekehrt; daß sich Natrium in Kalium, Magnesium in Kalzium verwandelt etc. In seinem Buch** *Biological Transmutation** **(Biologische Transmutation) vermittelt Lous Kervan einen Einblick in viele verschiedene Wissenschaftsbereiche. Ernährungswissenschaftlern rät er davon ab, Kalzium direkt zu verabreichen, besonders dann, wenn es sich um Kalzium in mineralischer Form handelt. Menschen, die an Arthritis leiden oder einen Knochenbruch haben, empfiehlt er Schachtelhalm, eine Pflanze, die reich an Kieselerde ist. Er warnt Ärzte davor, Medikamente zu verschreiben, die mehr schaden, als daß sie nützen. Zu diesem Punkt wird eine ausführliche Erklärung gegeben, insbesondere im Hinblick auf empfindliche Krankheiten wie Herzerkrankungen, Cushingsche Krankheit etc. Louis Kervan beweist, daß es für einen Patienten tödlich sein kann, wenn ihm ein bestimmtes Element injiziert wird, da sich dieses Element durch Transmutation in sein Gegenteil verwandeln kann, wenn es sich mit dem Blutstrom vermischt.**

Diejenigen, die dieses Buch lesen, werden ihre Einstellung zu den meisten Wissenschaftsbereichen, insbesondere Ernährung, Medizin und Landwirtschaft, vollkommen verändern.

Louis Kervan hat in den vergangenen 25 Jahren mit Tausenden von Kollegen in ganz Frankreich zusammengearbeitet. Erst vor 12 Jahren, als ihm ohne jeden Zweifel klar war, daß es wirklich eine Transmutation der Elemente gibt, fing er an, die Neuigkeit zu veröffentlichen. Mit Sicherheit ist das eine gute Nachricht für uns alle.

****

* Zu beziehen von Swan House Publishing Company, PO Box 170 Brooklyn, N. Y. 11223

ABFALLSTOFFE LOSWERDEN

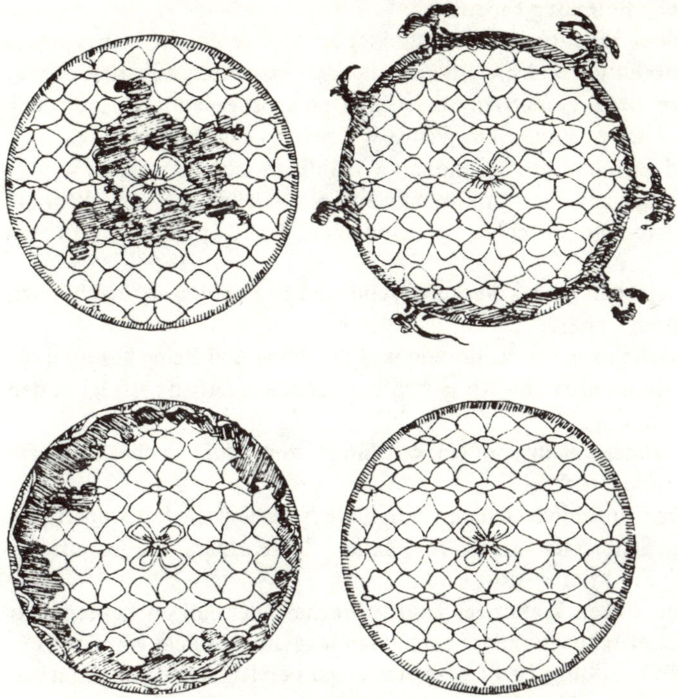

Ein Abschnitt in dem alten „Sho Sutra" besagt: „Wenn Tee oder Medizin nicht *meigen*, kann eine Krankheit nicht geheilt werden". *Meigen* bezieht sich auf das, was während des letzten Stadiums einer Krankheit geschieht, bevor die Krankheit zurückgeht. Aufgrund des Heilungsprozesses fühlt man sich eigentlich noch schlechter. Dieser Zustand ist ein Anzeichen dafür, daß die Gesundheit langsam wieder hergestellt wird. Man sollte in diesem Stadium nicht versuchen, die Schmerzen künstlich zu unterbinden, auch wenn es einem noch schlechter gehen wird, bevor die Krankheit zurückgeht. Es ist wichtig, in den Heilungsprozeß nicht einzugreifen, ihn natürlich ablaufen zu lassen.

Ernste Schwierigkeiten können diesen plötzlichen Schmerzausbruch begleiten. Der Patient wird während dieser Phase ängstlich, und in einem Zustand der Panik reagiert er möglicherweise unvernünftig. Da er nicht erkennt, daß er kurz davor ist, gesund zu werden, nimmt er möglicherweise Zuflucht zu den schmerzbetäubenden Mitteln, die die moderne Medizin in diesem Stadium gewöhnlich verschreibt. Die Schmerzen zu unterdrücken bedeutet, die Heilung verzögern, da die Schmerzen unmittelbar bevorstehende Befreiung bedeuten.

Leute, die von einer Ernährungsweise zu einer anderen wechseln, insbesondere von einer auf Milchprodukten und Fleisch aufbauenden Ernährung zu einer, die auf Getreide und Gemüse beruht, machen schließlich einen sogenannten „Ausscheidungsprozeß" durch. Dies ist immer ein positives Zeichen, das andeutet, daß Giftstoffe den Körper verlassen und die Gesundheit allmählich wieder hergestellt wird.

Der Ausscheidungsprozeß beginnt im allgemeinen mit Schmerzen. Während Giftstoffe eliminiert werden, durchlaufen Schmerzen den Körper in geordneten Phasen.

Die Schmerzen beginnen in der Nackengegend und bewegen sich sowohl nach oben als auch nach unten weiter.

Sie laufen vom Nacken aus zum Unterleib und die Arme und Beine herunter.

Die letzte Phase dieses nach abwärts gerichteten Schmerzverlaufs erfolgt in den Finger- und Fußspitzen.

Die Schmerzen wandern auch vom Nacken hinauf zum Kopf, wobei die letzte Schmerzphase am Kopfende erfolgt.

In dieser Phase kann reichlich Schleim durch die Nase abgesondert werden. Im allgemeinen bestehen Schmerzen in all den Teilen des Körpers, die bereits geschwächt oder in ihrer Funktion gestört sind.

In den schwersten Fällen kommt es zum Erbrechen. Bei einigen Leuten geht der Ausscheidungsprozeß schnell voran, bei anderen langsam; es hängt von der Konstitution des Einzelnen ab. Einige Leute reagieren sogar bereits nach einer einfachen Mahlzeit. Sie sind so sehr an Mahlzeiten aus Milchprodukten, Fleisch, Süßigkeiten und alkoholfreien Getränken gewöhnt, daß etwas für sie so Fremdes wie eine einfache gesunde Mahlzeit eine sehr schnelle Reaktion auslösen kann.

In der ersten Phase des Ausscheidungsprozesses kann der Körper einen schlechten Geruch ausströmen. Diesem Symptom folgt häufig Erbrechen – die Nahrung wird zum Mund zurückgeschickt. Wenn keine Nahrung mehr im Magen ist, kann flüssige Galle (von grüner Farbe) erbrochen werden. In diesem Stadium können die Schmerzen heftig sein, aber man sollte nicht in Panik geraten. Während des nächsten Stadiums kann eine klebrige, farblose Substanz herauskommen, ähnlich beschaffen wie ein Spinngewebe. Zu diesem Zeitpunkt können die Schmerzen ihren Höhepunkt erreichen. Wenn diese klebrige Substanz – die aus den Därmen kommt –

ausgeschieden worden ist, sind die Schmerzen jedoch vorüber. Diese letzte Phase ist gewöhnlich von Kopfschmerzen begleitet.

Wenn es in der ersten Phase zum Erbrechen kommt, können Schmerzen und Appetitlosigkeit durch das Pflaumen-Soya-Ingwer-Bancha-Getränk gemildert werden. Während der zweiten Phase nehmen Sie einfach Bancha, Habusamen oder Hato (wilde Gerste) Tee zu sich. Eine Salzpflaume würde jetzt wahrscheinlich zu salzig schmecken. Wenn dem Patienten zu diesem Zeitpunkt heiß ist, können grüne Blätter oder ein Chlorophyll-Pflaster (siehe „Behandlungsmethoden zur äußerlichen Anwendung") am ganzen Körper aufgelegt werden.

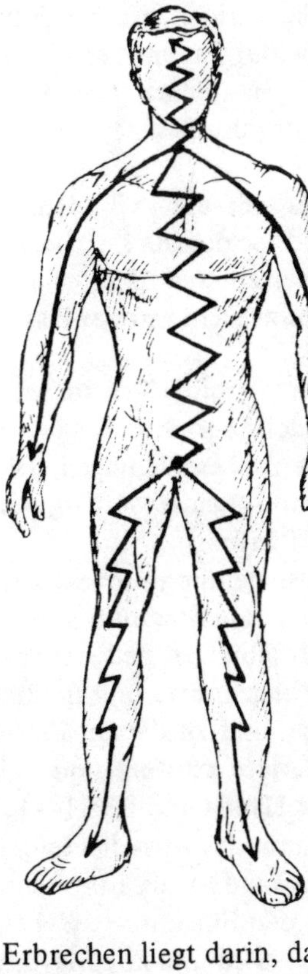

Schmerzverlauf

Die Ursache für solches Erbrechen liegt darin, daß überschüssige Stoffe im Körper angefangen haben, sich zu zersetzen und auf allen nur möglichen Wegen versuchen herauszukommen. Der Geruch ist die erste Auswirkung, gefolgt von der Hitze. Im Verlauf dieser verschiedenen Reaktionen haben viele Leute gewöhnlich eine Abneigung gegen so einfache Nahrung wie Getreide und Gemüse und stöhnen oft, wenn sie es bloß sehen. Vielleicht mögen sie sogar nicht einmal das Salzpflaumen-Bancha-Teegetränk, das sie vorher gern getrunken haben.

Während des Ausscheidungsprozesses wird alter Stuhl abgestoßen, der schwarz ist und gewöhnlich winzig kleine Steine enthält. In einigen Fällen schält sich die Haut am ganzen Körper, so daß schöne, neue Haut zurückbleibt. Zu diesem Zeitpunkt ist das Denken klar und der Körper rein. Hato-Tees oder Tee aus gerösteter Gerste können die Ausscheidung alten Stuhlgangs fördern.

Viele Jahre qualitativ schlechter Ernährung führen dazu, daß sich alter Stuhl ansammelt. Diese Ansammlung ist die Ursache für die meisten Krankheiten. Leute, die ausgiebig fasten, können diese Blockierung eventuell durchbrechen, aber nicht immer, denn ein stark geschwächter Patient verfügt nicht mehr über genug Energie, um Abfallstoffe auszuscheiden. In solchen Fällen sollte man sehr vorsichtig sein, denn schwache Leute können der durch eine rasche Ausscheidung erfolgenden Belastung nicht standhalten.

Yang-Menschen können es mit einem Einlauf versuchen, aber Einläufe sind selten wirkungsvoll, wenn die Blockierung im oberen Darmtrakt sitzt, wie das bei altem Stuhl der Fall ist. Eine bessere und natürlichere Behandlung ist, den Bauch in der Gegend um den Nabel herum leicht mit der Hand zu massieren. Der Darm wird bald in Bewegung kommen.

Eine Ernährung, die zu einem großen Teil aus braunem Reis (oder anderen ganzen Körnern) und weißen Nudeln besteht, ist ein weiteres natürliches Mittel, die Ausscheidung des alten Stuhls zu beschleunigen. Diese Art der Ernährung sollte durch ständige körperliche Übung ergänzt werden, wie zum Beispiel einen täglichen Fußmarsch von 10 oder 15 km Länge.

In jedem Stadium des Ausscheidungsprozesses treten im Körper verschiedene Symptome auf. Im Verlauf des ersten Stadiums kann die Zungenwurzel mit weißen oder gelben warzenähnlichen Erhebungen bedeckt sein, Diese gelbliche Farbe wandert im zweiten Stadium zur Zungenmitte und im dritten Stadium zur Zungenspitze. Schließlich verschwindet sie, und zu diesem Zeitpunkt ist die Gesundheit wiederhergestellt. Wenn die Erhebungen schwarz sind – Begleiterscheinung dieses Zustandes sind gewöhnlich violette Hände und Nägel – kann man auf Krebs schließen.

Während des ersten Stadiums des Ausscheidungsprozesses werden Hände und Füße rot. Im zweiten Stadium wandert die rote Farbe nach unten und im dritten Stadium bleibt sie nur noch in den Fingern und Zehen. Dies bedeutet, daß schlechtes Blut in den Blutstrom geleitet wird und kurz davor ist, ausgeschieden zu werden.

In der Zeit, in der Kopfschmerzen auftreten, muß man sich vor möglicher Konfusion in Acht nehmen. Es sind Fälle bekannt, in denen einzelne Personen prophetische Visionen hatten, weit entfernte Orte sahen und die Zukunft voraussagten. In einigen Fällen erschienen nacheinander Geister aus alten Zeiten bis zur jüngsten Vergangenheit und verschwanden wieder. Im nächsten Stadium des Ausscheidungsprozesses ist die Gesundheit wiederhergestellt und diese besonderen Fähigkeiten verschwinden allesamt. Nur ein kranker Mensch sieht diese Erscheinungen. Es ist interessant zu wissen, daß Leute, die diese visionären Kräfte behalten möchten, dazu neigen, sehr viel Obst zu essen.

Wenn Kopfschmerzen auftreten, ist es nicht ratsam, irgendwelche Medikamente zur Linderung der Beschwerden einzunehmen. Man sollte den Schmerzen vielmehr ihren Lauf lassen, und den Körper ausscheiden lassen, was immer die Schmerzen verursacht. Wenn diese Schmerzen auftreten, sollte man darauf achten, jedem Verlangen nach schlechter Nahrung zu widerstehen.

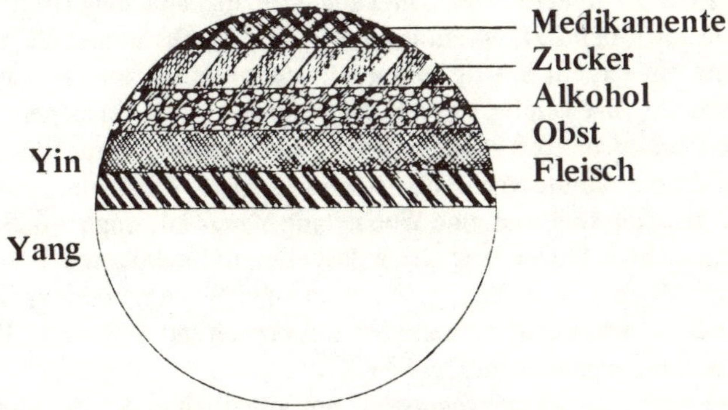

Reihenfolge der Ausscheidung

Giftstoffe befinden sich in verschiedenen Körperebenen und werden entsprechend zu dem für sie richtigen Zeitpunkt freigesetzt. Anfangs, wenn diese Giftstoffe freigesetzt werden, besteht ein Verlangen nach einer bestimmten Art von Nahrung – an einem Tag Fleisch, am nächsten Tag Obst, dann wieder Alkohol etc. Tierische Nahrung, Essig, Alkohol, Zucker, Medikamente ist die übliche Ausscheidungsreihenfolge. Normalerweise ist das Verlangen auf das ausgerichtet, was gerade ausgeschieden wird.

Wer regelmäßig Alkohol trinkt, behält den Alkohol gewöhnlich 24 Stunden in seinem Körper. Genau dann, wenn der Alkohol seinen Körper verläßt, hat er das Verlangen, wieder etwas zu trinken. Ein Gewohnheitstrinker, der plötzlich zu trinken aufhört, hat oft das Gefühl, verrückt zu werden, wenn er das unbedingte Verlangen hat, etwas Alkoholisches zu trinken. Zucker wirkt auf eine ähnliche Weise, indem er in demjenigen, der sich von ihm befreien muß, ein sehr starkes Verlangen erzeugt. Die Befriedigung dieses Verlangens bringt aller Wahrscheinlichkeit nach eine zeitweilige Erleichterung, da der Ausscheidungsprozeß für den Augenblick unterbrochen wird. Die Giftstoffe sind jedoch nach wie vor im Organismus und der Prozeß muß schließlich zu Ende geführt werden, damit der Organismus diese potentielle Gesundheitsgefahr beseitigen kann.

Man muß gut verstehen, was dieses Verlangen bedeutet. Sonst gibt man ihm nach und verliert sich wieder in schädlichen Eßgewohnheiten. Mit der Verbesserung des Körperzustandes ändert sich schließlich auch die Art des Verlangens. Bis dahin ist dieses Stadium jedoch äußerst kritisch, denn jetzt, da die Schleusen offen sind, können Monate oder sogar Jahre des steten Fortschritts zunichte gemacht werden, wenn man diesem Verlangen einmal kurz nachgibt.

Richtige Ernährung ist die Behandlungsart, die dringlichst empfohlen wird, um sich Gesundheit zu sichern. Das Yin-Yang Prinzip kann dabei sehr hilfreich sein, wenn man es dazu benutzt, Nahrungsmittel für eine bestimmte Behandlung auszusuchen. Wenn ein Patient kräftig genug ist, um zu laufen und zu kauen, kann eine rigorose Methode angewendet werden. Er kann als erstes versuchen, sich drei Tage lang nur von braunem Reis (ganzes Korn) zu ernähren. Wenn das nicht wirkt – wenn keine Ausscheidung von Abfallstoffen erfolgt – kann er abwechselnd eine Woche lang Yin-Nahrung und eine Woche lang Yang-Nahrung zu sich nehmen. Zum Beispiel kann er eine Woche lang Getreidespeisen mit gekochtem und rohem Gemüse in gleichen Mengen versuchen, gefolgt von einer Woche, in der er Getreidespeisen mit ausschließlich gekochtem Gemüse ißt, zusammen mit Sesamsalz, Pickles und salzigeren Speisen im allgemeinen.

Für diejenigen, die zu schwach sind, um gründlich zu kauen oder um zu laufen (Menschen von Yin-Typ) wird Reismilch, Reiskrem, Buchweizenkrem oder Gemüsesuppe empfohlen.

Ein Mensch mit einer starken Konstitution (ein Mensch von Yang-Typ) sollte auf tierische Nahrung verzichten; er sollte statt dessen rohes Gemüse essen. Fühlt er sich schwach, wenn er rohes Gemüse ißt, hat sich das Yang zu Yin verändert. In solch einem Fall ist es ratsam, zu gekochtem Gemüse und salzigeren Speisen überzugehen, um ein Gleichgewicht herzustellen.

Wenn Sie die radikale Methode anwenden (nur Reis und etwas Tee), bekommen Sie eventuell Verstopfung. Wenn das geschieht, essen Sie Buchweizen oder Adukibohnen.

Wenn eine hauptsächlich aus Yang- oder hauptsächlich aus Yin-Nahrung bestehende Ernährung wirkungslos ist, versuchen Sie das Gegenteil. Wenn nun keine von beiden wirkt, essen Sie abwechselnd eine Woche lang Yin-Nahrung und eine Woche lang Yang-Nahrung. Bei dieser Methode „schwingt" der Körper von Yin nach Yang und von Yang nach Yin, wobei abwechselnd entweder Yin- oder Yang-Giftstoffe aus dem Körper gezogen werden. Schwache Leute können jedoch die Belastung durch eine plötzliche Ausscheidung alten Stuhls nicht verkraften. Für sie kann diese Methode gefährlich sein.

Die Salz- und die Wassermenge ist sehr wichtig, denn zuviel oder zu wenig von beidem stört die positiven Auswirkungen einer guten Diät. Salz sollte den Geschmack einer Speise verbessern, es sollte nicht vorschmecken. Wenn man mehr vom Salz schmeckt als von der Speise selbst, ist zuviel Salz genommen worden. Die richtige Menge Salz bringt immer den idealen Geschmack heraus.

Um den Ausscheidungsprozeß zu beschleunigen, ist es am besten, weniger als sonst zu trinken. Versuchen Sie zum Beispiel zwei Tage lang auf jede Flüssigkeit zu verzichten, trinken Sie nur einige Schlucke Tee. Solange Sie nichts trinken, werden Sie nur wenig Verlangen haben zu essen. Diese Appetitlosigkeit ist vorteilhaft, denn ein leerer Magen beschleunigt den Ausscheidungsprozeß. Wenn man dann wieder ißt, ist es ratsam, Gemüse zu sich zu nehmen, um für eine gute, ausgeglichene Blutbeschaffenheit zu sorgen.

Im allgemeinen sollte man es vermeiden, die Menge der Flüssigkeit, die man zu sich nimmt, plötzlich zu verringern – sowohl wenn man abnehmen will als auch für andere Zwecke, wie zum Beispiel wenn man sich von einer Krankheit reinigen will. Bei fast jedem Amerikaner wird eine drastische Verringerung der Flüssigkeitsmenge eine starke Ausscheidung von Giftstoffen verursachen. Im Vergleich zu Japan ist die Luft in den meisten US-amerikanischen Staaten trocken, das Klima ist relativ warm und es wird reichlich Fleisch konsumiert. Das sind Yang-Bedingungen, die man berücksichtigen muß. Deshalb neigen Amerikaner allgemein dazu, mehr feuchte Nahrung (Yin) zu sich zu nehmen.

Wenn ein Fleischesser die Menge dessen, was er trinkt einschränkt, wird ihm als Reaktion darauf heiß. Man sollte diesen Zustand nicht für Fieber halten, es handelt sich lediglich um ein Gefühl der Wärme. Manchmal folgen Kopfschmerzen. Wenn man jemandem rät, die Flüssigkeitsmenge, die er zu sich nimmt, einzuschränken, muß man ihm gleichzeitig sagen, wie er mit den möglichen Reaktionen umgehen soll. Was dann meistens geschieht, ist klassisch – die meisten Leute können das in ihnen entstandene Verlangen nicht als ein positives Zeichen für die Ausscheidung erkennen und fangen an, harte Getränke, wie Whisky, zu trinken. Eine heftigere Reaktion wird aller Wahrscheinlichkeit nach bei einem Menschen mit einer starken Konstitution erfolgen, der zuviel Salziges ißt. Solch eine Reaktion ist immer das Ergebnis einer raschen Ausscheidung von Giftstoffen.

Der Ausscheidungsprozeß kann eine Woche dauern, manchmal zwei, in einigen Fällen sogar länger. Stärke und Dauer des Ausscheidungsprozesses hängen im allgemeinen von früheren Eßgewohnheiten und der angewandten Behandlungsmethode ab. Zum Beispiel beschleunigt die Anwendung von Kompressen und Kräutern die Ausscheidung.

In einigen Fällen erfolgt die Ausscheidung ohne heftige Reaktionen durch die normalen Ausscheidungskanäle. Das ist gut. Aber in anderen Fällen, zum Beispiel, wenn jemand eine bestimmte Zeit nach einer strengen Diät gelebt hat, sich aber noch nicht erfolgreich von latenten Krankheitsstoffen befreien konnte, kann es sein, daß er schlecht kaut oder sich unausgeglichen ernährt (unverhältnismäßig viel Flüssigkeit, Salz oder Öl zu sich nimmt). In diesem Fall wird es sich als hilfreich erweisen, die Nahrungsaufnahme einzuschränken. Der Betroffene weiß, daß er nicht gesund ist, weil er ständig Schmerzen hat. Ein Zeichen dafür, daß noch Giftstoffe im Organismus vorhanden sind.

Manchmal löst ein Kräutertee einen Ausscheidungsprozeß aus. Diese Reaktion wird „meigen" genannt und unterscheidet sich deutlich von einer Nebenwirkung. Bald nach dieser unerwarteten Ausscheidung wird der Patient wieder gesund.

Im Hinblick auf Neugeborene muß man einen wichtigen Punkt beobachten. Er betrifft die Freisetzung alten Stuhls, der sich im Baby ansammelt noch während es im Mutterleib ist. Es ist wesentlich, daß das Baby als erste Nahrung die erste Milch seiner Mutter bekommt. Diese Milch verursacht Durchfall und setzt den alten Stuhl frei. In vielen Krankenhäusern ist es üblich, den Müttern zu sagen, sie sollen diese erste Milch fortgießen, weil sie Durchfall verursacht. Das ist ein dummer Rat, denn nichts ist natürlicher, als daß ein Baby diese Milch bekommt. Solch einem Rat zu folgen, bedeutet zu verhindern, daß der alte Stuhl freigesetzt wird und dadurch das Risiko ernster Komplikationen einzugehen.

Krankheitsgeschichte

Eine Geschichte über Gewichtsverlust,
schwarzes Blut

Ich traf einmal eine dicke Frau (1,65 m, 150 Pfund) die sich darüber beklagte, nach 3 Jahren Ehe noch immer kein Kind bekommen zu haben, obwohl sie zu einer guten Ernährung aus Getreide und Gemüse übergegangen war. Ihre Füße waren sehr kalt und ihre weiblichen Organe in einem schlechten Zustand. Ich riet ihr, dreißig Pfund abzunehmen; sie antwortete mir, daß sie mehrere Jahre streng nach Diät gelebt habe, ohne viel Erfolg.

In solchen Fällen ist die Schwierigkeit gewöhnlich darauf zurückzuführen, daß zuviel überschüssiges Protein zurückgehalten wird. Meinen Beobachtungen zufolge hatte diese Frau jedoch durch eine zweijährige Getreide- und Gemüsediät den größten Teil ihres überschüssigen Proteins verloren. Trotzdem blieb sie dick. Ich konnte sehen, daß der Grund für ihre Schwierigkeit darin lag, daß zuviel Wasser, Zucker und früher eingenommene Medikamente zurückgehalten wurden. Ich riet ihr daher, zusammen mit ihrem Mann für einige Tage zu einem Camp zu kommen, wo ich Vorträge über östliche Medizin hielt. Ich gab ihr den Rat, von dem, was wir anboten, zu essen, was immer sie wollte, natürlich ausgenommen die Sachen, die sie nur schwer ausscheiden konnte, nämlich Flüssigkeiten (wir bieten niemals Zukker in irgendeiner Form an!). Ich sagte ihr, daß sie ohne Gefahr mehr Salz zu sich nehmen könne, denn ich konnte sehen, daß sie nicht viel tierisches Eiweiß speicherte.

Als sie zwei Tage später im Camp ankam, erzählte sie mir, daß sie es geschafft habe, keine Flüssigkeit zu sich zu nehmen, daß sie aber einen Geist gesehen habe und nicht habe schlafen können. Als ich erfuhr, daß ihr Mann während dieser Zeit bei ihr war, wußte ich, daß der Geist nicht das Produkt irgendeiner großen Angst gewesen sein konnte. Er war vielmehr das Nebenprodukt des Ausscheidungsprozesses. Deshalb antwortete ich: „Der Geist, den Sie gesehen haben, ist eine Illusion. Weniger Schlaf ist ohnehin besser für Sie, weil vermehrte Aktivität Ihnen helfen wird, abzunehmen. Bitte machen Sie mit derselben Diät weiter, keine Flüssigkeit, keinen Zucker."

Es war gefahrlos für sie, weiter auf Flüssigkeit zu verzichten, denn ich konnte sehen, daß der Ausscheidungsprozeß fast zu Ende war. Woher wußte ich das? Weil sie mir auf meine Frage hin erzählt hatte, daß der Geist orange war! Der Ausscheidungsprozeß erfolgt in der Reihenfolge von Yin nach Yang und die Farbe orange liegt am Yang-Ende des Spektrums.

Sie sagte, sie habe keinen Appetit, worauf ich antwortete, daß sie ohnehin nichts zu essen brauche und statt dessen eine Mischung aus Salzpflaumen, Soyasauce, Ingwer und Bancha-Tee zu sich nehmen solle. Dieses Getränk ist gut für Leute, die keinen Appetit haben; es stärkt außerdem das Herz, ein wichtiger Faktor für Leute, die plötzlich Gewicht verlieren.

Als ich sie fragte, worauf sie die größte Lust habe, antwortete sie sofort: „Eiskrem!" Es ist immer sehr wichtig zu wissen, worauf jemand die größte Lust hat, denn das ist ein Hinweis darauf, welchen Rat man ihm geben soll.

Das Verlangen richtet sich immer auf das, was gerade ausgeschieden wird. Die Antwort dieser Frau auf meine Frage zeigte, daß sie gerade Zucker ausschied als Resultat der großen Mengen von Eiskrem, die sie in der Vergangenheit gegessen hatte. Nicht Bedürfnisse ihres Körpers kamen zum Ausdruck, sondern die Erinnerungen ihres Gehirns – „Zuckervergiftung".

Nach einer kurzen Zeit kam ihr Appetit zurück, aber sie konnte noch immer keinen Reis essen.

Ich gab ihr etwas Gemüsesuppe. Zuerst war sie sehr durstig – sie hatte zwei Tage lang nichts getrunken – aber das Gefühl ging schnell vorbei. Am nächsten Morgen war sie dazu in der Lage, Getreideflocken mit frischer Reiskrem zu essen. In sechs Tagen nahm sie sechzehn Pfund ab. Sie fuhr nach Hause zurück und kurze Zeit später schied sie durch ihre Vagina ein großes schwarzes Blutgerinnsel aus. Es handelte sich um einen Gebärmuttertumor. Die schwarze Farbe zeigt an, daß das Blut sehr alt war. Die Frau verlor weitere fünfzehn Pfund und ich kündigte ihr an, daß sie im Lauf des nächsten Jahres schwanger sein würde. Und im März rief sie mich dann wirklich an, um mir zu sagen, daß sie schwanger war. Im April hatte sie dann jedoch eine Fehlgeburt. Wie bedauerlich! Ihr Uterus war noch sehr schwach von den Auswirkungen des Tumors. Das ist nicht ungewöhnlich. Mit dem ersten Kind ist es in solchen Fällen oft schwierig. Aber jetzt kann sie jedenfalls schwanger werden. Das nächste Mal wird es wahrscheinlich gut gehen.

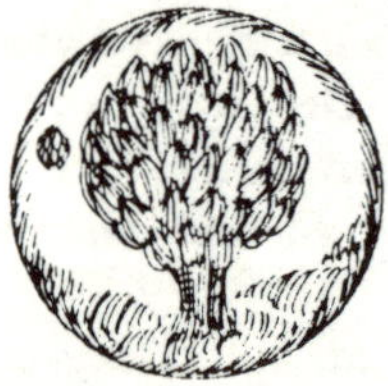

SICH DURCH NAHRUNG GESUND ERHALTEN

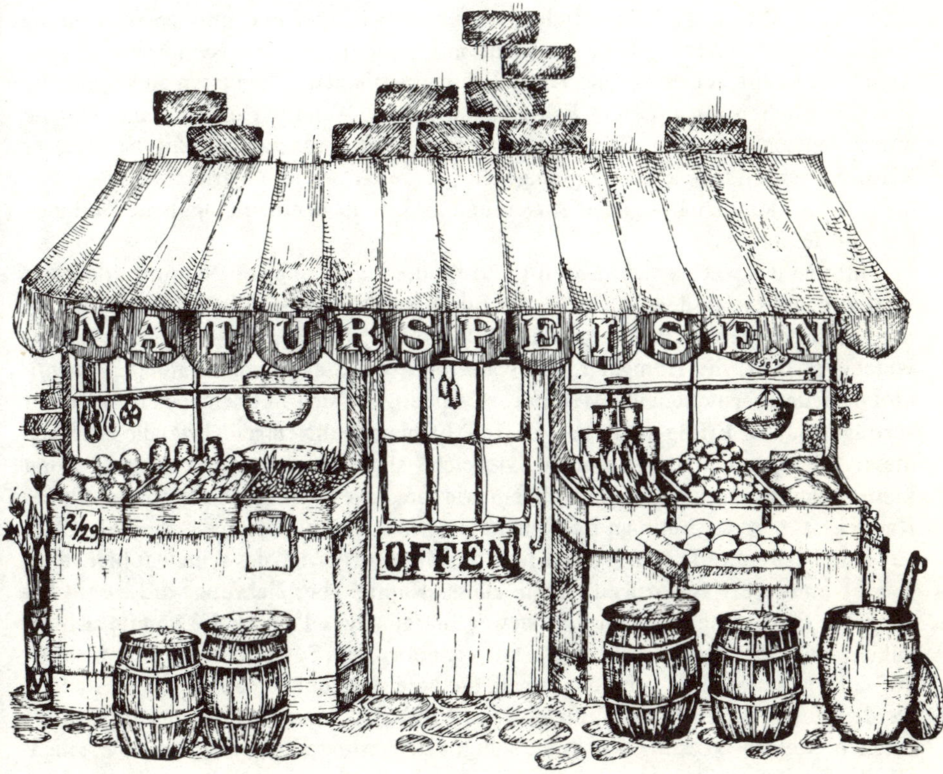

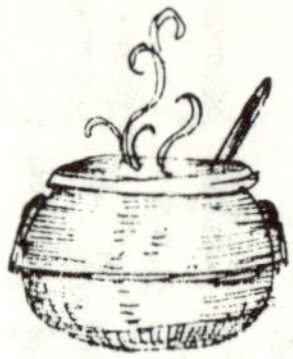

Es ist kein Geheimnis, daß Nahrung grundlegend für die Gesundheit ist. Wenn wir uns für eine bestimmte Nahrung entscheiden, legen wir uns damit bereits auf Gesundheit oder Krankheit fest. Wenn wir die richtige Nahrung essen, können wir uns stark und gesund genug machen, um widerstandsfähig gegen Krankheit in all ihren Formen zu sein. Auf diese Weise können wir geistige und körperliche Schmerzen vermeiden, sowie die Schwierigkeit des Versuchs, uns selbst mit verschiedenen äußerlichen Mitteln zu heilen. Indem wir unseren Körper und unseren Geist in die Hände eines Fremden geben, der nicht uns, sondern nur die Symptome unserer Krankheit kennt, setzen wir die wertvollen menschlichen Fähigkeiten aufs Spiel, die uns dabei helfen, an unserem Körper zu arbeiten. Wenn wir uns für eine schnelle Spritze entscheiden, um die scheinbare, mit einem einfachen Entzug bestimmter Nahrung verbundene Härte zu umgehen, verlieren wir die wirkliche Natur von Mensch und Krankheit aus den Augen und sinken ab in eine tierähnliche Welt zielloser Begierden.

Infolge des wachsenden Bewußtseins für die Bedeutung von Nahrung erlebt der Westen heute ein in der Geschichte einzigartiges Phänomen. Alle möglichen Diätarten überfluten den Markt. Es gibt die Rohkostdiät, die Grapefruitdiät, die „Weight-Watcher's"-Diät, die Honigdiät, die Wasserdiät, die Steak- und Salatdiät... *ad infinitum*. Jeder versucht, eine Methode zu finden, die sich mit seiner Persönlichkeit verträgt und wer Erfolg damit hat, ist froh. Es bleiben diejenigen übrig, die zwischen dieser oder jener Diät schwanken, vielleicht alle Methoden ausprobieren – und krank oder gesund werden, je nachdem wie lange sie jeder Methode folgen. Dieses Kapitel ist in erster Linie an sie gerichtet. Aber auch an diejenigen, die sich schon auf eine bestimmte Diät festgelegt haben, sollten offen für das sein, was hier steht; es gibt immer etwas dazu zu lernen. Dieses Kapitel über Nahrung wird sie im Bereich der Ernährung an einen Scheideweg führen. Diese Perspektive könnte sich bei zukünftigen Schwierigkeiten als sehr hilfreich erweisen. Sowohl diejenigen, die noch auf der Suche sind, als auch diejenigen, die bereits gefunden haben, was sie suchen, werden durch ein einfaches Prinzip – das Yin-Yang Prinzip –, das uns hilft, zu beurteilen, welche Nahrung wir essen sollten, Ernährung allgemein besser verstehen. Das heißt, daß wir, anstatt wahllos eine Ernährungsweise nach der anderen auszuprobieren, bei der Auswahl unserer Nahrung solche Faktoren wie das Klima, unsere individuelle Verfassung, unsere unmittelbare Umwelt, unsere Bedürfnisse und Ziele berücksichtigen.

****

WIE WEIT WILL DER MENSCH NOCH GEHEN?

Nyoiti Sakurazawa sagte einmal halb im Spaß und halb im Ernst: „Gesunde und glückliche Menschen werden so selten, daß man eigentlich ein gutes Exemplar eines Menschen in einem Museum aufstellen müßte, damit man auch später noch weiß, wie er ausgesehen hat." Der Mensch wird ausgesprochen abnorm durch all die Chemikalien und Hormone, denen er ausgesetzt ist und durch das Überhandnehmen sexueller und geistiger Probleme, aber solche Abweichungen scheinen die allgemeine Öffentlichkeit nicht ernsthaft zu beunruhigen. Zwar mag sein, daß diese Verformungen bis zu einem gewissen Grad von einzelnen erkannt werden, aber die Regierungen scheinen über diese Situation nicht sonderlich besorgt zu sein. Die abnehmende Qualität unserer Nahrung ist nur ein Beispiel. Vieh mit Hormonen und Antibiotika zu behandeln, ist heute allgemeine Praxis. Jeden Tag werden neue Chemikalien produziert, aus keinem anderen Grund, als Geld damit zu machen. Viehzüchter sind stets bereit, jede Methode anzuwenden, die hilft, ihre Tiere zu mästen, ohne Rücksicht auf die schrecklichen Konsequenzen für die menschliche Gesundheit. Was wird mit den Menschen passieren, wenn sie weiterhin ihre Nahrung vergiften?

****

Wenn es unser Wunsch ist, gesund zu werden, werden wir dementsprechend die richtige Nahrung aussuchen. Wenn wir bereits gesund sind, fällt die Wahl leicht; an Yin und Yang brauchen wir nur dann zu denken, wenn es unbedingt erforderlich ist, daß wir sie zu Rate ziehen. Ein Mensch mit einer Yin-Konstitution und Verfassung (zum Beispiel ein Mensch mit einer blassen Haut, niedrigem Blutdruck und kalten Füßen) sollte Yin-Nahrung meiden, während ein Mensch mit der entgegengesetzten Konstitution und Verfassung Obst und Salat in seine Mahlzeiten mit einbeziehen muß, oder es werden bald Beschwerden irgendwelcher Art auftreten. Die eigene Verfassung ist ein äußerst wichtiger Faktor. Eine bestimmte Ernährungsweise mag theoretisch perfekt erscheinen, aber das garantiert nicht, daß sie für jedermann richtig oder auch nur durchführbar ist. Jeder Mensch unterscheidet sich physisch und psychisch von allen anderen. Deshalb benötigt jeder eine der Quantität und Qualität nach andere Ernährung, je nach seiner individuellen Konstitution und Art von Aktivität. Kurz, Yin und Yang sind in dieses Kapitel mit einbezogen, um diejenigen, die unentschieden sind, in die Lage zu versetzen, ihre eigene Situation klarer zu sehen und mit größerem Verständnis zu entscheiden, was sie essen sollten.

Das heißt nicht notwendigerweise, daß man Gesundheit allein dadurch erzielen kann, daß man sich mit Yin und Yang befaßt, obwohl dies ein ausgezeichneter Ansatz für denjenigen ist, der lernt, sich selbst zu heilen. Es kommt eine Zeit, da es zu wirklicher Gesundheit gehört, bei der Auswahl seiner Nahrung nicht mehr an Yin und Yang zu denken, und statt dessen Nahrung intuitiv auszusuchen im Hinblick auf die Konstitution, Umwelt und Bedürfnisse.

Im allgemeinen können wir Nahrung von Yin nach Yang einordnen. Dabei muß man Klima, Anbaumethode, Länge der Reifezeit, sowie Form, Größe, Farbe und Geschmack der Nahrungsmittel berücksichtigen. Ein Yang-Gemüse ist höchstwahrscheinlich eine Pflanze, die an einem kühlen Ort und im Boden wächst – eine Möhre, zum Beispiel. Alle Wurzelgemüse, die oberhalb des Bodens wachsen, sind ebenfalls mehr oder weniger Yang, wieder je nach Form, Reifezeit, Farbe etc.

Eine Gemüseart, die Zeit braucht, um zu reifen ist mehr Yang als eine, die in wenigen Tagen wächst. Eine Möhre braucht 8 – 10 Wochen, um zu wachsen und Pilze und Spargel brauchen nur wenige Tage, um zu ihrer vollen Größe zu wachsen.

Es gibt einen wichtigen Faktor, den wir selbst einsetzen können, um die Eigenschaft einer Pflanze stark zu beeinflussen, und zwar Hitze. Im allgemeinen sollten kranke Leute oder solche von schwacher Gesundheit lieber gekochtes statt rohes Gemüse essen. Wenn wir Gemüse kochen, verliert es viele seiner instabilen, unerwünschten Elemente. Mit anderen Worten, jedes Gemüse, egal wie scharf und voller Flüssigkeit es auch immer ist, kann durch Hitze – und Salz, Zeit und Druck – in sein Gegenteil verwandelt werden.

Die gegenteilige Wirkung wird durch Hinzugeben von Flüssigkeit oder Gewürzen, oder durch Einfrieren nach dem Kochen erzielt.

Es ist ebenfalls von Bedeutung, welchen Teil der Pflanze man aussucht. Blätter, Stengel und Wurzeln (Yin nach Yang) sind in ihrer Zusammensetzung jeweils unterschiedlich. Getreidekörner, Samen und Nüsse werden gewöhnlich ganz gegessen – ohne die Schale natürlich. Es wäre vorzuziehen, jedes Nahrungsmittel auf diese Art und Weise zu essen, denn so erhalten wir einen größeren Anteil des Nährwertes der Nahrung, und das außerdem in einer natürlich ausgewogenen Form. Die Leute sind es gewohnt, Möhren zu schälen, dabei sollten sie sie einfach unter fließendem Wasser waschen.

Jeder Teil einer Pflanze hat seinen eigenen bestimmten Wert. Wenn man eine Mahlzeit zusammenstellt, sollte man sorgfältig auf Qualität und Quantität der verschiedenen Elemente achten, denn dadurch lernt man, wie man Gleichgewicht erzielen kann. Zum Beispiel ziehen es einige Leute immer vor, von einer Gemüsesorte nur einen bestimmten Teil zu essen und den Rest fortzuwerfen, ohne zu erkennen, daß der zweite Teil den ersten ergänzt, daß beide Teile nötig sind, um Gleichgewicht herzustellen und die Ernährung zu vervollständigen. Einige Leute ziehen es sogar vor, das ganze Jahr hindurch nur ein oder zwei Gemüsearten zu essen und vergessen, wieviel zusätzlichen Nährwert sie aus anderen Pflanzen ziehen könnten.

Es ist wichtig zu verstehen, daß alle Krankheiten auf ein Übermaß von irgendetwas zurückzuführen sind. In jedem Krankheitsfall sollte man die Menge dessen, was man ißt, reduzieren. Im Fall von zuviel Yang ist es ratsam, seine Ernährung darauf auszurichten, daß sie proportional weniger Yang enthält, während bei zuviel Yin proportional weniger Yin-Nahrung gegessen werden sollte. Zuviel von sowohl Yin als auch Yang ist ein sicheres Zeichen dafür, daß zuviel gegessen wird. Es ist bemerkenswert, daß Fasten niemals zum Tode führt, es sei denn, es wird bis zum Verhungern fortgesetzt, wohingegen viele Leute sich buchstäblich zu Tode essen (Herzanfälle, Krebs etc – siehe „Die Behandlung").

Leute, die von einer hauptsächlich auf tierischer Nahrung beruhenden Ernährung zu einer Getreide- und Gemüsekost wechseln, verlieren im allgemeinen rasch etwas Gewicht. Das liegt daran, daß dem Körper die Möglichkeit gegeben wird, seine gespeicherten Überschüsse freizusetzen. Wenn wir weniger oder schneller essen, bildet unser Körper Blut aus gespeicherten Nährstoffen. Als erstes werden die in der Leber gespeicherten Bestände angegangen; dann verliert man Fett, gefolgt von Protein. Der den Körper aufbauende Vorgang verläuft in dieser Reihenfolge: Blut – Muskeln – Fett. Wenn wir fasten, wird dieser Vorgang umgekehrt. Eine durch zuvieles Essen vergrößerte Leber zieht sich wieder zusammen, wenn man weniger ißt. Man kann mehrere Tage lang ohne Nahrung auskommen – zehn Tage, manchmal fünfzig Tage. Die Leber setzt die gespeicherten Nährstoffe frei und sie funktioniert besser, sowie sie aktiver wird. Für die Leber ist übermäßiges Essen das Schlimmste, denn sie verliert dadurch die Fähigkeit, Nährstoffe für den Körper bereitzustellen, da sie dabei behindert wird, Giftstoffe aus der Nahrung herauszufiltern. (Siehe Abschnitt über die Leber in „Die Organe").

Nichts zu essen bedeutet für den Körper keine derartige Belastung. Erst wenn man nichts trinkt, kann man sich selbst gefährden. Dieses Problem sollte sich jedoch nie ergeben. Wenn man fastet, sollte man weiterhin trinken, sonst ziehen sich unsere Organe und Zellen zu schnell zusammen und es können alle möglichen Probleme entstehen.

Fasten ist eine gute Heilmethode, aber es ist nicht nötig, sie unnötig in die Länge zu ziehen. Auch ist es nicht ratsam, Fasten zu einer regelmäßigen Übung zu machen. Leute fasten, um die Auswirkungen einer extremen Ernährungsweise auszugleichen. Sie haben das Bedürfnis zu fasten, um Überschüssiges auszuscheiden. Es ist jedoch eine ausgewogene Kost notwendig, um die eigene Gesundheit ohne unnötige Belastung aufrecht zu erhalten.

Leute, die aufgrund von Gewichtsproblemen fasten wollen, sollten nicht absolut fasten. Es ist besser für sie, weiter Speisen zu essen, die keine Kalorien enthalten, um ihr Herz zu stärken. Kanten, ein gelatineartiges Seegemüse, ist für diesen Zweck hervorragend geeignet, da es kein Fett oder Protein enthält, dafür aber reich an Mineralien ist.

Essen muß geordnet vor sich gehen. Manche Leute essen eins nach dem anderen, wie es sich gerade anbietet. Das ist nicht empfehlenswert; wir sollten statt dessen die Disziplin aufbringen, eine bestimmte Reihenfolge einzuhalten. Für Leute von empfindlicher Gesundheit – solche mit einem schwachen Magen oder einem allgemein schwachen Verdauungssystem – ist es besser, mit heißer Suppe anzufangen, gefolgt von Getreide oder tierischer Nahrung, Gemüse und schließlich Obst, Kuchen oder einem kalten Getränk. Jede Art von Süßspeise hemmt das Verdauungssystem, kalte Getränke ebenso (siehe Abschnitt über den Magen in „Die Organe"). Deshalb ist es am gescheitesten, sie zum Ende der Mahlzeit zu essen. Etwas Festes oder Heißes zuerst zu essen und gut zu kauen, regt die Absonderung von Verdauungssäften an. Die Nahrung wird gut umgesetzt, ohne Verdauungsstörungen oder Sodbrennen zu verursachen.

Es ist wichtig, alle Speisen sorgfältig zu kauen. Kauen ist eine geheiligte Handlung, durch die man die meisten Krankheiten verhindern kann. Wenn wir gut essen, sind wir vorsichtiger und achtsamer mit dem, was wir essen. Jedem Bissen oder jedem Gericht bewußte Aufmerksamkeit zu schenken, ist eine lohnende Angewohnheit. Durch das Kauen zeigen wir unsere Aufmerksamkeit und Dankbarkeit sowohl für das Essen als auch für unseren Körper. Gesunde Leute können gleichzeitig extreme Speisen jeder Art zu sich nehmen und trotzdem im Gleichgewicht sein, aber schwache Leute müssen solche Ausschweifungen meiden. Will man seine Gesundheit festigen, sollte man seine Ernährung in erster Linie auf die Nahrungsmittel beschränken, die in sich selbst am ausgewogensten sind. Aus diesem Grund sollten Getreide und Gemüse den Hauptteil unserer Nahrung ausmachen. Wir sind frei zu essen, was immer wir wollen, solange wir uns des Gleichgewichts der Nahrung bewußt werden.

Das Wesen der Nahrung

Hinsichtlich der Nahrungszusammensetzung muß weitere wissenschaftliche Forschung durchgeführt werden. Für Ärzte und Ernährungswissenschaftler wird es interessant sein, jedes Element zu kennen – nicht nur hinsichtlich seiner in den verschiedenen Nahrungsmitteln enthaltenen Menge, sondern auch hinsichtlich der Beziehung des Elements zu den anderen Elementen. Dies könnte der Schlüssel dazu sein, ihre Ausgewogenheit zu entdecken. Vor ungefähr 80 Jahren fand ein japanischer Forscher heraus, daß das K/Na (Kalium/Natrium)-Verhältnis im menschlichen Körper zwischen 5:1 und 7:1 liegt. Diese Entdeckung erwies sich als nützlich bei der Bestimmung der richtigen Ausgewohenheit in Nahrungsmitteln; sie ist jedoch noch unvollständig, denn es gibt andere Elemente, die gleichfalls berücksichtigt werden könnten. (siehe Seite 122).

Hier eine knappe Darstellung von Nahrungsmitteln, die helfen soll, ihren Nährwert und Stellenwert in einer ausgewogenen, gesunden Ernährung zu verstehen. Mit ihrer Hilfe kann der Einzelne lernen, welche Nahrungsmittel am besten für ihn geeignet sind, und gleichzeitig mehr über ihre Beziehung zu seiner besonderen Verfassung und seinem Gesundheitszustand erfahren. Fangen wir mit dem Getreide an, das hoffentlich einen regelmäßigen Anteil Ihrer täglichen Mahlzeit ausmachen wird.

Getreide

Getreide ist die Nahrung, die für den Menschen am besten geeignet ist. Wir beziehen uns hier auf die ganzen Getreidekörner, da diese eine vollwertige Ernährung bieten. Getreide, das geschält oder aufbereitet worden ist, wie weißer Reis und weißes Mehl, verliert wertvolle Nährstoffbestandteile und sein Nährwert verringert sich dadurch beträchtlich. Ganze Getreidekörner sind sehr reich an Vitamin B und verfügen über sechs der wichtigsten Aminosäuren. Die anderen zwei oder drei kann man durch Bohnen, Gemüse, Samen, Nüsse etc bekommen, vorausgesetzt, sie werden zusammen mit dem Getreide gegessen. Es heißt, daß Getreide säurebildend ist, aber diese Aussage kann irreführend sein; wenn Getreidekörner lange gekaut werden, sind sie im Körper alkalisch.

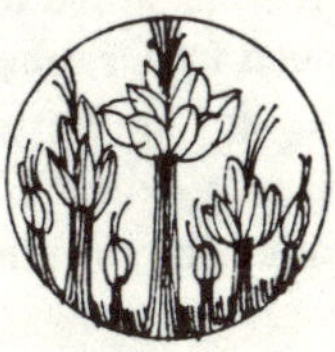

****

Saures und Alkalisches

Die Klassifizierung „säurebildend" umfaßt ein weites Spektrum von Nahrungsmitteln. Fleisch, Getreide und Zucker gelten alle als säurebildend. Die saure oder alkalische Eigenschaft eines Nahrungsmittels wird von dem anorganischen, mineralischen Rückstand bestimmt, der nach der Oxydierung zurückbleibt. Veränderungen der biochemischen Beschaffenheit des Nahrungsmittels durch den Koch- und Verdauungsvorgang (siehe *Eine Gute Nachricht* **Seite 102) werden nicht berücksichtigt.**

säurebildende Elemente	*laugenbildende Elemente*
Schwefel	**Natrium**
Phosphor	**Kalium**
Chlor	**Kalzium**
	Magnesium
	Eisen

Fleisch und Getreide sind beide reich an Natrium, sind aber trotzdem säurebildend. Fleischproteine sind fast alle reich an Schwefel, den die Nieren nur sehr schwer ausscheiden können. Getreide ist reich an Phosphor, ein Element, das für das Gehirn sehr wichtig ist. Zucker und haltbar gemachte, chemisch behandelte Nahrungsmittel haben gleichfalls einen hohen Phosphorgehalt, aber sie enthalten sogut wie kein Natrium. Salz ist reich an Natrium und auf jeden Fall laugenbildend, da es über sehr wenig Phosphor und Schwefel verfügt. Obst und Gemüse, die Kalium, Kalzium und Eisen enthalten und einen niedrigen Phosphor- und Schwefelgehalt haben, sind ebenfalls laugenbildend.

Es hat eine alkalische Wirkung, beim Kochen von Getreide etwas Salz hinzuzufügen.

****

Es gibt sieben Getreidesorten: Hirse, Reis, Weizen, Gerste, Roggen, Hafer und Mais. Hirse kann auch als das Getreide eingeordnet werden, das am stärksten Yang ist; Mais ist das Getreide, das am stärksten Yin ist.

Mais wird im August geerntet; Reis, Hirse und Roggen im Herbst. Weizen und Gerste werden sowohl im Mai als auch im Oktober geerntet.

Herbst ist Yang; ein Getreide, das im Herbst Ähren trägt und reift, ist Yang, während ein Getreide, das im Frühjahr Ähren trägt, Yin ist. Deshalb sind der Weizen und die Gerste, die im Mai reifen, mehr Yin als der Weizen und die Gerste, die im Oktober reif werden.

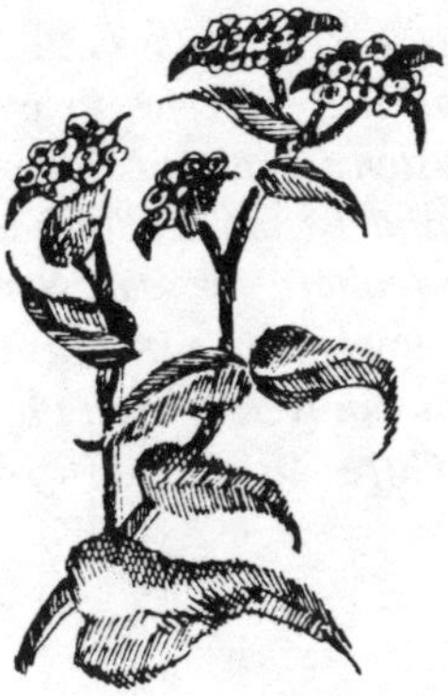

Buchweizen

Buchweizen kann zusammen mit Nudeln als Getreidegericht oder als Füllung von Kohl, Paprikaschoten etc. anstelle von Fleisch gegessen werden. Er ist ausgezeichnet bei kaltem und feuchtem Wetter, da er schnell Wärme erzeugt. Wenn man Buchweizen bei warmem Wetter ißt, sollte man ihn abends zu sich nehmen. Buchweizen hat viel Vitamin E und ist gut für die Blutbildung, außerdem ist er vorteilhaft für die Nieren.

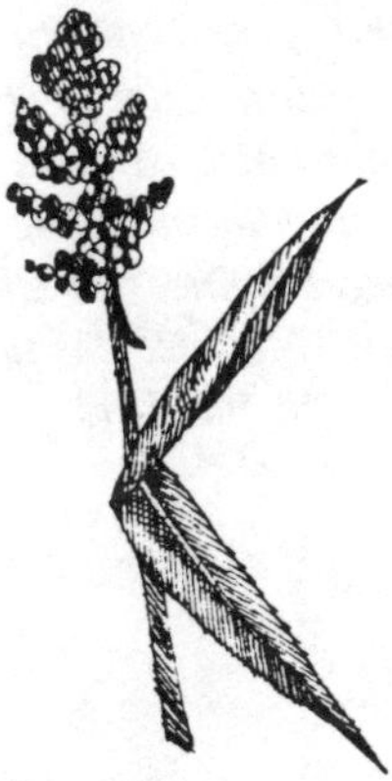

Hirse

Hirse ist das einzige alkalische Getreide; es ist gut für Leute mit Azidose (Übersäuerung des Blutes) und schlechtem Atem. Sie ist reich an Protein und soll gut für die Milz sein. Hirsekroketten sind ein ausgewogenes und köstliches Essen.

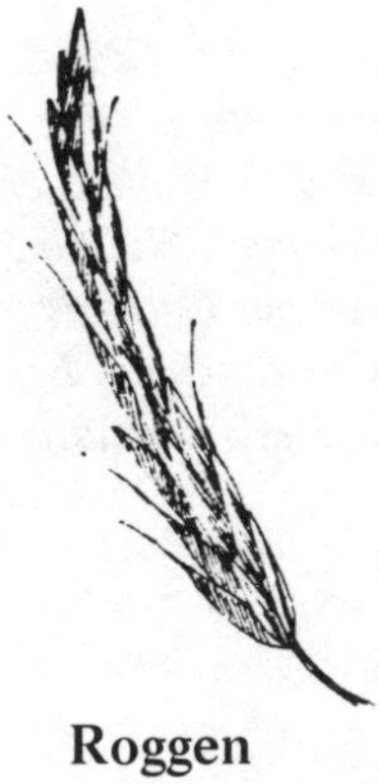

Roggen

Roggen ist ausgezeichnet zum Brotbacken und als Beimischung zum Frühstücksmüsli. Roggen ähnelt in seiner Zusammensetzung dem Weizen, hat aber weniger Gluten. Sowohl Roggen als auch Weizen sind gut für die Erzeugung von Muskelkraft; sie geben Energie und Ausdauer.

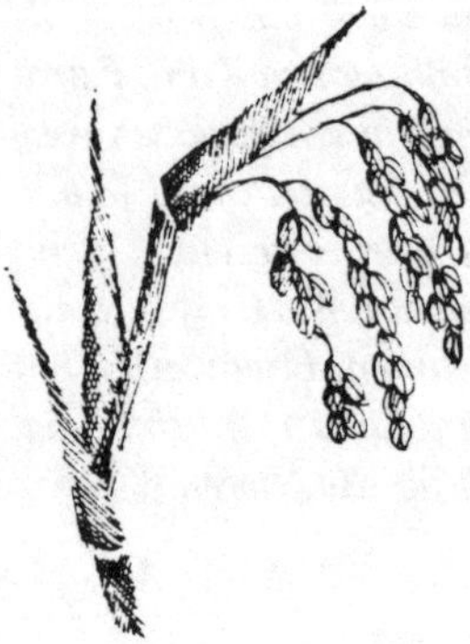

Reis

Ganzkörniger brauner Reis ist das beste Nahrungsmittel für den täglichen Verzehr. Er ist das Getreide, das den höchsten Gehalt an Vitaminen des B-Komplexes hat und ist am leichtesten zu verdauen. Reis ist vorteilhaft für das Nervensystem und das Gehirn sowie für Leute mit Allergien. Der Keim von braunem Reis enthält Phytinsäure, die dabei hilft, Gifte aus dem Körper zu treiben.

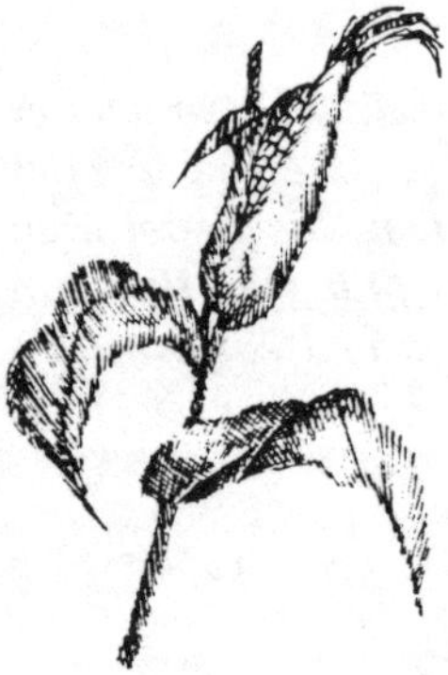

Mais

Schrot und Mehl aus getrocknetem Mais schmecken ausgezeichnet in Brot oder als Polenta. Frische Maiskolben sind ein köstliches Sommergemüse. Mais ist ein gut kühlendes Getreide für heiße Tage. Er ist ausgezeichnet zur Blutbildung und gibt viel Energie. Mais ist das süßeste Getreide und verwandelt sich im Körper leicht in Zucker. Er ist gut für das Herz.

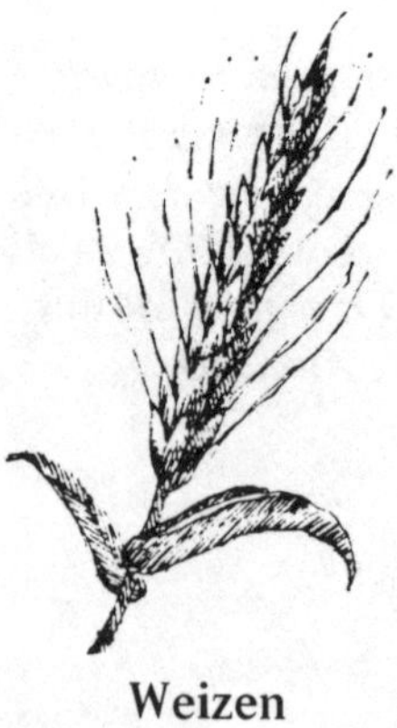

Weizen

Vollkornweizenmehl ist der Grundbestandteil von selbstgebackenem Brot. Aus Weizen kann man Frühstückskost und Pfannkuchen machen, sowie zum Beispiel auch Nudeln, Bulgur und Kous Kous. Weizen ist das Getreide mit dem höchsten Protein- und Glutengehalt. Er ist vorteilhaft für die Leber und gilt seit altersher als Nahrung für das Denken.

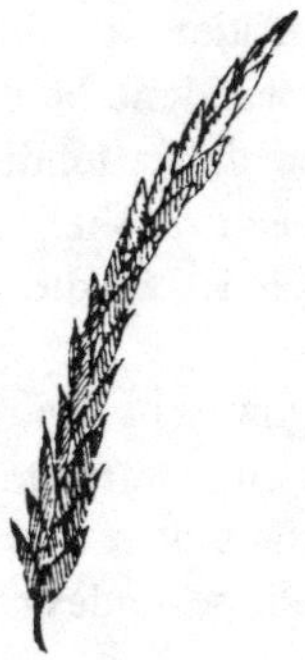

Gerste

Gerste schmeckt ausgezeichnet in Suppen oder in Verbindung mit Gemüse gekocht. Aus Gerstenmehl kann man eine ausgezeichnete Frühstückskost machen. Nach Reis ist Gerste das Getreide, das am leichtesten zu verdauen ist. Sie ist das zweitwichtigste Getreide in vielen Kulturen. Gerste kann auch dazu benutzt werden, Tee oder Miso zu machen.

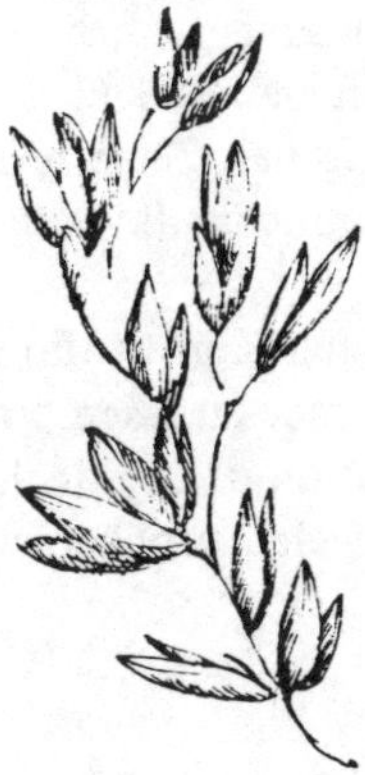

Hafer

Hafermehl ist am besten, wenn es aus frisch geschnittenem Hafer oder ganzem, über Nacht gekochtem Hafer gemacht wird. Haferflocken sind ausgezeichnet in Suppen und Keksen. Hafer ist reich an Fett und gesund für Leute, die an einer Unterfunktion der Schilddrüse leiden. Die Menschen, die viel Protein gespeichert haben, vertragen Hafermehl weit besser als Reis oder Buchweizen.

Gerste, Weizen und Hafer heißen im Orient *mugi*. Eine chinesische Redensart bringt die Auswirkungen jeder dieser Getreidearten mit wenigen Worten zum Ausdruck – sie lautet: „Mugi macht kühl". Diese Getreidearten gelten als stärker Yin als Reis und Hirse und werden als Sommernahrung benutzt. Reis und Hirse geben mehr Wärme als *mugi*. Wenn man Weizen ißt und hat dann ein Gefühl der Wärme, ist das ein Hinweis auf eine sehr starke Verfassung. Mais kann man im Sommer gut jeden Tag essen. Er eignet sich hervorragend als Ersatz für die Wintergetreidesorten.

Buchweizen gehört nicht zu den Getreidesorten, obwohl er oft dazugerechnet wird. Buchweizen ist ein Knöterichgewächs und stärker Yang als jede der Getreidesorten. Getreide wird überall auf der Welt gegessen, aber Buchweizen findet man nur dort, wo kälteres Klima herrscht. Er wächst sehr schnell, reift in nur zwei Monaten und kann im Frühling, Sommer und Herbst geerntet werden. Das Hauptcharakteristikum von Buchweizen ist, daß er ein schneller Kalorienspender ist. Ein regelmäßiger Verzehr von Buchweizen neigt dazu, den Charakter eines Menschen unbeständig zu machen. Buchweizen ist ganz anders als Weizen, der dahin tendiert, den Charakter eines Menschen dauerhafter und beständiger zu machen. Vielleicht liegt das an der langen Wachstumszeit von Weizen, die sogar länger ist als die von Reis.

Man sagt, daß brauner Reis mehr konzentrierte elektromagnetische Energie (Ki) als jedes andere Getreide hat. Vielleicht deshalb, weil Reis auf überfluteten Feldern wächst und dadurch Energie und Nahrung sowohl direkt aus dem Wasser, als auch von Sonne, Luft und Erde enthält. Brauner Reis ist ein sehr gesundes Nahrungsmittel, das Hauptbestandteil jeder Ernährung sein sollte.

Brauner Reis, Buchweizen und Hirse sind die einzigen weichschaligen Kornpflanzen und sind die Getreidesorten, von denen am besten das ganze Korn gegessen werden soll. Die äußere Schale hartschaliger Getreidekörner ist unverdaulich, es sei denn, das Getreide wird lange gekocht. Wenn hartschaliges Getreide als Mehl benutzt wird, muß man den Teig gut durchkneten, Treibmittel hinzugeben (Sauerteig ist am besten – siehe Abschnitt über Vollkorn-Weizenbrot in „Nahrung ist die beste Medizin") und ihn aufgehen lassen.

Im Drucktopf gekochter Reis ist gut für Menschen mit schwacher Konstitution und solche, die nicht daran gewöhnt sind, ungeschälte Getreidekörner zu essen. Er ist weich, klebrig und köstlich. Für Menschen mit starker Konstitution ist es jedoch besser, Reis zu essen, der nicht im Drucktopf gekocht wurde. Für viele Europäer ist es vielleicht auch ratsam, ihren Reis ohne Salz zu kochen.

Brot

Wenn ganze Getreidekörner zu Mehl gemahlen werden, verlieren sie beim Kontakt mit dem Sauerstoff in der Luft viel von ihrem Nährwert. Aus diesem Grund ist es so wichtig, frisches Mehl zu benutzen. Achtzehn Stunden, nachdem es gemahlen wurde, ist Mehl praktisch tot. Man könnte dreimal so schnell gesund werden, wenn man keine Mehlprodukte außer Brot essen würde. Brot dagegen ist ein sehr wichtiges Nahrungsmittel (siehe „Das tägliche Brot").

Nudeln

Obwohl sie aus Mehl gemacht werden, haben Nudeln den Vorteil, ein sehr leichtes Nahrungsmittel zu sein, das sich leicht kauen und leicht verdauen läßt. Das macht sie zu einem Nahrungsmittel, das man ab und zu im Sommer gut essen kann. Nudeln können als Hauptspeise mit einer Brühe oder Soße darüber zubereitet werden, oder als Beigabe zu Suppen und Aufläufen. Es ist nicht schwer, Nudeln aus frischem Mehl zu machen – es kommt nur auf einen Versuch an.

Blattgemüse

Die meisten Leute halten es für zu aufwendig, frisches Gemüse zu kaufen; tiefgefrorenes Gemüse nimmt weniger Platz im Kühlschrank ein. Die meisten Hausfrauen ziehen Speisen vor, die bequem zuzubereiten sind. Gemüse muß gewaschen und gekocht werden, während Dosennahrung einfach nur aufgewärmt zu werden braucht. Die Menschen sind immer eher bereit, Zeit „totzuschlagen", als ihr einen Sinn zu geben. Wenn man Gemüse auf die richtige Art und Weise zubereitet, führt man eine geweihte Handlung aus. Es stimmt, daß es eine Zeit dauert, Gemüse zuzubereiten, aber was für eine Belohnung! Solches Gemüse zu essen, ist immer ein Vergnügen, nicht nur wegen des Nährwerts. Sein Geschmack bringt uns auf die Erde herab und zeigt uns den Weg dahin, uns daran zu freuen, daß wir ein Teil dieser natürlichen Welt sind.

Grünes Gemüse – alle Blattpflanzen – sind eine unerläßliche Quelle für Chlorophyll, das an der Bildung gesunder roter Blutkörperchen, den Trägern des Sauerstoffes im Körper, beteiligt ist.

Wenn wir grünes Gemüse essen, funktioniert unser Gehirn besser, unser Denken ist klarer. Das Gehirn braucht ziemlich viel Sauerstoff, um möglichst gut zu funktionieren. Es ist von äußerster Wichtigkeit, daß unser Körper genug Sauerstoff erhält, besonders während der Zeit, in der eine Krankheit geheilt wird. Es genügt nicht, daß die Luft, die wir atmen, sauber ist, auch die Blutzellen müssen gesund sein, um den Sauerstoff anzuziehen und festzuhalten und ihn durch den ganzen Körper zu transportieren.

****

Gemüse sollte vorzugsweise gekocht werden, besonders in diesem Teil des Landes (New York). Am besten muß jeder selbst herausfinden, welche Kochmethode für ihn am besten geeignet ist. Zu den verschiedenen Methoden, aus denen man wählen kann, gehören: sautieren, backen, dämpfen, kochen. Beim Sautieren muß man aufpassen, daß das Gemüse nicht übergar wird. Beim Backen muß man darauf achten, daß es gar genug wird. Gut gekochtes Gemüse behält seine Farbe und ist trotzdem weich.

****

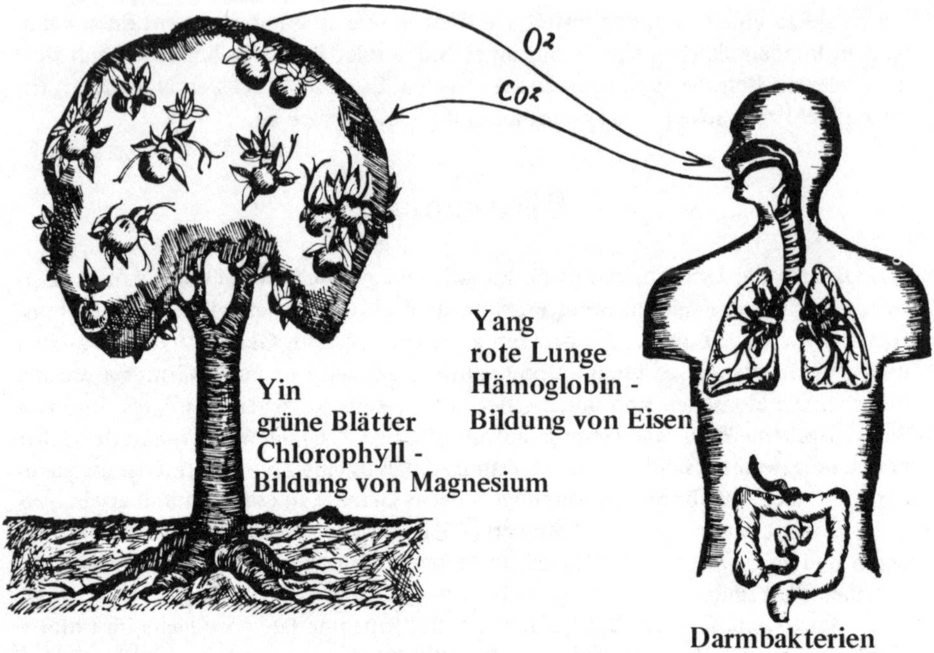

Grünblättrige Pflanzen sind sehr gut für die Gallenblase und für das Gehirn, während Wurzelpflanzen gut für den Dünndarm sind. Haut und Rinde von Pflanzen sind gut für die Haut und Gemüsearten von natürlicher Süße wie Kürbis, Gartenkürbis, Möhren, Zwiebeln etc. sind gut für die Milz. Bei Körperverspannung und zusammengezogenen Organen wird sowohl rohes als auch gekochtes Gemüse in großen Mengen für Nieren, Blase, Leber und Dickdarm von Vorteil sein (etwas Obst ist auch gut).

Wildes Blattgemüse wie Löwenzahn und Beifuß sind sehr gut für Herz und Blut.

Es scheint, daß viele Menschen, die sich für eine hauptsächlich auf Getreide und Gemüse beruhende Ernährung entschieden haben, anämisch sind. Wenn sie mehr Gemüse – besonders mehr Blattgemüse – essen würden, wären sie bald geheilt. Blattgemüse gibt es im Übermaß auf der Erde. Es wird überall angeboten – aus welchem Grunde sollten wir es uns also vorenthalten?

Grüne Blätter empfangen Sonne und Luft und mit ihrem Chlorophyll führen sie den Prozeß der Photosynthese durch. Sie nehmen CO_2 auf und geben O_2 ab, während unsere Lunge das Gegenteil macht, sie nimmt O_2 auf und gibt CO_2 ab (siehe Abschnitt über die Lunge in „Die Organe").

Das Chlorophyll in Grünpflanzen ist dafür verantwortlich, das Kohlendioxyd mit Nahrung zu binden (Saft). Im Menschen ist das Hämoglobin dafür verantwortlich, Sauerstoff mit Nahrung zu binden (Blut). Chlorophyll enthält Magnesium. Hämoglobin enthält Eisen. Ansonsten sind die beiden ziemlich ähnlich. Wenn wir Blattgemüse essen, nehmen wir Chlorophyll zu uns. Im Blut wird das Magnesium durch Eisen aus unserem Körper ersetzt und es wird Hämoglobin erzeugt. Chlorophyll und Hämoglobin sind also verwandt (siehe auch „Das Blut").

Wir sehen daran, wie wichtig es ist, grüne Blätter zu essen. Sie sind wie ein Miniaturgarten, den wir in unser Körpersystem einbringen, uns dadurch mit einer Sauerstoffquelle versorgen, während wir gleichzeitig dem Darm ideale Nahrung zur Bakterienerzeugung geben.

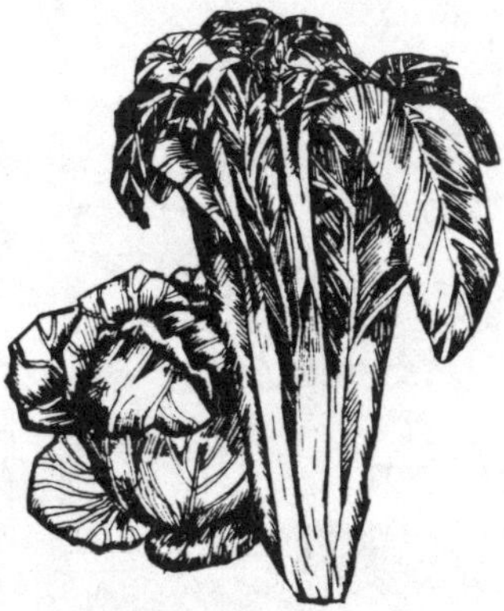

****

Alles was auf der folgenden Seite angegeben ist, darf unbesorgt gegessen werden. Eine gute Gesundheit ist der Preis, den man für ein geordnetes Aussuchen seiner Nahrung gewinnt. Auf der nächsten Seite steht dann eine Liste, die zur Auswahl der Nahrungsmittel anleitet.

****

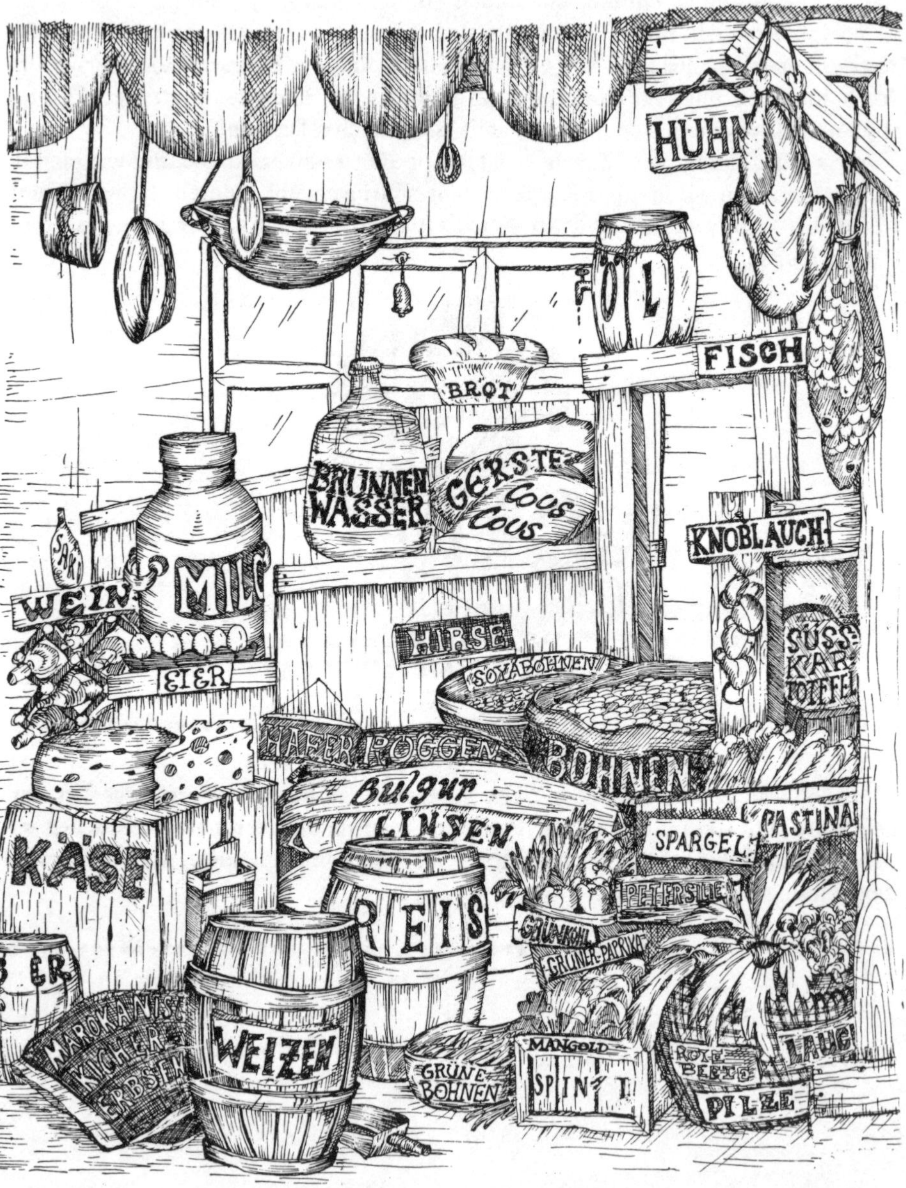
HUHN
ÖL
FISCH
BROT
BRUNNEN WASSER
GERSTE
Cous Cous
KNOBLAUCH
SAKE
WEIN
MILC
EIER
HIRSE
SOYABOHNEN
SÜSS-KAR-TOFFEL
HAFER
ROGGEN
BOHNEN
Bulgur
LINSEN
SPARGEL
ASTINA
KÄSE
PETERSILIE
REIS
GRÜNKOHL
GRÜNER-PAPRIKA
B ER
MAROKANIS
KICHER
ERBSEN
WEIZEN
MANGOLD
SPIN T
GRÜNE BOHNEN
ROTE BEETE
LAUC
PILZE

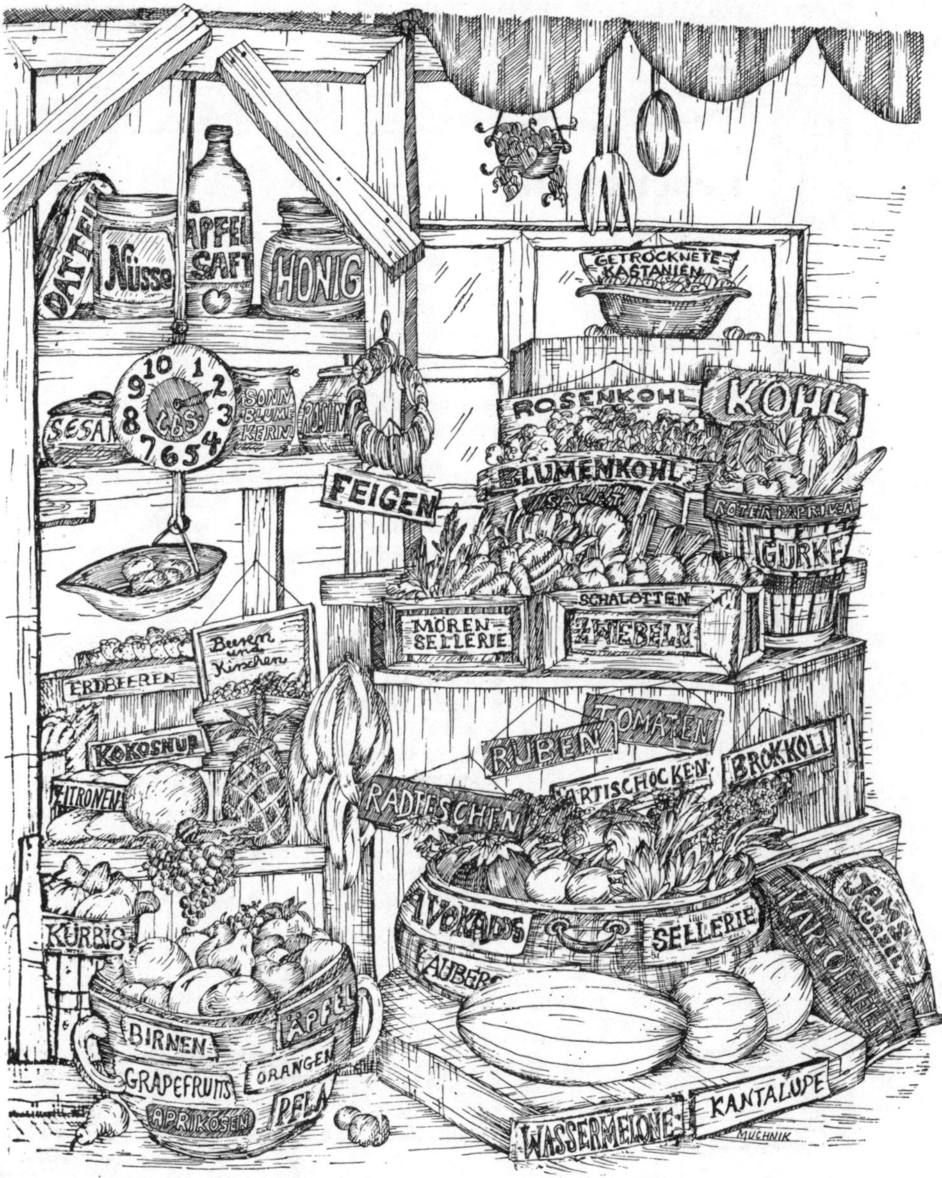
DATTEL
NÜSSE
APFEL SAFT
HONIG
GETROCKNETE KASTANIEN
SESA
LBS.
SONN BLUME KERN
ROSIN
FEIGEN
ROSENKOHL
KOHL
BLUMENKOHL
SALAT
PAPRIKA
GURKE
SCHALOTTEN
ZWIEBELN
MÖREN SELLERIE
Beeren und Kirschen
ERDBEEREN
KOKOSNUß
ZITRONEN
RÜBEN
TOMATEN
BROKKOLI
ARTISCHOCKEN
RADIESCHEN
AVOKADOS
SELLERIE
AUBERG
KARTOFFELN
KÜRBIS
BIRNEN
ÄPFEL
GRAPEFRUITS
ORANGEN
APRIKOSEN
PFLA
KANTALUPE
WASSERMELONE
MUCHNIK

Lebensmittel

Gemüse

● Artischocken
● Aubergine
★ Blumenkohl
★ Brokkoli
★ Chinakohl
☆ Endivien
☆ Erbsen
☆ Gelbe Kohlrübe
☆ Grüne Bohnen
● Grüner Pfeffer
★ Grünkohl
● Gurken
● Irische Kartoffel
★ Karotten
● Kartoffel
★ Klette
★ Kohl
☆ Kopfsalat
● Knoblauch
★ Kürbis
☆ Lotuswurzel
☆ Mangold
☆ Pastinake
★ Petersilie
● Pilze
★ Rettich
☆ Rosenkohl
☆ Rote Beete
● Roter Pfeffer
★ Schalotten
☆ Sellerie
☆ Sommer-Kürbis
● Spargel
● Spinat
☆ Steckrübe
● Süße Kartoffel
● Tomaten
★ Zwiebeln
★ Wasserkresse
★ Winter-Kürbis
● Yamswurzel

Früchte

● Ananas
☆ Äpfel
● Aprikosen
● Avokados
☆ Birne
● Brombeere
● Datteln
☆ Erdbeere
● Feigen
● Granatäpfel
● Heidelbeere
● Himbeere
● Johannisbeere
☆ Kastanie
☆ Kirsche
● Orangen
● Pampelmuse
□ Papaya
● Pfirsich
● Pflaumen
● Rhabarber
● Rosinen
☆ Wassermelone
● Weintrauben
● Zitronen
☆ Zuckermelonen

Getreide

▲ Buchweizen
▲ Gerste
▲ Hafer
▲ Hirse
▲ Mais
▲ Reis
▲ Roggen
▲ Weizen
▲ Bulghur
▲ Couscous

Bohnen

★ Adukibohnen
● Grüne Erbsen
☆ Kichererbsen
☆ Kidney-Bohnen

Zeichenerklärung

▲ Grundnahrungsmittel
★ Beilagen
☆ Hin und wieder
● Bei besonderen Anlässen
□ Möglichst vermeiden

☆ Limabohnen
☆ Linsen
☆ Mung-Bohnen
☆ Navy-Bohnen
☆ Pintobohnen
☆ Schwarze Bohnen
● Sojabohnen
☆ Weiße Bohnen

Nüsse

☆ Cashews
☆ Erdnüsse
☆ Mandeln
● Pekannüsse
● Walnüsse

Aufstriche

☆ Apfelkraut
● Erdnußmus
□ Marmelade
● Sesammus

Verschiedenes

● Ahornsirup
□ Brauner Zucker
□ Essig
● Gewürze
● Honig
□ Raffinierter Zucker
□ Rohzucker

Milchprodukte

● Butter
● Camembert-Käse
● Cheddar-Käse
● Edamer Käse
● Hüttenkäse
● Kuhmilch
● Münster Käse
● Schmelzkäse
● Schweizer Käse
● Yoghurt
● Ziegenkäse
● Ziegenmilch

Seegewächse

★ Hijiki
★ Kanten
★ Kombu
★ Nori
★ Rotalge
★ Wakame

Samen

☆ Kürbis
☆ Sesam
☆ Sonnenblume

Fisch

☆ Kaviar
☆ Lachs
☆ Roter Schnappbarsch
☆ Sardine
□ Schellfisch
☆ Scholle
☆ Seezunge
☆ Streifenbarrel

Tierische Nahrung

☆ Eier
● Gans
● Huhn
● Kalb
● Lamm
● Rind
□ Schwein
● Truthahn

Getränke

● Alfalfa-Tee
□ Aromatisierter Tee
★ Bancha-Tee
● Fruchtsaft
★ Getreidekaffee
● Hagebuttentee
□ Kaffee
● Kamillentee
□ Limonade
● Mineralwasser
☆ Mu-Tee
● Pfefferminztee
● Sassafras-Tee

Alkoholische Getränke

☆ Bier
● Reiswein
● Wein
□ Weinbrand
□ Whisky
□ Wodka

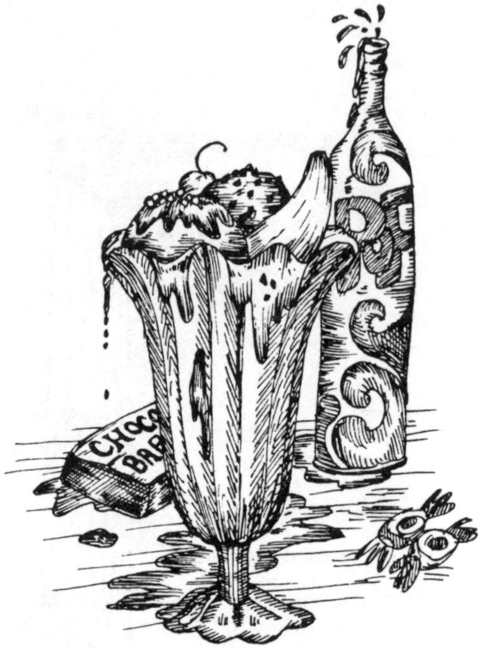

Wer so etwas jeden Tag braucht, sollte einen Psychoanalytiker aufsuchen. Wer es einmal in der Woche braucht, sollte erhebende Bücher lesen, um es zu vergessen. Wer es einmal im Monat braucht, sollte sich fragen: "Warum sollte ich es eigentlich überhaupt essen?" und wer es wenigstens einmal im Jahr essen möchte, weil es ihn an seine Kindheit erinnert, sollte sich fragen, ob er wirklich schon erwachsen ist.

* *

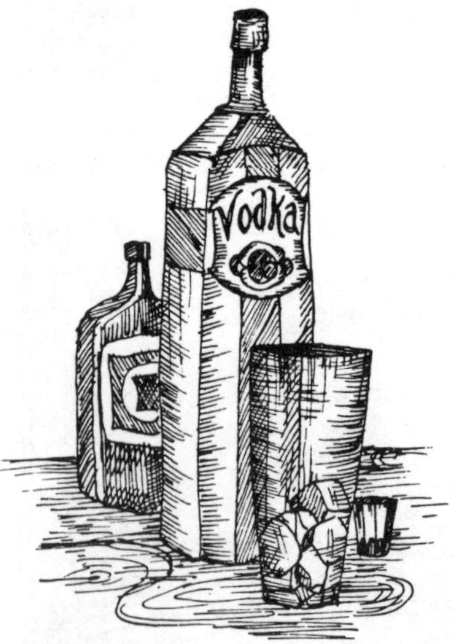

So etwas ist gut zu seiner Zeit. Die Schwierigkeit ist nur, daß die Leute es gewöhnlich dann trinken, wenn sie ein Problem haben. Schlimmer noch, sie trinken, um zu vergessen. Wenn man sich trifft, um irgendein großes Ereignis zu feiern, trinkt man, um sich an das Ereignis zu e r i n n e r n... trinkt ein Gläschen oder auch zwei. Ein freudiger Anlaß hebt die schlechten Auswirkungen von Alkohol auf. Man frage sich selbst, wieviele Anlässe freudig sind.

* *

Salz

Die westliche Medizin glaubt, daß Salz ein wesentlicher Faktor bei der zunehmenden Ausbreitung von Herzstörungen ist. Zu einem gewissen Grad trifft das zu – zum Beispiel, wenn Salzverzehr nicht von Öl oder körperlicher Übung begleitet wird, mit anderen Worten, wenn kein Ausgleich erfolgt.

In der marokkanischen Saharawüste ist der Salzbarren die übliche Währungseinheit. Aber Herzstörungen sind kein wesentliches Problem dort. Erst durch ein schwaches Herz und unausgewogene Nahrung entstehen Herzstörungen. Aus diesem Grunde können wir die Störungen nicht unmittelbar auf Salz zurückführen (siehe auch Abschnitt über Herzstörungen in „Die Behandlung").

Die westliche Medizin vertritt auch den Standpunkt, daß Salz erst im Magen freigegeben wird, erst zu wirken beginnt, wenn es in diesem Organ angekommen ist. Tatsächlich jedoch beginnt Salz bereits im Mund zu wirken, sobald es verzehrt wird. Dem Gehirn wird gemeldet, daß Salz im Mund ist, und sofort werden alle Organe benachrichtigt, daß sie sich auf das kommende Salz vorbereiten sollen. Nieren und Dickdarm nehmen mehr Wasser auf, Herz und Lunge verlangsamen ihren Rhythmus, und der Magen wird aktiv.

Salz liefert Kraft und Energie. Zumindest ein Gericht jeder Mahlzeit sollte Salz enthalten. Salzmangel kann dazu führen, daß es dem Betroffenen an Stärke und sexueller Lust fehlt. (Es zeigt sich immer, daß diejenigen, die nach einer salzlosen Diät leben, viel Salz in ihrem Körper gespeichert haben – sie haben meist über einen langen Zeitraum sehr viel Fleisch gegessen).

Übermäßig viel Zucker oder Medikamente entziehen dem Körper Salz und lösen so ein Verlangen nach Salz aus. Übermäßig viel Salz erzeugt übermäßig viel Speichel; dem ganzen Körper wird Wasser entzogen. Je mehr Salz wir essen, desto mehr Wasser benötigen wir. Wasser ist jedoch ein äußerst zusammenziehendes Nahrungsmittel und Salz im Übermaß kann tatsächlich dazu führen, daß zuviel Wasser im Körper zurückgehalten wird. Es kann auch zu Verstopfung, hohem Blutdruck, Herz- und Nierenstörungen und Zwölffingerdarmgeschwüren führen. Die Folge sind oft Müdigkeit und Schlaflosigkeit und manchmal Gewalttätigkeit und Irrsinn.

Symptome für überschüssiges Salz sind: dunkle Haut, harte Muskeln, im Weißen des Auges sichtbare rote Äderchen, fest zusammengebissene Zähne, Vorstehen der unteren Zähne. Das verläßlichste Anzeichen ist der Urin: wenn er braun ist, wird zuviel Salz verzehrt.

Ist ein zu großer Salzkonsum verantwortlich für die Theorie der westlichen Medizin, daß man bei Nierenstörungen viel Wasser trinken sollte? Dieser Rat mag anfangs funktionieren, aber schließlich erweist er sich als gefährliche Methode, da die Nieren mit Wasser überladen werden und ermüden. Es ist wesentlich praktikabler, einfach weniger Salz zu essen.

Wenn wir zuviel Salz zu uns nehmen, absorbiert der Dickdarm viel Wasser und verursacht dadurch einen Wasserverlust im Stuhl, der dann trocken und hart wird. Der Stuhl ist dann fast immer rund und dunkelbraun und sieht wie Kaninchenstuhl aus. Yang-Verstopfung ist oft das Eregbnis solch eines übermäßigen Salzverzehrs; der Stuhlgang wird dann glänzend.

Es wird empfohlen, daß diejenigen, deren Körper zuviel Salz speichert – besonders tierische Salze – und diejenigen, die Fleisch essen, rohes Gemüse und Obst in ihre Kost mit einbeziehen sollten. Ein wenig Bier oder Wein kann sogar ratsam sein – Flüssigkeit spült Salz heraus. Ein heißes Bad oder eine heiße Dusche ist besonders wirksam. Dies alles sind sichere Methoden, gespeichertes Salz aus dem Körper auszuscheiden. Wenn ein Bad Müdigkeit eher hervorruft als sie zu beseitigen, braucht der Betroffene mehr Salz.

Die Gewohnheit, zusammen mit Fleisch viel Salz zu sich zu nehmen, aber kein Gemüse in die Mahlzeit mit einzubeziehen, ist schädlich. Wenn Salz ohne tierische Nahrung eingenommen wird, ist die Wahrscheinlichkeit geringer, daß Störungen auftreten. Wenn man jedoch lange Zeit Fleisch gegessen hat, ist es ratsam, nicht viel Salz zu sich zu nehmen. Erst wenn die tierische Nahrung aus unserem Körper ausgeschieden ist, können wir es uns leisten, mehr Salz zu essen.

****

Die Wörter „Salz" und „solar" haben dieselbe Wurzel. Es besteht eine Verbindung zwischen Salz und der Sonne, beide sind grundlegend für unser Leben. Von Beginn des Meereslebens an haben Körperzellen Salz (Natriumchlorid) erhalten. Alle Körperflüssigkeit enthält Salz. Unser Körper kann aus Natrium Salz erzeugen, aber Getreide und Gemüse enthalten nicht genug von diesem Element. Fleisch ist reich an Natrium – und Salzen – aber sein Salz ist für uns nicht das beste. Meersalz ist besser.

Salz kann unserem Organismus einen großen Schock versetzen. Im Osten werden folgende Nahrungsmittel zur Unterstützung der Salzassimilation benutzt:

Tamari	– 18 % Salz
Miso	– 13 % Salz (USA: 10-13 %)
Misosuppe	– 10 % Miso (0,9 % Salz)
alte Pickles (1-2 Jahre)	– 20 % Salz
frische Pickles (3 Tage)	– 3 % Salz
Umeboshi (Salzpflaumen)	– 20 % Salz

****

Es ist unmöglich zu sagen, wieviel Salz man konsumieren sollte. Die Menge ist für jeden unterschiedlich. Sie ist beim einzelnen sogar von einem Tag zum anderen unterschiedlich, je nach Wetter, jeweiliger Aktivität und anderen Faktoren. Der beste Richtwert ist vielleicht, soviel Salz zu benutzen, wie nötig ist, damit einem die Speisen am besten schmecken.

Orientalen benutzen Salz am liebsten in verschiedenen Formen (siehe Kästchen oben). Soyasoße (Tamari) und Soyapaste (Miso) werden oft anstelle von Salz benutzt – in Suppen, Hauptgerichten, als Würze und als Medizin. Soyasauce enthält 18 % Salz (verglichen mit Meerwasser, das 2,8 % NaCl enthält) und ist ein sehr praktisches und sicheres Mittel, um Speisen zu salzen. Man muß jedoch auch in diesem Fall vorsichtig sein, um nicht zuviel des Guten zu tun. Diese Würzmittel sind sehr schmackhaft und man kann leicht zuviel nehmen.

Salz dringt nicht allein in die Zellen ein, aber Öl und Salz zusammen werden in der Zelle festgehalten. Aus diesem Grunde ist Soyasoße so gut; das Fett aus den Sojabohnen verbindet sich mit dem Salz.

Ein anderes Beispiel: eine Kombination aus Soyabohnen, Ingwer, Salzpflaume und Bancha-Tee ist eine gute Mischung zur Stärkung des Herzens. Ingwer hat eine gute Yin-Eigenschaft, die zusammen mit Soyasoße und heißem Bancha-Tee hilft, die Blutzirkulation zu fördern (siehe auch „Nahrung ist die beste Medizin").

Zusammenfassend läßt sich sagen, daß es besser ist, eine Methode zu entwikkeln, die uns dabei hilft, einen mäßigen Salzverbrauch auszugleichen, als Salz ganz und gar aus unserer Ernährung zu streichen.

Fleisch

Fleisch liefert jede Menge Kalorien, die den Körper durch rasche Energiezufuhr stimulieren. Diese Art von Energie hält jedoch nicht lange vor; um die durch Fleisch erzeugte Energie aufrecht zu erhalten, muß man ständig Fleisch essen. Getreide und Gemüse dagegen versorgen uns mit Energie, die weit weniger explosionsartig ist. Sie erlauben unserem Körper, die Nährstoffe in einem langsameren und gleichmäßigeren Rhythmus ins Blut aufzunehmen. Dies wiederum verleiht uns eine Energie, die weniger heftig und weit andauernder ist. Die Energie, die durch Getreide und Gemüse erzeugt wird, ist weniger unvermittelt als die durch Fleisch erzeugte Energie. Sie erlaubt einem, kontinuierlich mit einer Arbeit fortzufahren. Man hat kein Gefühl von Schwere, kein Bedürfnis sich auszuruhen und zu erholen.

Unseren Körper mit Getreide und Gemüse aufzubauen, ist natürlicher als ihn mit tierischer Nahrung aufzubauen. Im erstgenannten Fall entsteht aus Pflanzen Blut und dann Fleisch. Wenn wir Fleisch essen, verläuft der Prozeß umgekehrt, das

Fleisch wird zu Blut. Weil dieser Prozeß schnell vor sich geht, wird uns eine große Energiemenge zugeführt. Diese Energie symbolisiert jedoch eher einen Zersetzungsprozeß als einen aufbauenden Prozeß. Wer sehr viel Fleisch ißt, ist oft plötzlichen Fieberanfällen ausgesetzt. Sobald das Fleisch zersetzt worden ist, um aufgenommen und dann ausgeschieden zu werden, liefert es Energie, bildet aber kein qualitativ gutes Blut oder Gewebe. Der Prozeß verläuft zu schnell, das Ausscheidungsbedürfnis ist zu stark. Demnach wird alles, was nicht dem natürlichen aufbauenden Prozeß folgt, ständig ausgeschieden. Dies ist der Versuch des Körpers, „tote" Materie zu verbrennen. Fieber entsteht, wenn Giftstoffe nicht schnell genug ausgeschieden werden.

Fieber kommt im allgemeinen von überschüssigem tierischen Eiweiß. In diesem Sinne kann Fieber als eine Art Ausscheidungsprozeß angesehen werden. Macht man die Probe und ißt große Mengen von Yin-Nahrung – Obst zum Beispiel – wird man feststellen, daß kein Fieber entsteht. Das ist sehr interessant. Nimmt man aber eine große Menge Fleisch, Fisch etc. zu sich, so wird man sehen, daß rasch Fieber aufkommt.

Fieber zeigt an, daß das tierische Eiweiß zu einem Giftstoff für den Organismus geworden ist. Zuerst ist das Eiweiß nicht giftig, aber alles was nicht sofort zu Energie verbrannt wird, wird im Körper gespeichert und wird schließlich toxisch. In diesem Stadium können Bakterien und Viren vorhanden sein. Diese Proteinspeicherung kann schließlich zu Krankheiten wie Urämie führen, und sie erzeugt in den Körperorganen und im Blut zahlreiche schädliche Auswirkungen.

****

Über Ökologie und Überbevölkerung

Die Historiker berichten uns, daß die Weltbevölkerung im ersten Jahrhundert ungefähr 250 Millionen betrug. Im Jahr 1650 betrug sie nur 500 Millionen, was in Anbetracht der Wachstumsrate in der heutigen Zeit sehr wenig ist. Innerhalb von ungefähr 200 Jahren stieg die Bevölkerungszahl drastisch an. 1850 lebten 1.250.000.000 Menschen auf der Erde. Bis 1950, nur hundert Jahre später, hatte diese Zahl sich buchstäblich verdoppelt. Und man schätzt, daß die Bevölkerungszahl der Erde von 1950 bis 1970, in nur 20 Jahren, auf 3.630.000.000 angestiegen ist. Das bedeutet, daß es bei der gegenwärtigen Wachstumsrate bis zum Jahre 2000 7 Billionen Menschen geben wird. Die Nahrungsmittelindustrie hat diese Situation, in der akute Überbevölkerung und das verzweifelte Bedürfnis des Menschen, etwas für seine Gesundheit zu tun, sich verbinden, scheinbar im Griff. Es wird folgendermaßen argumentiert: „Die Welt braucht Nahrungsmittel, und die einzige Möglichkeit genug be-

reitzustellen liegt darin, sie industriell herzustellen. Sie sind vielleicht nicht sehr natürlich, erfüllen aber ihren unmittelbaren Zweck. Zumindest verhungern die Leute nicht." Ohne zu übertreiben kann man sagen, daß die Mehrheit unserer Bevölkerung sonderbare Nahrungsmittel konsumiert, die nur das eine bewirken, nämlich das Leben vorläufig zu erhalten. Es scheint, daß die heutigen Nahrungsmittel gerade soviel „Leben" enthalten, daß der Mensch überleben kann.

Die Bevölkerungszahl der USA beträgt jetzt 250 Millionen. Das Land ist 9,363. 353 qkm groß, (einschließlich Alaska und Hawaii), wovon 20 % unbewohnbares Land sind. Jeder Morgen Boden ernährt eine Person. Wenn der Boden als Weidefläche benutzt würde, könnte die USA maximal 460.000.000 Menschen ernähren. Von den Wissenschaftlern hören wir, daß die US-Bevölkerung im Jahr 2000 mehr als 500 Millionen betragen wird. Wenn diese Rechnung aufgeht, werden zu der Zeit 40 Millionen hungern müssen. Angesichts dieser Möglichkeit ist es äußerst dringend, darauf hinzuweisen, daß durch einen Anbau von Getreide, Gemüse und Obst achtmal soviele Menschen ernährt werden können wie durch die gegenwärtige Ernährung, die zuviel tierische Nahrung beinhaltet. Vieh braucht sehr viel Boden als Weidefläche, der, wenn er richtig genutzt würde, die beste Nahrung hervorbringen könnte. Unser Problem liegt nicht nur darin, Menschen ernähren zu müssen, sondern auch darin, den Boden vor Ausmergelung zu bewahren. Chemikalien verbrennen die Erde. Es wird Zeit, daß endlich ein jeder fordert, den Feldern ihren Frieden zu geben. Bei unseren Bemühungen, den Menschen vor unzureichender Ernährung zu bewahren, sollten wir auch über eine Diät für die Erde selbst nachdenken. Die Großindustrien verhalten sich wie untaugliche Schiffskapitäne, die nicht vorhersehen, daß die Reise lang sein wird, und sparsam mit den Nahrungsmitteln umgegangen werden sollte. Wir müssen an die Generationen denken, die nach uns kommen.

****

Ein Kalb, das einen kräftigen Körper hat, frißt nur Gras. Eine Kuh, die ein enormes Skelett hat, frißt nur Gras und baut dieses Skelett auf der Grundlage von Gras allein auf. Tausend Pfund Gras, die ein Kalb frißt, erzeugen vielleicht ein Pfund Fleisch. Würde dieses Kalb aber nur einhundert Pfund Getreide fressen, so würde es die gleiche Fleischmenge – ein Pfund – erzeugen, denn Getreide ist eine konzentriertere Energieform als Gras. Mit anderen Worten, der Prozeß verläuft folgendermaßen: Gras oder Getreide – Fleisch, Yin – Yang. Fleisch ist demnach eine extrem konzentrierte Energieform, denn riesige Mengen von entweder Gras oder Getreide sind nötig, um eine kleine Menge Fleisch zu erzeugen.

Amerikaner essen gewöhnlich sehr viel Fleisch (konzentriert, schwer) und als Folge davon auch riesige Zuckermengen (dispergierend, leicht). Im Durchschnitt ißt jeder Amerikaner 340 Pfund Fleisch pro Jahr, im Vergleich zum Orientalen, der

70 Pfund ißt. Jeder Amerikaner ißt durchschnittlich 110 Pfund Zucker pro Jahr; der Orientale 50 Pfund. Der Amerikaner ißt zwei- bis dreimal soviel Zucker wie der Orientale. Während der Amerikaner gleichzeitig an den Folgen des Fleisch- und Zuckerkonsums leidet, leidet der heutige Orientale in erster Linie an den Folgen eines übermäßigen Zuckerkonsums. Die Japaner essen als Hauptnahrung weißen Reis, sowie viele süße Zutaten und andere Arten qualitativ schlechter Nahrung. Die Folge ist Blutstauung. Viele Orientalen haben aufgrund dieser Verfassung dicke Lippen. Auch Amerikaner leiden an Blutstauung infolge ihres übermäßigen Konsums von sowohl Fleisch als auch Zucker.

Es gibt eine praktische und sichere Möglichkeit, von tierischer Nahrung stammende Giftstoffe auszustoßen. Es reicht nicht aus, einfach damit aufzuhören, soviel Fleisch zu essen; viele Giftstoffe bleiben im Körper gespeichert. Man kann Radieschen essen, um Fischgiftstoffe auszustoßen; Pilze für Ei- und Geflügel-Giftstoffe, Salat mit Käse, und Zwiebeln und Schalotten (roh und gekocht) für Rind- und Lamm-Giftstoffe. Bei den letzten sind oft auch Kartoffeln (richtig zubereitet – siehe „Nahrung ist die beste Medizin") wirksam.

Proteinmangel

Die Menschen, deren Ernährung sich in der Vergangenheit in erster Linie auf Fleisch gestützt hat, machen möglicherweise eine schwierige Phase durch, wenn sie anfangen, sich hauptsächlich von Getreide und Gemüse zu ernähren. Für ihren Organismus ist es nicht leicht, Blut zu bilden, weil ihr Verdauungssystem nicht mehr dazu in der Lage ist, die Arbeit durchzuführen, die es eigentlich durchführen sollte, d. h. pflanzliche Nahrung in Blut umzuwandeln. Mit anderen Worten, nachdem er sich jahrelang auf tierisches Eiweiß gestützt hat, ist der Körper daran gewöhnt, ohne pflanzliche Nahrung auszukommen und hat dadurch seine angeborene Fähigkeit verloren, den vollständigen Transmutationsprozeß durchzuführen. Deshalb braucht der Körper einige Zeit, um seine natürliche Fähigkeit wiederherzustellen, und in der Zwischenzeit nimmt man etwas ab. Nach einiger Zeit – wie lange, hängt von dem Einzelnen ab – ist die Fähigkeit zur Transmutation wiederhergestellt und man nimmt wieder zu. Wenn man jedoch weiterhin Gewicht verliert, und diese Tendenz lange Zeit anhält, können ernste Störungen vorliegen. Der Betroffene sollte dann etwas Käse oder Karpfensuppe in seine Ernährung mit einbeziehen, denn er ist ernstlich geschwächt und braucht eine längere Übergangsperiode zur Wiederherstellung seiner Körperfunktionen.

****

Über das Essen von Hähnchen

So wie die Dinge stehen, wäre es klüger, wenn der Mensch zu einer einfacheren und gesünderen Ernährungsweise zurückkehren würde. Zu einem gewissen Grad ist tierische Nahrung Bestandteil der traditionellen Ernährung vieler Länder. Aber das Fleisch, das gegenwärtig auf dem Markt ist, ist eine große Bedrohung für die Menschheit.

Eine einfache Geschichte kann diese Tatsache veranschaulichen: Ein junger Amerikaner kam mit einem Problem zu mir. Ihm war unverständlich, wieso er die Brüste einer Frau hatte. Die Frage, ob er Hormone in irgendeiner Form zu sich genommen habe, verneinte er. Ich überlegte, was wohl die Ursache für das Wachsen seiner Brust sein könnte, bis ich ihn fragte, ob er in den letzten Wochen viel Hähnchen gegessen habe. Dieses Mal wurden meine Vermutungen, wie dieses Wachstum wohl zustande gekommen sein könnte, ohne weiteres bestätigt. Er berichtete mir sogar, daß weibliche Brüste bei Männern nichts Ungewöhnliches in Amerika seien. Bevor er mich verließ, fragte er, ob er je Kinder bekommen könne. Er war seit mehreren Jahren verheiratet, aber hatte keine Kinder. Ein Arzt, den er konsultiert hatte, sagte ihm, es bestünde keine Hoffnung, daß er je ein Kind zeugen könne. Ich äußerte die Hoffnung, daß seine sexuelle Verfassung sich wieder normalisieren würde, wenn er auf tierische Nahrung verzichten könne und zu einer Getreide- und Gemüsediät wechsle.

Schließlich ist nichts auf dieser Welt unveränderlich.

Ein Jahr ging vorüber. Letzten Sommer hörte ich, daß seine Frau schwanger geworden war.

****

Bohnen

Bohnen sind ein Nahrungsmittel von guter Qualität, das den Organismus mit einer ziemlich großen Protein- und Energiemenge versorgt. Das heißt nicht, daß man riesige Mengen davon verzehren sollte; ein oder zwei Löffel voll reichen normalerweise völlig aus. Es ist eine ungesunde Angewohnheit, sich um Eiweiß Sorgen zu machen und mehr als nötig davon zu essen. Es ist auch besser, Eiweiß von vielen verschiedenen Quellen zu bekommen, anstatt seine Aufmerksamkeit auf eine bestimmte Quelle zu konzentrieren. Solch eine Einstellung läßt unseren Körper seine

Fähigkeit verlieren, andere Arten von Nahrung aufzunehmen und umzuwandeln.

Bohnen werden manchmal als Medizin angewendet, innerlich sowohl als auch äußerlich. Adukibohnen sind ausgezeichnet bei Nierenstörungen. Schwarze Bohnen sind gut für die Geschlechtsorgane – zum Beispiel bei unregelmäßiger Menstruation, Unfruchtbarkeit, mangelndem sexuellen Verlangen (Rezepte siehe in „Nahrung ist die beste Medizin"). Weiße Bohnen (Navybohnen, Limabohnen etc) enthalten weniger Öl als andere Bohnen und sind deshalb gut für Leute mit Leberproblemen. Grüne Erbsen sind gut für den Magen.

Trotz ihres hohen Proteingehalts sind Soyabohnen als Bohnengericht nicht zu empfehlen. Sie enthalten eine bestimmte schädliche Säure, die nur durch komplizierte Kochmethoden zerstört werden kann. Aus diesem Grund werden Soyabohnen im Osten meist in Form von Tofu gegessen, einer Art „Soyabohnenkäse". Tofu ist jedoch auch nicht wünschenswert. Vorstehende Augen sind oft ein Zeichen für einen großen Soyabohnenkonsum. Es ist besser, Soyabohnen in Form von Miso und Tamari zu essen, es sei denn, sie werden medizinisch verwendet (siehe Seite 286).

Samen und Nüsse

Nüsse sind eng verwandt mit Samen. Beide enthalten Öl. Samen und Nüsse haben einen hohen Proteingehalt. Sie enthalten Vitamin E, ein wichtiges Vitamin für die Geschlechtsorgane und das Herz, sowie auch für schwangere Frauen und für Neugeborene.

Sesamsamen sind bekannt für ihren hohen Protein- und Kalziumgehalt. Buchweizen, der eher ein Samen als ein Getreidekorn ist, ist sehr reich an Vitamin E.

Der Samen jeder Frucht enthält lebensspendende Kraft in konzentrierter Form. Das Fruchtfleisch besteht zu neunzig Prozent aus Wasser und verdirbt deshalb rasch. Die restlichen zehn Prozent, die den Samen ausmachen, können den Winter überdauern. Wenn die Pflanze diesen konzentrierten, harten Teil nicht hätte, würde sie sterben oder verfaulen, denn aus diesem konzentrierten, fruchtbaren Samen entspringt neues Leben.

Samen und Nüsse sind ausgezeichnet für die Gesundheit. Es ist ratsam, sie in die reguläre Ernährung einzuschließen. Sie sind gut zur Stärkung des Körpers, sollten aber – wie alles andere – maßvoll gegessen und sorgfältig gekaut werden, besonders Walnüsse und Mandeln, da ihre Haut Säure erzeugt. Es wird empfohlen, alle Samen und Nüsse leicht zu rösten, bevor man sie ißt.

****

Tomaten

Tomaten sind für einen regelmäßigen Verzehr nicht zu empfehlen, denn sie enthalten zuviel Kalium und Oxalsäure. Die Oxalsäure bewirkt, daß das Kalium in unseren Knochen zerschmilzt und Gallen- und Nierensteine entstehen. Wenn sie gelegentlich von Leuten gegessen werden, die viel tierisches Eiweiß gespeichert haben, helfen sie, den unerwünschten Überschuß abzubauen.

****

Zucker und Honig

Wenn Zucker in Maßen verwendet wird, kann er sich als eine gute Medizin erweisen. Es ist bedauerlich, daß der heutige Mensch ihn zu oft anderen als medizinischen Zwecken oder einfach zur Befriedigung benutzt. Heutzutage ist Zucker eine Droge und man nimmt sie, um einen verbrauchten Körper anzuregen, der die sofortige Energie benötigt, die Zucker geben kann. Unglücklicherweise macht Zucker süchtig. Er erzeugt einen Teufelskreis, in dem die Abhängigkeit von Zucker größer ist als von jedem anderen Nahrungsmittel. Fleisch gibt auch rasch Energie, aber nicht so schnell wie Zucker. Zucker ist der süße Freund, der an die Stelle eines nicht existierenden Willens getreten ist; er ist es, der es einem möglich macht, weiterzuarbeiten. Der heutige Mensch ist davon abhängig, daß Zucker ihm den Schub gibt, den er braucht, um seine unmittelbaren Tätigkeiten auszuüben, sei es Sport, sei es die tägliche Arbeit.

Die süßeste aller einfachen Zuckerarten ist *Fruktose. Glukose* und *Fruktose* bilden zusammen das, was allgemein Doppelzucker, *Sucrose*, genannt wird, ein weniger süßer Zucker aus Rüben und Zuckerrohr. Eine andere Zuckerform, genannt Laktose, findet man in Milch. Er ist kaum süß.

Honig ist ebenfalls eine Verbindung aus Fruktose und Glukose. Er ist ganz anders als Zucker, weil er viele Enzyme und Mineralien enthält.

Im Osten wird Honig, wenn er als Medizin benutzt wird, in warmem Wasser verdünnt und in kleinen Mengen benutzt, um seine starke Wirkung zu verringern. Dies ist ein gutes Heilmittel, das bei Menstruationsbeschwerden gefahrlos benutzt werden kann. Es ist besonders geeignet für Menschen mit einer starken Konstitution.

Seit vielen Jahrhunderten wird Honig weltweit als Medizin benutzt. Er war früher sehr teuer. Jetzt ist er so billig, daß man ihn in großen Mengen verzehrt, pur und unverdünnt. Das ist nicht besonders klug, denn in diesem Fall ist die Wirkung des Honigs zu stark.

****

Ihre Mahlzeit

Wir empfehlen, Getreide und Gemüse in die täglichen Mahlzeiten einzubeziehen. Sie waren die Lebensstütze der Menschen in alter Zeit. Beide sind ausgezeichnete Nahrungsmittel. Daneben gibt es Gemüsepasteten, Nachspeisen, Fisch, gelegentlich tierische Nahrung; doch je einfacher die Mahlzeit ist, desto besser wird die Gesundheit sein. Hier einige Vorschläge, die jedoch nicht als starres System gelten sollen. An einigen Tagen brauchen wir vielleicht mehr Gemüse, Suppe oder Flüssigkeit als an anderen. Im Sommer wollen wir nicht das gleiche essen wie im Winter. Wenn es kalt ist, essen wir gute heiße Suppen mit viel Getreidekörnern, um den Körper warm zu halten. Wenn es heiß ist, nimmt man gern etwas Rohkost zu sich – natürlich nur, wenn der Körper sie verdauen kann.

Eine gewöhnliche Mahlzeit kann zusammengesetzt sein aus:

50 % Getreide
15 % Gemüse
10 % Bohnen
25 % Suppe und Salat

Eine außergewöhnliche Mahlzeit kann zusammengesetzt sein aus:

25 % Fleisch oder Fisch
25 % Getreide
25 % Gemüse und Salat
15 % Suppe
10 % Nachtisch

Menüvorschläge

Gerstensuppe	Misosuppe	Hafersuppe
gebratene Seezunge	Gemüsepastete	Bulgur
Reis	Stangenbohnen	Buchweizenkroketten
Möhren	Zucchini	Möhren
Wasserkresse		Brokkoli

Einige Suppen

Gerste – Möhre, Zwiebel, Pilze
Hafer – Zwiebel – Möhre
Gerste – Bohnen
Gerste – Linsen – Sellerie
Gartenkürbis – Zwiebel
Möhre – Kartoffel – Zwiebel – Sellerie

Essen Sie gesund!

****

Idealerweise sollte Zucker in seiner natürlichen Form gegessen werden – in Nahrung enthalten. Die Zuckerarten, die sich in Reis und in den meisten Getreide-, Gemüse- und Obstsorten finden, heißen Polysaccharide – Komplexzucker. Wenn wir Zucker in dieser Form zu uns nehmen, ist unser Körper gezwungen, die Polysaccharide in Monosaccharide aufzuspalten – in einfachen Zucker. Dies ist der natürliche Aufnahmeprozeß. Raffinierter Zucker, der direkt in den Blutstom geht, ohne die Notwendigkeit, verdaut zu werden, versetzt dem Magen, der Milz und anderen Organen einen zu großen Schock. Es ist viel besser, Zucker in seinen komplexen Formen zu sich zu nehmen, wie er natürlicherweise in den meisten Nahrungsmitteln enthalten ist. Die aus der Aufspaltung vom Komplexzucker gewonnene Energie hat eine bessere Qualität, denn es handelt sich um konstante und andauernde Energie, die das gesamte Verdauungssystem in kollektiver Arbeit erzeugt hat.

Raffinierter Zucker verursacht einen Säurezustand, denn es besteht keine Möglichkeit, daß er langsam aufgespalten und alkalisiert wird. Dieser Säurezustand verbraucht die Körpermineralien sehr schnell, was unweigerlich zu einem schweren Kalziumverlust führt, der wiederum Zahnverfall verursacht.

Wenn man öfter als nur gelegentlich raffinierten Zucker ißt, werden die Därme geschwächt, die nicht an diesen übermäßigen Konsum gewöhnt sind. Wenn Zucker die Fähigkeit der Däme zur Nahrungsverdauung zerstört, ist Krankheit die Folge – physiologische und psychologische Krankheit, Magenübersäuerung, Kopfschmerzen, Nervosität und sogar Gewalttätigkeit.

Starke Fleischesser konsumieren gewöhnlich regelmäßig große Zuckermengen. Es wäre günstiger für sie, wenn sie viel Salat essen würden, der zwar nicht so leicht wie Zucker ist, aber dafür nicht solche gefährlichen Nebenwirkungen hat.

Öl

Ich wurde einmal in einer Vorlesung gefragt, ob Öl als solches im Körper bleibt, oder ob es in eine andere Substanz umgewandelt wird. Antwort: alles verändert sich; Öl wird zu Kohlehydraten, die sich in Protein verwandeln, was sich einerseits wieder in Öl verwandelt.

Wenn wir eine übermäßige Menge von Kohlehydraten zu uns nehmen, speichert unser Körper den Überschuß. Der nicht benötigte Teil der Kohlehydrate wird in Fett umgewandelt und unter der Haut abgelagert. Wenn irgendwann ein Mangel an Kohlehydraten besteht, bekommt der Körper das, was er braucht, aus einer indirekten Quelle: Protein verwandelt sich in Öl, das sich in Kohlehydrate verwandelt.

Nüsse und Samen sind eine gute natürliche Ölquelle. Es ist am besten. sie vor dem Verzehr kurz in einer Pfanne zu rösten; dadurch verringert sich ihr Ölgehalt.

Pflanzliches Öl wird gewöhnlich zum Sautieren von Gemüse benutzt. Es ist qualitativ gutes Fett, das kein Cholesterol bildet, wie das bei tierischem Fett der Fall ist. Das Sautieren dient dazu, den Geschmack des Gemüses zu versiegeln und beim weiteren Kochen zu bewahren. Sesam- und Maisöl sind ausgezeichnet zum Gemüsesautieren. Sonnenblumenöl ist genauso gut, wenn auch weniger schmackhaft. Olivenöl und andere Öle sollten in geringen Mengen benutzt werden, besonders Erdnuß- und Soyabohnenöl, da es schwer verdaulich ist.

In Amerika brauchen wir unser Gemüse eigentlich nicht mehr zu sautieren, auch wenn sautiertes Gemüse sehr köstlich ist. Die meisten von uns konsumieren sowieso zuviel Öl und Fett. Das ruft Leberbeschwerden hervor. Zuviel Öl macht die Haut rauh, insbesondere die Haut an den Händen. Das Verlangen nach Öl wurde beibehalten aus einer Zeit, als große Fettmengen zusammen mit Fleisch gegessen wurden.

Seegewächse

Die Zeit ist vielleicht nicht mehr allzu fern, wenn die Mehrheit der Menschen ihre Nahrung aus dem Meer beziehen wird. In geringem Ausmaß ist das bereits jetzt der Fall. Naturspeiseläden überall auf der Welt bieten verschiedene Arten von Gewächsen an, die alle schnell verkauft sind.

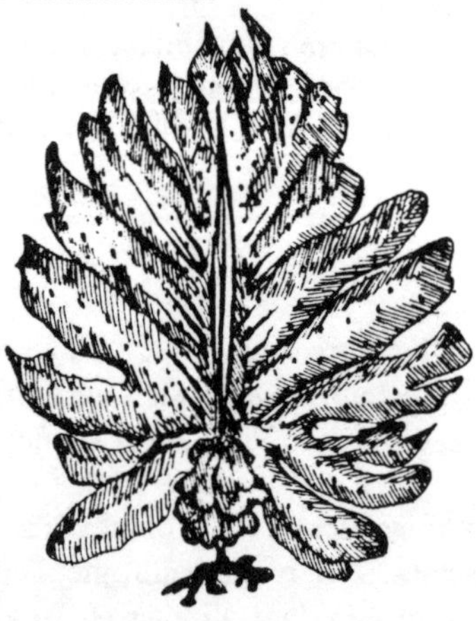

Wakame

Seegewächse zu essen ist vielleicht nicht jedermanns Sache. Das erste Mal schmecken sie ganz entschieden wie Seegewächse! Wenn man jedoch Geschmack dafür entwickelt, wird man bei Tisch nicht mehr darauf verzichten wollen. Wenn man

Seegewächse gegessen hat, hat man anschließend das Gefühl, etwas wirklich Nahrhaftes gegessen zu haben. Sie sind eine Art von Nahrung, auf die man sich verlassen kann.

Seegewächse sind eine wichtige Quelle für viele Mineralien, die in Landgemüse nicht so reichhaltig vorhanden sind. Sie sind eine natürliche Nahrung für den Menschen und sollten auf jedermanns Speisezettel gehören.

Nach der östlichen Medizin sollte Fischnahrung durch den Verzehr von Seegewächsen ausgeglichen werden, denn es besteht eine harmonische Beziehung zwischen Meerestieren und Meeresgemüsen – genau wie Landtiere und Landgemüse in ihrer Ernährung voneinander abhängen.

Mit Ausnahme von einigen Fischarten sind Seegewächse unsere einzige natürliche Jodquelle, ein wichtiges Spurenelement. Seegewächse sind außerdem reich an Vitamin E. Vitamin A ist in fast allen Arten von Seegewächsen enthalten; B_1 und B_2 sind ebenfalls in fast allen vorhanden. Nori hat den höchsten Protein- und Vitamin B und C Gehalt. Kombu, Wakame und andere Kelparten haben den höchsten Kalziumgehalt, während die Speise-Rotalge den höchsten Eisengehalt hat.

Die in Seegewächsen enthaltenen Mineralien und Enzyme helfen dem Körper dabei, die Auswirkungen tierischer Nahrung zu beseitigen und sich vegetarischer Nahrung anzupassen. Außerdem helfen Seegewächse dem Körper dabei, aus der Atmosphäre aufgenommene radioaktive Abfallstoffe auszuscheiden! Es ist experimentell bewiesen worden, daß Algensäure, ein wichtiges Element in Braunalgen wie Wakame, Kombu, den anderen Kelparten und in Hijiki, auf metallische Elemente in den Därmen einwirken und diese in unlösliche Salze verwandeln, die dann aus dem Körper ausgeschieden werden.

Seegewächse: Nahrungsgehalt und Mineralien (pro 1000 Gramm)*

	Protein	Fett	Kohlehydrate	Ca	K	Na	Mg	P	Fe	I
Kombu	7,3	1,1	51,9	800	–	2500	–	150	–	–
Wakame	12,7	1,5	47,8	1300	–	11	–	260	13	–
Kelp (Puder)	–	–	–	1100	5300	300	760	240	100	150
Nori	34,2	0,7	40,5	470	–	–	–	580	23	–
Hijiki	5,6	0,8	29,8	1400	–	–	–	56	30	–
Speise-Rotalge	–	–	–	300	8100	2100	220	270	150	8
Kanten	–	–	–	450	–	–	–	–	–	0,2
Irischer Knorpeltang	–	–	–	880	2850	2900	–	160	9	–

– gibt an, daß nur unzureichende Information verfügbar ist

* Nachdruck aus *East-West Journal*

Flüssigkeit

Flüssigkeit ist das Allheilmittel, das bei denjenigen, die viel Fleisch essen, an erster Stelle steht. Die moderne Theorie, die verordnet, viel Flüssigkeit zu trinken, wurde aus einer Notwendigkeit heraus geboren. Für einen Fleischesser ist es in der Tat wichtig, große Flüssigkeitsmengen zu trinken, um die Stoffe fortzuspülen, die seinen Organismus vergiften können. Sonst können sich Nierenstörungen entwikkeln.

Da er mehr Flüssigkeit trinken muß als jeder andere, ermüdet der Mensch, der sehr viel Fleisch ißt, im Endeffekt seine Nieren durch Überarbeitung. Die Theorie, den Körper mit Wasser durchzuspülen, ist sehr verbreitet, aber sie macht den Menschen alles andere als frei. Seine pathologischen Begierden bestimmen sein Leben, und er ist gezwungen, sich ihren Konsequenzen zu unterwerfen.

Kleine Flüssigkeitsmengen müßten ausreichend sein für diejenigen, die Fleisch nicht zu ihrer Hauptnahrung machen. Flüssigkeit sollte vorzugsweise nach oder zwischen den Mahlzeiten getrunken werden. Während der Mahlzeit getrunkene Flüssigkeit blockiert den Verdauungsprozeß und das führt, wie die meisten Leute wissen, zu allen möglichen Störungen.

Einige Nahrungsmittel werden im Mund verdaut. Der Kauvorgang, zusammen mit dem Speichel, spaltet die Nahrung auf in eine flüssige Form, die von den Verdauungsorganen leicht aufgenommen werden kann. Getreide (einschließlich Brot, Keksen etc.), allgemein „Kohlehydrate" genannt, muß sorgfältig zerkaut werden. Mangelhaftes Kauen verursacht leichtere bis schwerere Magenbeschwerden – Magenübersäuerung, Geschwüre etc.

Es ist immer besser, Flüssigkeit zu trinken, die weder zu kalt noch zu heiß ist. Ein sehr kaltes Getränk behindert zum Beispiel die Verdauung, indem es den Darm vereist, und das allein ist eine bedeutende Quelle für Beschwerden wie Durchfall, Rheumatismus, Halsschmerzen.

Kaffee und Tee sind gute Tagesstarter und der moderne, willenlose Mensch braucht sie dringend. Er braucht ihre stimulierende Wirkung, weil er keine wirkliche Kraft hat, die tägliche Arbeit zu Ende zu bringen. Es ist ratsam, beides nur gelegentlich zu trinken. Es sind ausgezeichnete Kräutertees auf dem Markt, die genauso gut wie Kaffee und Tee schmecken und außerdem ganz unschädlich sind. Banchazweigtee (*kukicha*), der von Hunderttausenden von Amerikanern benutzt wird, ist ein sehr befriedigender Tee, ungefärbt, aromatisiert und nicht stimulierend. Man kann ihn vor dem Zubettgehen trinken und trotzdem noch gut schlafen.

Um es noch einmal zusammenzufassen: Trinken sollte keine mechanische Handlung sein, der keine Entscheidung von Körper oder Geist zugrunde liegt.

Übermäßiges Trinken schadet dem Verdauungsprozeß, hindert einen daran, richtig zu kauen und stumpft das Denken ab. Es ist ratsam, Flüssigkeit lieber in kleinen Schlücken zu trinken, als sie herunterzustürzen. Diese Verbesserung allein wird schon viel Ärger verhindern.

Über Milch

Im Gegensatz zu dem weitverbreiteten Glauben ist Milch kein „vollkommenes Nahrungsmittel für den Menschen", das „den ganzen oder den größten Teil seines täglichen Bedarfs deckt". Es gibt sogar viele Beweise dafür, daß ein starker Konsum von Milch oder anderen Milchprodukten ziemlich gefährlich sein kann. Über die besonderen Einzelheiten ist in so bekannten Zeitschriften wie TIME und LIFE, sowie auch in ernährungswissenschaftlichen Zeitschriften und selbst in Veröffentlichungen des Landwirtschaftsministeriums berichtet worden.

Es ist richtig, daß der Mensch seit Tausenden von Jahren Milch trinkt, aber was heute als Milch bezeichnet wird, hat nur sehr wenig Ähnlichkeit mit der frischen rohen Milch, die unsere Vorfahren getrunken haben. Solche Milch steht den meisten von uns heutzutage nicht zur Verfügung. Oxidation, Pasteurisierung (ein Verfahren, das Pasteur für Wein ersonnen hatte) und die Zugabe von chemischen Konservierungsmitteln dienen alle dazu, die in der Milch vorhandenen Laktobazillen und Vitamine sowie die meisten anderen Nährstoffe zu töten. Das ist richtig so. Milch ist dafür bestimmt, direkt von der Brust getrunken zu werden. Sie ist das vollkommene Nahrungsmittel der Natur für Säuglinge und wird ihnen von einer liebevollen Mutter gegeben. Menschliche Babies, genau wie die Jungen anderer Arten, brauchen keine Milch mehr, sobald das Kind entwöhnt ist und Zähne hat. Erwachsene brauchen sie einfach überhaupt nicht.

Das soll nicht heißen, daß es irgendwie schädlich wäre, wenn man sich gelegentlich ein wenig Milch, Joghurt, Käse oder andere Milchprodukte gönnt. Schließlich schmecken diese Sachen sehr gut und können auch sehr lindernd sein. Es gibt eine Ausnahme: MENSCHLICHE BABIES SOLLTEN NIEMALS MIT KUHMILCH GEFÜTTERT WERDEN! Das war früher auch nie der Fall. Soweit es überliefert ist, wurde dies 1793 zum ersten Mal gemacht! Die Körpergröße hat im letzten Jahrhundert drastisch zugenommen; die Hautpursache ist der starke Konsum von Fleisch und Milchprodukten.

Wie Dr. Morishita darlegt:

> Ein junges Kalb wiegt bei der Geburt ungefähr 130 Pfund. Einen Monat später wiegt es ungefähr 240 Pfund. Zu diesem Zeitpunkt läuft es bereits umher.

Diese schnelle Wachstumsrate macht eine rasche Entwicklung und ... ein rasches Knochenwachstum erforderlich, um die für die Aktivitäten und das Gewicht erforderlichen Bedürfnisse zu befriedigen. Aus diesem Grunde enthält Kuhmilch auch soviel mehr Kalzium als Muttermilch.

Menschliche Milch enthält dagegen Phosphor. Dieses Element ist sehr wichtig für Wachstum und Entwicklung des Gehirns. Das Baby entwickelt als erstes sein Gehirn, während das Tier als erstes seine Knochenstruktur entwickelt. Aus diesem Grunde müssen die Milch für einen Menschen und die für ein Tier von Natur aus unterschiedlich sein. Dem menschlichen Säugling Kuhmilch zu geben, ohne über solch eine Ordnung der Natur nachzudenken, ist zu einfach gedacht.

Kuhmilch enthält mehr Protein als Muttermilch, aber dieses Protein ist Kasein, was unlöslich und für Babies sehr schwer verdaulich ist. Wahrscheinlich 50 % sind vergeudet. Das Protein in der Muttermilch ist hauptsächlich Laktalhumin, was löslich und leicht verdaulich ist. Das Protein in der Muttermilch wird vom Baby zu 100 % ausgenutzt.

Die Fettmenge in Kuhmilch und Muttermilch ist gleich, aber in Kuhmilch sind hauptsächlich gesättigte Fette und Fettsäuren, während das Fett in der Muttermilch feiner emulgiert ist. Ein Baby, das mit Muttermilch ernährt wurde, wird körperlich flexibler und anpassungsfähiger sein.

Muttermilch enthält mehr Laktose als Kuhmilch. Sie ist für einen Säugling leichter zu verdauen als anderer Zucker und unterstützt die Nutzung von Proteinen und die Aufnahme von Kalzium. Die Zuckerarten in Kuhmilch sind hauptsächlich Galaktose, Glukose und andere Zusammensetzungen.

Jede Milchform hat eine andere pH-Reaktion, die sich ihrerseits wiederum auf Verdaulichkeit und Blutqualität im Körper auswirkt. Kuhmilch ist säurehaltig, während Muttermilch alkalisch ist.

Muttermilch überträgt Immunstoffe gegen viele Krankheiten auf das Baby und impft ihm genug Darmbakterienflora (Laktobazillen) ein, um ein Leben lang als Resistenzgrundlage gegen Infektionskrankheiten auszureichen. (Für Mütter, die Schwierigkeiten bei der Milcherzeugung haben, siehe Seite 130.)

In den USA entfallen heute 28 % des Nahrungsmittelkonsums auf Milchprodukte. Ist dies nicht vielleicht – zusammen mit raffiniertem Zucker – eine der Ursachen für das ständige Auftauchen neuer Krankheiten und Allergien?

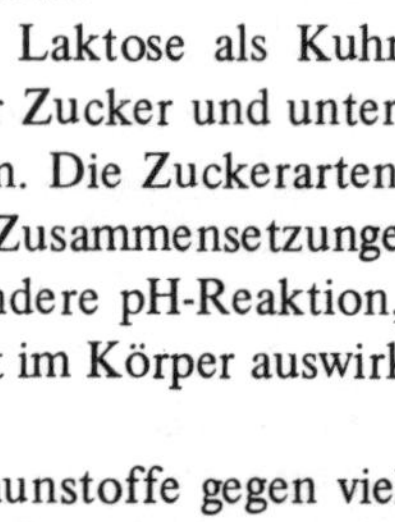

Wildpflanzen

Manche Menschen suchen gern wild wachsende Pflanzen, die als Gemüse und Kräuter verwendet werden können.

Es gibt vier Schritte bei der Untersuchung wild wachsender Pflanzen. Die ersten drei sind sehen, riechen und schmecken. Der vierte und letzte Schritt ist, eine vernünftige Menge der Pflanze zu essen und zu warten, wie der Körper reagiert. (Genau das taten die Pflanzenkenner in alter Zeit. Einige fasteten sogar drei Tage lang, um besonders sensibel zu werden, aßen dann nur die Pflanze und warteten ab, was geschah). Bei Pilzen muß man oft mehrere Tage warten, um die Reaktion beobachten zu können.

Man sollte nicht vergessen, daß die meisten wild wachsenden Pflanzen in sich sowohl starke Yin- als auch starke Yang-Kräfte zusammen vereinen und nach einer starken Kochmethode zubereitet werden sollten. Die Methoden der Nahrungsmittelzubereitung sind, von Yin nach Yang: als Salat, ankochen (kein Salz, kein zusätzliches Wasser), dämpfen, kochen, sautieren, im Drucktopf, überbacken und anbraten, einfrieren.

„Wenn man weiß, wie man Gleichgewicht herstellen kann, gibt es so etwas wie Gift nicht – nur extreme Grade von Yin und Yang."

DIE ZUBEREITUNG VON MEDIZIN

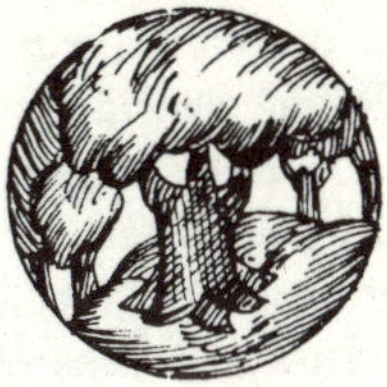

Der Mensch kennt keine „vollkommene" Medizin. Es gibt jedoch die geeignetste Zeit zur Heilung jeder Krankheit und die für jeden einzelnen Fall günstigste Anwendungsmethode. Das Ideal besteht also darin, die richtige Medizin für diesen Moment zu finden. Damit das möglich wird, ist es die Pflicht jedes einzelnen, Vertrauen zu sich selbst zu entwickeln. Dazu muß man lernen, seine Grundkonstitution zu erkennen, sowie seine Verfassung in einem gegebenen Krankheitsstadium. Jede Krankheit sollte mit besonderer Sorgfalt behandelt werden, auch wenn sie ein Wiederauftreten einer früheren Krankheit ist. Wenn wir zum Beispiel einmal eine bestimmte Krankheit mit einer speziellen Art von Medizin geheilt haben, folgt daraus nicht notwendigerweise, daß wir diese Krankheit immer mit der gleichen Therapie behandeln werden. Denn in der Zwischenzeit könnte sich unsere Verfassung geändert haben, und wir hätten es deshalb mit einer anderen Situation zu tun. Oder wir könnten uns die gleiche Krankheit in einer anderen Umgebung zuziehen.

Nehmen wir zum Beispiel an, jemand hat den Winter in Vermont verbracht und dort eine bestimmte Krankheit bekommen, die dann erfolgreich behandelt wurde. Er entschloß sich, den folgenden Sommer in Arizona zu verbringen und dort trat die gleiche Krankheit noch einmal auf. Im Umgang mit dieser neuen Situation ist, besonders was die Nahrung betrifft, Vorsicht geboten. Im Süden müßte ganz anders gegessen werden als im Norden. In einem heißen Klima neigt man dazu, mehr Flüssigkeit zu trinken. Das allein – zusätzlich zu hunderten von anderen Faktoren – macht eine Veränderung der Eßgewohnheiten erforderlich.

Wir sollten uns nicht auf eine Technik als einzig mögliche Behandlungsmethode verlassen, selbst wenn sich diese Technik für Tausende als vorteilhaft erwiesen hat. Manche Leute glauben zum Beispiel ausschließlich an die Tabletten und Spritzen der modernen Medizin und leugnen die Möglichkeit, daß es andere Heilmethoden gibt, sowie vielleicht andere Zivilisationen mit einer hoch entwickelten Kultur und einem tiefen Verständnis für den Menschen und seine Welt, die eine gesunde und menschliche Medizin entwickelt haben könnten. Einige Leute vertrauen allein auf Kräuter, andere auf Nahrung und wieder andere vertrauen ausschließlich exotischen spirituellen Übungen. Blind für andere vorhandene Möglichkeiten machen solche Leute die Medizin zu einem starren System.

In drei Kapiteln werden hier drei verschiedene Methoden der Krankheitsbehandlung dargestellt. Alle lassen Raum, den idealen Weg zur Behandlung jeder speziellen Krankheit zu entwickeln. „Nahrung ist die beste Medizin" erklärt, wie Nahrung hilfreich sein kann. Durch richtiges Essen stärken wir uns selbst, unseren Körper und unseren Geist, so daß wir im Krankheitsfall nicht in Panik zu geraten und uns auf Gnade oder Ungnade der erstbesten Behandlungstechnik, die uns angeboten wird, auszuliefern brauchen.

„Über die Anwendung von Kräutern und Tees" erklärt den richtigen Gebrauch von Kräuterheilmitteln, den unschätzbaren Weggefährten, die zu ihrer eigenen Zeit gebraucht werden können. Zum Beispiel könnte sich ein Fall ergeben, in dem Nahrungsmittel die Krankheit nicht schnell genug heilen können. In solch einem Fall würde man die richtigen Kräuter anwenden und dadurch den Heilungsprozeß beschleunigen (wobei natürlich gleichzeitig ein ziemlich gutes Gleichgewicht beim Essen aufrecht erhalten werden muß). Kräuter lehren uns eines, nämlich daß wir uns stets auf sie verlassen können, solange wir uns an vernünftige Eßgewohnheiten halten. Nicht einmal die besten Kräuter werden eine rasche Wirkung zeigen, wenn wir fortfahren, in unserer Ernährung dieselben Fehler zu machen. Eine weitere falsche Ernährung wird lediglich die gleiche Krankheit erneut hervorrufen. Schlimmer noch, sie könnte eine andere Erkrankung auslösen und dadurch anzeigen, daß die Krankheit größere Ausmaße angenommen hat.

Das Kapitel „Behandlungsmethoden zur äußerlichen Anwendung" zeigt eine Heilmethode aus alter Zeit, die die Heilung immer wirkungsvoll beschleunigt. Auch hier ist es ratsam, weiterhin gut zu essen, wobei „gut" in diesem Fall bedeutet, sich nicht zu überessen und ein Zuviel jeder Art zu vermeiden. Indem wir mäßig bleiben in unserer Art zu essen, lernen wir es, die volle Bedeutung von Krankheit und ihrer Heilung zu verstehen. Indem es zeigt, daß man moderne Krankheiten mit sehr einfachen Mitteln in den Griff bekommen kann, hilft dieses letzte Kapitel, Selbstvertrauen zu gewinnen.

Viel Erfolg also!

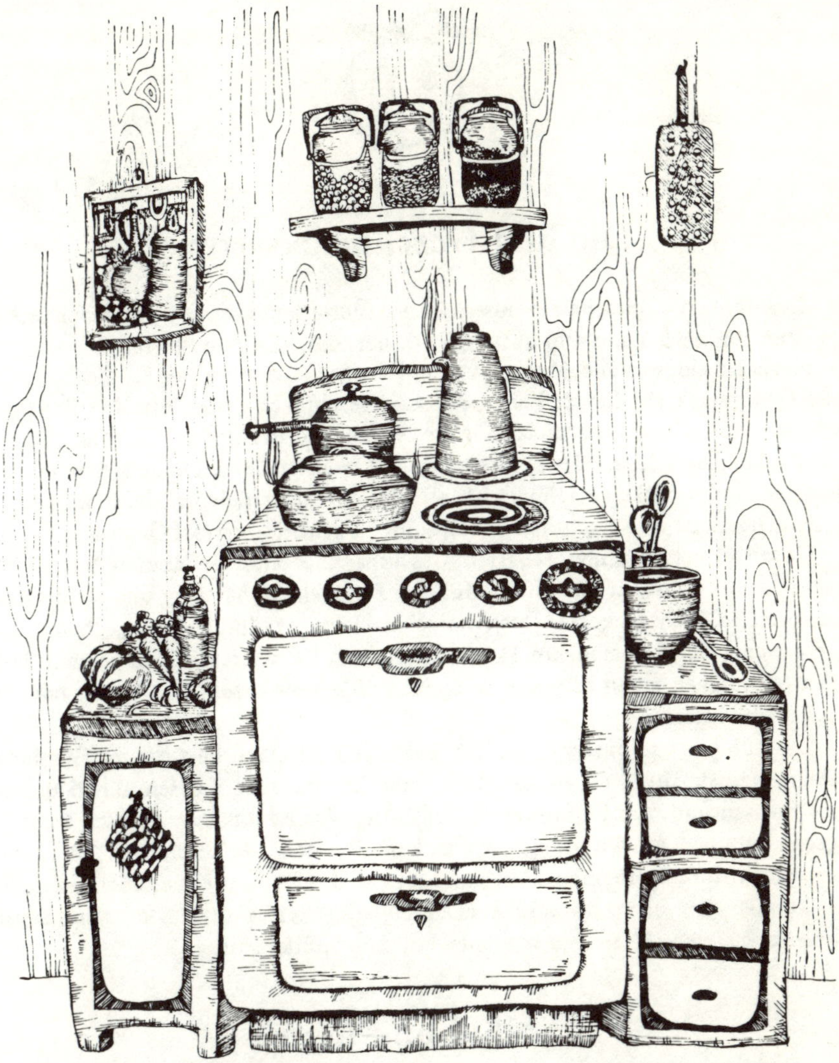

NAHRUNG IST DIE BESTE MEDIZIN

Die fünf Geschmacksarten

Gewöhnlich unterscheidet unsere Zunge fünf grundlegende Geschmacksrichtungen. Von Yin nach Yang sind das: scharf, sauer, süß, salzig und bitter.

Nach der chinesischen Medizin ist der scharfe Geschmack gut für die Lunge, der saure Geschmack gut für die Leber, der süße Geschmack gut für die Milz/Bauchspeicheldrüse, der salzige Geschmack für die Nieren und der bittere Geschmack für das Herz (siehe „Die Theorie der Fünf Elemente"). Während eine kleine Menge eines bestimmten Geschmacks vorteilhaft ist, schadet eine übertriebene Menge immer gerade dem Organ, dem es eigentlich helfen sollte. Quantität zerstört Qualität.

Gewürze haben einen scharfen Geschmack. Rohes Gemüse und bestimmte Früchte sind von Natur aus sauer. Möhren, Zwiebeln, Schalotten und Kürbis haben einen süßen Geschmack. Seegewächse schmecken gewöhnlich salzig, obwohl auch sie ein wenig süß und manchmal sogar bitter sind. Viele Kräuter und bestimmte Gemüsesorten haben einen bitteren Geschmack; Klettenwurzeln und Löwenzahn zum Beispiel sind bitter.

Die Zunge ist so eingerichtet, daß jeder Teil für einen bestimmten Geschmack empfänglich ist. Mit der Zungenspitze schmeckt man süße Speisen, mit den Seiten saure Speisen und mit dem hinteren Teil bittere Speisen. Salzige Speisen kann man dagegen mit der ganzen Zunge schmecken. Der scharfe Geschmack ist ziemlich kompliziert. Im allgemeinen spürt man ihn auf der Zungenspitze, aber andere Stellen können ihn ebenfalls schmecken. Ingwer, Pfeffer und Senf zum Beispiel schmeckt man jeweils an verschiedenen Punkten auf der Zunge.

Shibui und Egui

Zusätzlich zu diesen fünf Geschmacksarten gibt es zwei sehr wichtige Geschmacksarten, die in der östlichen Medizin als *egui* und *shibui* bekannt sind. In der Einordnung nach Yang kommt egui vor den fünf Geschmacksarten und shibui danach. Es ergibt sich also folgende Reihenfolge: egui, scharf, sauer, süß, salzig, bitter, shibui. Während die Yin-Geschmacksarten schnell entstehen und wieder vergehen, braucht man länger, um die Yang-Geschmacksarten zu empfinden, und sie halten auch länger an.

Kartoffeln, besonders irische Kartoffeln, haben den egui-Geschmack. Bambussprossen und Spargel haben diesen Geschmack ebenfalls in gewissem Maß. Dagegen haben Süßkartoffeln und Jamswurzeln fast keinen egui-Geschmack. Jinenjo, das sehr starke Yang-Eigenschaften haben soll, (da es ein Wurzelgemüse ist, das tief im Boden wächst), hat seltsamerweise einen gewissen egui-Geschmack. Dieser egui-Geschmack wird mit dem Kaliumgehalt der Pflanze in Verbindung gebracht.

Shibui findet man allgemein in Tee. Auch grüne Persimonen und die äußere Haut von Nüssen haben diesen auffälligen bitteren Geschmack. Zuviel shibui-Nahrung zieht den After zusammen und erzeugt Verstopfung. Die Japaner trinken *Sake* (Reiswein) als Mittel gegen diesen Zustand, aber jedes ähnliche alkoholische Getränk ist ebenso gut. Umgekehrt sind Persimonen ein wirksames Mittel gegen einen Kater.

Überall auf der Welt sucht man nach der besten Möglichkeit, grünen Persimonen den shibui-Geschmack zu nehmen, denn dann wären sie sehr süß. In Paris hat man das gemacht, indem man die Persimonen in Alkohol gelegt hat; in Texas ist durch Einfrieren des gleiche Resultat erzielt worden.

Nahrungsmittel auswählen

Eine Einordnung nach Geschmacksarten kann nützlich sein, wenn man Nahrung auswählt, die bei der Behandlung einer Krankheit helfen soll. Zum Beispiel sollte man nicht den Fehler machen, einem Menschen mit Blutstauung Nahrungsmittel zu geben, die auf der bitteren Seite eingeordnet werden. Blutstauung entsteht infolge Zusammenziehung, deshalb sollte der Patient scharfe Speisen bekommen, die die Stauung lösen und eine aktive Blutzirkulation ermöglichen. Ähnlich sollte man einem Menschen saure Speisen geben, wenn die Leber verstopft ist.

Leute, die von einer hauptsächlich auf Fleisch, Milchprodukten und Zucker beruhenden Kost zu einer gesünderen Ernährungsweise wechseln, machen oft gewisse Veränderungen durch, die von Schmerzen in verschiedenen Teilen des Körpers begleitet werden. Dieses Phänomen wird im Kapitel „Abfallstoffe loswerden" erklärt und ist darauf zurückzuführen, daß Abfallstoffe einschließlich verschiedener Giftstoffe, dabei sind, den Körper zu verlassen. Die Organe schmerzen aufgrund ihrer Anstrengung, diese Abfallstoffe auszustoßen.

Der erste Winter nach solch einer Ernährungsveränderung ist gewöhnlich ein „kalter" Winter. Der Betroffene fröstelt infolge eines plötzlichen Verlustes von Fett und Abfallstoffen, sowie deshalb, weil er nicht mehr die gewohnte Schnell-

Kalorien-Nahrung bekommt. Der zweite Winter dürfte viel glatter verlaufen. Es dürfte sich kein Gefühl der Kälte einstellen, weil die Blutzirkulation bis dahin gut sein müßte. Wenn jemandem zu diesem Zeitpunkt noch immer kalt ist und er noch immer blaß aussieht, ist die richtige Blutzirkulation noch nicht wieder hergestellt. Der Betroffene sollte mehr Buchweizen und Hirse und mehr Yang-Nahrung im allgemeinen essen, aber auch gleichzeitig seine physische Aktivität vergrößern. Dies führt zu einer guten Zirkulation in der Lunge und läßt das Blut überall im Körper fließen.

Die Rezepte

Es werden jetzt einige grundlegende Rezepte gegeben, die man für die in diesem Buch erwähnten Hilfsmittel benötigt. Hunderttausende von Leuten benutzen sie als Teil ihrer täglichen Ernährung. Diese Rezepte existieren seit Hunderten von Jahren, einige seit Tausenden von Jahren und haben sich als praktisch durchführbar sowie auch als wirksam erwiesen. Sie sind sehr nützlich, um welche Krankheit es sich auch immer handelt, von leichten bis zu schwereren Erkrankungen. Einige eignen sich für eine regelmäßige Einnahme, andere sind einfache Arzneimittel in Form von Getränken oder dickflüssigen Mixturen, (die im allgemeinen absolut nicht schlecht schmecken) und die genommen werden sollen, wenn man sie braucht. Sie sind in alphabetische Reihenfolge, nicht entsprechend ihrer Funktion, aufgeführt. Mit anderen Worten, wir haben alle Rezepte mit äußerst heilender Wirkung zusammengestellt, die mehr oder weniger flüssigen oder festen Nahrungsmitteln ähneln.

Viele der hier aufgeführten Zutaten sind in Supermärkten zu finden. Man kann alle auch in einem Naturspeiseladen kaufen.

Adukibohnen

Adukibohnen sind kleine rote Bohnen, die in Japan allgemein verwendet werden und wegen ihrer Reichhaltigkeit sowohl als Nahrungsmittel als auch als Medizin bekannt sind.

Bohnen kann man am besten in einem Drucktopf oder in einem schweren Tontopf kochen.

Man gebe die Bohnen in ein Sieb und spüle sie ab. 1 Tasse Bohnen wird zusammen mit 2 1/2 Tassen kaltes Wasser in einen Topf gegeben. Wird ein Drucktopf benutzt, läßt man die Bohnen eine Stunde lang kochen. Anschließend nimmt man ihn vom Herd und hält ihn unter fließendes Wasser, um den Druck zu senken. Dann wird er geöffnet und ein wenig Wasser und die notwendige Menge Salz dazugegeben (für 2 1/2 Tassen Wasser reicht 1/2 Teelöffel Salz gut aus). Die Bohnen sollen ohne Deckel noch etwa zehn Minuten kochen. Dann sind sie fertig.

Kochen die Bohnen in einem schweren Topf, brauchen sie mehr Wasser – 2 1/2 Tassen vielleicht. Man kann die Bohnen zuerst auf dem Herd kochen. Wenn sie anfangen zu kochen, stellt man sie für ungefähr 2 Stunden in den heißen Backofen.

Adukibohnen als Medizin

Diesmal werden 5 statt 2 1/2 Tassen Wasser benötigt. Nach 1 Stunde Kochzeit gießt man den Saft ab. Eine halbe Tasse Adukisaft, zwei Tage lang wenigstens eine halbe Stunde vor den Mahlzeiten eingenommen, ist ausgezeichnet bei den meisten Nierenbeschwerden. Wenn der Saft im Kühlschrank aufbewahrt wird, damit er nicht verdirbt, sollte man ihn aufwärmen, bevor man ihn trinkt.

Auch Adukibohnen selbst können als Medizin benutzt werden. Bei Nierenstörungen und Symptomen, die mit Nierenstörungen zu tun haben (Schwellungen u.ä.) sollte man zwei oder drei Tage lang nur Adukibohnen essen, sonst nichts. Das ist oft recht wirksam.

Bei verlängerter Menstruation helfen fünf rohe Adukibohnen, die allerdings sorgfältig zerkaut werden müssen. Das ist oft wirksam zur Beendigung der Blutung.

Auberginen

Auberginen können zu Misopickels verarbeitet werden, die sehr wirksam gegen Gicht sind. Wenn man sie gelegentlich in seine Kost mit einbezieht, können Auberginen sich als sehr vorteilhaft für bestimmte Yang-Verfassungen erweisen, insbesondere für eine Yang-Nierenverfassung. Eine empfehlenswerte Zubereitungsmethode ist, sie in Öl anzubraten und dann weiter in ein wenig Wasser zu kochen. Vor dem Anbraten in dünne Scheiben schneiden und mit Salz bestreuen. Dann eine Weile ruhen lassen.

Auberginen haben den Vorteil, ein Verlangen nach Yin-Nahrung zu befriedigen. Wenn man sie gegessen hat, fühlt man sich befriedigt und entgeht dem nagenden Wunsch nach vielen verschiedenen Arten von Nahrung.

Beifuß

Beifuß ist eine organische Eisenquelle. Er ist empfehlenswert für Leute, die zu wenig Eisen im Blut haben und kann als Tee getrunken oder in Speiserezepten mit verarbeitet werden. Beifußtee wird hauptsächlich empfohlen, um Würmer zu beseitigen und Blutungen zu stopfen, – bei Anämie ist er nicht so wirkungsvoll. Zur Behandlung von Anämie sollte Beifuß gegessen werden (in Omochi etc). Der europäische Beifuß hat eine gute Qualität, ist aber im Vergleich zur japanischen Art, die besser schmeckt, sehr bitter.

Für Beifußtee kocht man eine Handvoll Beifuß in 3 Tassen Wasser 30 Minuten lang. Man kann dreimal täglich eine halbe Tasse trinken.

Beifußomochi

Eine Kombination aus Omochi und Beifuß ist gut für Leukämie- und Anämiepatienten. Sie ist wirksam gegen innere Blutungen, ist blutbildend und eine ausgezeichnete Nahrung für schwangere Frauen.

Im Frühling gepflückter Beifuß ist vorzuziehen. Die im Sommer oder Herbst gepflückte Spitze der Pflanze kann man auch nehmen, da sie sehr weich ist.

Der weiche Teil der Beifußblätter wird in Salzwasser gekocht, dann zum Trocknen flach ausgebreitet. So sind sie ein oder zwei Jahre haltbar.

Will man Beifußomochi zubereiten, kann man sich nach den Anleitungen für Omochi richten. Der einzige Unterschied ist der, daß der Beifuß zum Reis gegeben wird, bevor man diesen zerstampft. Egal ob der Beifuß frisch oder getrocknet ist, er sollte leicht gekocht werden, bevor er zum Reis gegeben wird.

Beifußstückchen können auch zu Misosuppe hinzugegeben werden. Sie sollten natürlich so weich werden, daß man sie essen kann. Auf diese Art zubereitete Beifußblätter sind gut bei Anämie und Schwäche.

Bei Leukämie wird empfohlen, Beifuß, braunen Reis, Buchweizen und etwas gekochtes Gemüse in die Ernährung mit einzubeziehen.

Beifuß ist außerdem gut für Krebspatienten. Er hilft bei Herz-, Magen- und Darmstörungen. Allgemein gesprochen ist er vorteilhaft für Leute, deren Verfassung schwach ist.

Brot

(„Das tägliche Brot", siehe Seite 301)

Buchweizenkrem

Es gibt zwei Arten Buchweizenkrem zu machen: Mit Buchweizenmehl oder mit in einem elektrischen Mixer oder einer Handmühle gemahlener Buchweizengrütze.

1) Man nehme 1 Tasse Mehl und 1 Teelöffel Maisöl, erhitze das Öl und gebe bei kleiner Flamme und unter ständigem Rühren mit einem Holzlöffel das Mehl hinzu, damit es nicht anbrennt. Nach fünf Minuten ist das Mehl hellbraun und glatt. Man nimmt es vom Herd, läßt es abkühlen und gibt es dann zusammen mit 4 Tassen Wasser in eine Pfanne. Die Mischung wird bei hoher Temperatur und unter ständigem Rühren erhitzt, bis sie gerade zu kochen beginnt. Dann wird die Mischung 15 – 20 Minuten lang auf kleiner Flamme gekocht, dabei gelegentlich umgerührt. Während die Mischung kocht, die Pfanne zugedeckt lassen!

2) 1 Tasse Buchweizengrütze und 4 Tassen Wasser nach dem gleichen Verfahren wie oben angegeben zubereiten. Salz nach Geschmack.

Ausgezeichnet zur Energie- und Wärmeerzeugung.

Eieröl

Ein ausgezeichnetes Mittel für ein schwaches Herz: Das Eigelb von mindestens 5 Eiern wird in einer Pfanne gebraten, bis sie schwarz sind. In diesem Stadium tritt das Öl aus. Man kann einen halben Teelöffel voll zweimal täglich über einen langen Zeitraum einnehmen.

Gesalzene Pflaumen

Gesalzene Pflaumen (*umeboshi* auf japanisch) sind Pflaumen, die in Salz eingelegt worden sind. Sie werden länger als zwei Jahre in Steinguttöpfen eingelegt, wobei ein bakterieller Säureprozeß wirksam wird.

Diese sehr salzigen Pflaumen werden in der alten japanischen Pharmakopöe vielfach verwendet. Ihre Stellung in der Küche ist zentral. Sie verfeinern verschiedene Gerichte, wobei sie manchmal als Soße dienen anstelle von Essig, manchmal als Neutralisierer für ein saures Gericht.

Als Medizin wirkt die Umeboshi-Pflaume Wunder. Magenschmerzen, Magenkrämpfe, Migräne, gewisse Arten von Kopfschmerzen und Magenübersäuerung sind einige der leichteren Schmerzen, die diese Pflaumen lindern können. Außerdem wirken sie Erschöpfung entgegen und wirken vorbeugend gegen Ruhr. Gesalzene Pflaumen werden gewöhnlich in Chiso (Beefteakblättern) verpackt verkauft, einem Kraut, das reich an Kalzium ist und ein wichtiger Bestandteil in vielen der Kräuterrezepte ist. Wenn die Pflaumen zu trocken erscheinen, können sie in Wasser eingeweicht werden, bevor man sie benutzt. Salzpflaumensaft, der ebenfalls eine sehr wirksame Medizin ist, findet sich auf dem Boden des Topfes oder Kruges.

Zuerst
100 Pfund japanische Pflaumen
10 Pfund Meersalz
dann
10 Pfund Chisoblätter
2 Pfund Meersalz
1 Tasse Umeboshi-Saft

Auch hierzulande werden japanische Pflaumen immer beliebter. Wer einige bekommen kann, sollte versuchen, hausgemachte Umeboshi zu machen. Dies ist eine wichtige Sache, von der man wissen sollte, wie sie gemacht wird.

Man besorge die Pflaumen, wenn ihre Farbe gerade anfängt, von grün nach gelb zu wechseln. Sie werden gewaschen, in ein Steingutgefäß gegeben und mit Meersalz vermischt. Unter Druck – durch eine Platte und einen großen Stein zum Beispiel – soll das Ganze einen Monat lang ruhen.

Wenn der Monat vorbei ist, kauft man 10 Pfund purpurfarbenen Chiso in einem japanischen Lebensmittelgeschäft. Er wird gewaschen und mit 2 Pfund Meersalz verknetet. Dann wird der Chiso ausgedrückt und die herauskommende schmutzige Flüssigkeit fortgeschüttet. Der Chiso wird mit in das Steingutgefäß gegeben und vermischt. 1 Tasse Umeboshi-Saft aus einem alten Fäßchen kommt dann dazu. Der Chiso bekommt jetzt eine klare und schöne purpurne Farbe.

Wenigstens einen Monat lang sollte man warten. Drei Jahre Wartezeit werden empfohlen. Je älter desto besser. Alte Umeboshi, um die 15 Jahre alt, schmecken sehr mild.

Ingwersaft

Der Saft der Ingwerwurzel ist eine Zutat zu vielen Rezepten – Getränken, Speisen und äußerlichen Behandlungsmitteln. Um Ingwersaft zu bekommen, reibe man den Ingwer einfach auf einer japanischen oder einer gewöhnlichen Reibe, und zwar auf der Seite, die am feinsten reibt. Man drückt das Geraspelte in einem Mulltuch oder einfach mit der Hand und erhält den Saft.

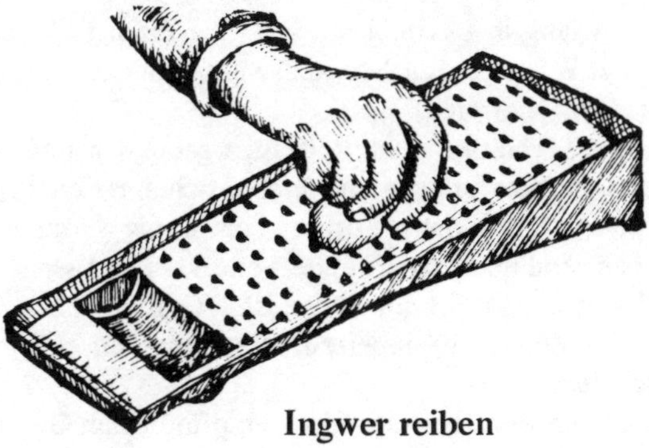

Ingwer reiben

Kanten

1 Stange weißer Kanten
3 Tassen Wasser (ungefähr)
Vanilleextrakt, Zitronenschale oder Minze zum Würzen
einige Korinthen, Rosinen oder
Apfelkonzentrat zum Süßen.

Den Kanten ungefähr 30 Minuten in Wasser legen. Dann kochen, bis er zerschmilzt. Würzen und süßen und vom Herd nehmen. Man gieße ihn dann in eine Pfanne, vorzugsweise eine flache. Im Kühlschrank abkühlen lassen. In Würfel schneiden und servieren.

Gut für Leute, die abnehmen wollen. Enthält keine Kalorien außer denen im Apfelkonzentrat.

Karpfensuppe

4 Pfund Karpfen
1 Dutzend Klettenwurzeln
3 gehäufte Eßlöffel Miso
2 Eßlöffel Sesamöl
1–2 Tassen benutzte Banchateeblätter

Frischer Karpfen ist am besten. Der Fischverkäufer sollte nur die Gallenblase entfernen. Man schneide den Fisch in 1–2 cm breite Scheiben, alles eingeschlossen – Kopf, Flossen, Schuppen. Die Klettenwurzeln werden geraspelt und auf niedriger

Flamme 20 Minuten lang in Sesamöl sautiert. Die Fischstücke auf die Klettenraspeln legen und soviel Wasser dazugeben, daß alles bedeckt ist. Karpfensuppe kocht man am besten in einem schweren Topf.

Nun werden die Teeblätter in ein Mulltuch gebunden und über den Fisch gelegt. Zudecken, zum Kochen bringen und leicht kochen lassen, bis die Gräten weich genug zum essen sind (6-8 Stunden). Vorher in ein wenig warmem Wasser aufgelöste Misopaste dazugeben, und noch eine Stunde weiterkochen lassen.

Man kann alles essen, was in der Suppe ist – Gräten, Schuppen, Flossen, Kopf – alles müßte auf der Zunge zerschmelzen. Die Suppe hat einen starken, aber ausgezeichneten Geschmack.

Sehr vorteilhaft für Menschen mit einer empfindlichen Gesundheit. Besonders zu empfehlen bei Tuberkulose, Anämie, Arthritis und Rheumatismus.

Aus Karpfen kann man auch ein Pflaster machen, das gut zur Behandlung von Lungenentzündung ist (siehe „Behandlungsmethoden zur äußerlichen Anwendung").

Kartoffeln

Gut bei Magengeschwür, Zwölffingerdarmgeschwür und überschüssiger Magensäure.

Menschen mit einer starken Konstitution können Kartoffeln essen. Man sollte auf jeden Fall die Keime entfernen, denn sie enthalten manchmal Giftstoffe. Leute mit einer schwachen Konstitution, die Kartoffeln essen möchten, sollten sie auf diese besondere Art und Weise zubereiten, die die möglicherweise schädlichen Auswirkungen der Kartoffel verringert:

Die Kartoffel schälen, mit etwas Salz bestreuen und eine Weile im Wasser liegen lassen, Waschen und in einen Topf mit bereits gesalzenem Wasser geben. Mehrere Stunden lang kochen. Um die Kartoffel noch stärker Yang zu machen, schneidet man sie in Scheiben und bestreut sie mit etwas Salz, um die Flüssigkeit herauszuziehen. Dann in vorher gesalzenem Öl anbraten.

Die folgende Zubereitung kann bei Magen- oder Zwölffingerdarmgeschwüren als Medizin verwandt werden:

1) Die rohen Kartoffeln waschen und reiben. Durch ein Tuch drücken, um den Saft zu entfernen. Dreimal täglich vor den Mahlzeiten 1/2 Tasse dieses Saftes trinken. Rote Kartoffeln eignen sich am besten dafür; am zweitbesten sind Kartoffeln mit blauer Schale. Weiße und gelbe Kartoffeln sind etwas weniger wirksam.

2) Frische Kartoffeln reiben, ausdrücken und den Saft in eine Steingut- oder Porzellanpfanne füllen. Unbedeckt leicht kochen lassen, bis das Wasser verdampft. Es dauert lange, bis alles Wasser verdampft ist. Wenn es soweit ist, bleibt nur schwar-

zer Kohlenstoff von den Kartoffeln zurück. Es ist fast ausschließlich Protein. Man nehme davon einmal täglich einen Teelöffel voll mit Wasser. Es kann zur Schmerzstillung und zur Heilung von Magengeschwüren benutzt werden; außerdem ist es gut für jemanden, der anfällig für Allergien ist.

Kürbis

Bei Milz- und Bauchspeicheldrüsenbeschwerden Kürbis mit Adukibohnen kochen. Jeden Tag eine Tasse voll zu sich nehmen.

Bei Halsbeschwerden, Schmerzen oder übermäßig viel Schleim ist gebackener Kürbis gut. Das gleiche Resultat kann man mit einem Tee aus in Wasser gekochten Kürbiskernen (20 Kerne auf 2 Tassen Wasser) erzielen.

Sowohl gekochter Kürbis als auch geröstete Kürbiskerne beseitigen wirkungsvoll Würmer und Parasiten. Man kann auch Kürbisblätter nehmen.

Kuzu-Salzpflaume-Ingwer Getränk

Kuzu, vermischt mit den folgenden Zutaten, hat sich als sehr wirkungsvoll gegen Erkältungen, Durchfall und Magenkrämpfe erwiesen.

1 Salzpflaume
10 Tropfen Saft von geriebenem Ingwer (ungefähr)
1 Eßlöffel Soyasoße
1 gehäufter Eßlöffel Kuzu
1 Tasse Bancha-Tee

Den Kuzu in ein wenig von dem Bancha-Tee wässern, den restlichen Tee erhitzen und den Kuzu hinzugeben. Diese Zubereitung auf kleiner Flamme stehen lassen, bis sie zu kochen anfängt und klar wird; das dürfte nur wenige Sekunden dauern. Die Salzpflaume, Soyasoße und den Ingwersaft dazugeben. Auf dem Herd 2 bis 3 Minuten umrühren. Heiß trinken. Ungefähr eine Stunde vorher und nachher nichts essen. (Siehe auch Kuzuwurzel-Kräutertee in „Über die Anwendung von Kräutern und Tees").

Kuzu-Wurzel

Kuzu hätte auch bei den Kräutern und Tees mit aufgeführt werden können. Es ist eine sehr lange Wurzel (vielleicht 1 m oder 1,20 m lang), die in Japan wächst. Sie wird zur Behandlung von Erkältungen, zur Heilung schwacher Gedärme, zur Neutralisierung überschüssiger Magensäure, zur Linderung von Körperschmerzen, zur Lokkerung verspannter Muskeln usw. benutzt. Sie ist heute in den meisten Reformhäusern erhältlich.

Hier das Rezept:

1 gestrichener Teelöffel Kuzu

3/4 Tasse Wasser

1 Teelöffel Soyasoße

Kuzu in einem Topf mit kaltem Wasser wässern und unter ständigem Rühren erwärmen. Die Mischung wird ihr Aussehen von undurchsichtig nach klar verändern. Man gebe bei weiterhin niedriger Hitze Soyasoße dazu und rühre ungefähr eine Minute lang ununterbrochen. Die Mischung müßte dann dickflüssig sein.

Kuzu sollte mindestens eine Stunde vor der nächsten Mahlzeit eingenommen werden, vorzugsweise am Morgen, wenn der Magen leer ist. Zwei oder drei Tage lang einnehmen, wenn eine längere Behandlung erforderlich ist, siehe Kuzuwurzel-Kräutertee in „Über die Anwendung von Kräutern und Tees").

Maisseidetee

Ein paar Maisseidefäden trocknen. 20 Gramm (ungefähr eine Handvoll) davon in drei Tassen Wasser kochen, bis die Flüssigkeit auf die Hälfte reduziert ist. Dreimal täglich 1/2 Stunde vor den Mahlzeiten einnehmen. Ein ausgezeichnetes Mittel bei Nierenbeschwerden.

Miso

Es gibt drei Arten von Miso: Hatcho, Mugi und Kome. Hatcho-Miso wird mit Soyabohnen gemacht, Mugi mit Gerste und Soyabohnen, und Kome mit Soyabohnen und Reis. Hatcho altert 3 Jahre in hölzernen Fässern, Mugi 18 Monate und Kome 6 Monate. In Japan ist Kome die Misoart, die am weitesten verbreitet ist. Hatcho ist zu stark für den täglichen Gebrauch, besonders im Sommer; für Westler ist es ratsam, die anderen Arten zu benutzen.

Miso sieht aus wie eine dunkle Paste. Es ist sehr salzig. Sein würziger Geschmack verbessert Suppen und verschiedene andere Gerichte. Eine gute Medizin für anämische und arthritische Menschen; es wird wegen seiner vorteilhaften Auswirkung auf die Darmbakterien geschätzt.

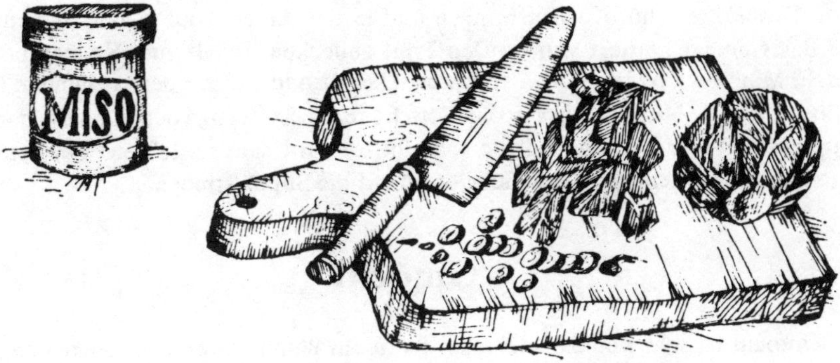

Misosuppe

Misosuppe ist ein wertvoller Teil der japanischen Speisetradition. Sie ist ein ausgezeichneter Alkalisierer und hilft, einen guten Stoffwechsel herzustellen. Zu ihren weiteren Merkmalen gehört, daß sie Widerstandsfähigkeit gegen Krankheiten erzeugt oder verbessert, sowie bei der Nahrungsverdauung und -aufnahme hilft. Aus diesem Grunde kann sie von jedem, der meint, sie zu brauchen, einmal täglich gegessen werden.

Rezept

Es können verschiedene Gemüsekombinationen benutzt werden. Die üblichsten sind:

Daikon (japanische Radieschen) – Wakame (Seegewächs)
Daikonblätter – Wakame
Weiße Rübe – Rübenblätter – Wakame
Blumenkohl – Blumenkohlblätter
Zwiebeln – Wakame
Zwiebeln – Kohl
Zwiebeln – Speise-Rotalge
Zwiebeln – Mangold

Verhältnis (bei der Zwiebel-Kohl-Kombination):

2 zerhackte Zwiebeln
1/2 Kohlkopf, in Streifen geschnitten
1 Eßlöffel Öl (Mais-, Sonnenblumen- oder Sesamöl)
4 Tassen Wasser
6 gehäufte Teelöffel Misopaste

Man sautiere das Gemüse in Öl und lasse es dann 10 – 15 Minuten leicht kochen. Das Wasser zum Kochen bringen und in den tiefen Topf gießen, in dem soeben das Gemüse sautiert wurde. Den Topf abdecken, Inhalt zum Kochen bringen und 30 Minuten lang leicht kochen lassen. Das Miso in 1 Tasse der kochenden Brühe auflösen und 5 Minuten, bevor das Gericht fertig ist, dazugeben. Danach darf die Suppe nicht mehr kochen, weil sie sonst bitter wird. Gut umrühren. Vor dem Servieren kann man fein zerhackte Schalotten auf die Suppe streuen.

Omochi

Omochi ist sehr populär in Japan. Es ist ein Wundertäter. Die Japaner empfehlen es für eine Vielzahl von Erkrankungen. Es ist ausgezeichnet für Genesende und für stillende Mütter, gibt den Schwachen Kraft und gibt reichlich hochwertige Milch für das Neugeborene. Kinder mögen es in allen Formen. Besonders zu empfehlen bei Anämie, – außerdem ist es gut für den Körperaufbau und leicht verdaulich.

Omochi wird aus einer besonderen Reisart gemacht, genannt „süßer" oder „klebriger" Reis, der wirklich süßer ist als gewöhnlicher Reis. Da der Reis in einer Schüssel zerstampft wird, braucht man eine stabile Schüssel, die nicht zerbricht und nicht zersplittert. Zum Zerstampfen nimmt man einen großen Holzstößel (auf japanisch *Kine* genannt). Außerdem braucht man einen Drucktopf.

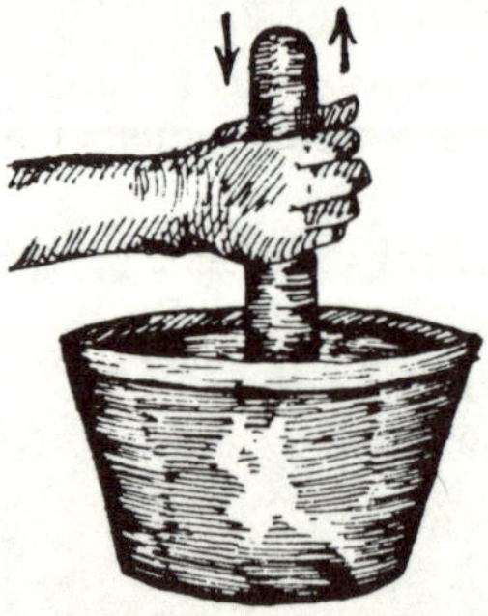

Reis zerstampfen

Rezept

Den Reis waschen, bis das Wasser nicht mehr milchig ist. 24 Stunden lang einweichen. Anschließend den Reis im Drucktopf kochen, bis er weich ist (bei braunem süßen Reis ungefähr 2 oder 3 Stunden). Dann den Reis zerstampfen, bis alle Körner zerkleinert sind. Zum Schluß Kugeln, Pastetchen, Quadrate etc formen.

Omochi kann sofort nach dem Zerstampfen gegessen werden. Nach ungefähr 12 Stunden wird es hart. Dann sollte man es aufbacken, rösten, braten oder anbraten, kochen oder in die Suppe geben, bevor man es ißt. Dadurch wird sein Geschmack verbessert. Nach einigen Tagen wird im Schatten getrocknetes Omochi hart wie Stein. Wenn man es dann backt oder brät, bekommt man Reisgebäck.

Pflaume-Soya-IngwerBancha Getränk

Zubereitung
1/2 Umeboshi-Pflaume
5 Tropfen Ingwersaft
1 Teelöffel Soyasoße
1 Tasse Bancha-Tee (kochend)

Den Bancha-Tee kochen; Salzpflaume, Soyasoße und Ingwersaft dazu geben. Ungefähr eine Minute lang auf eine niedrige Flamme stellen. Heiß trinken, aber nicht zu heiß!

Dieses Getränk kann man bei den folgenden Beschwerden einnehmen:
Erschöpfung, schlechter Kreislauf, langsamer Stoffwechsel. Im Fall eines Zwölffingerdarmgeschwüres kann man es dreimal täglich zu sich nehmen. Gut für die Darmverdauung; regt die Magentätigkeit an und stellt den Appetit wieder her.

Dieses Getränk hat die außergewöhnliche Funktion, altes Salz aus dem Körper zu entfernen und ihn mit neuem zu versorgen. Ingwer (Yin) fördert eine gute Blutzirkulation; Salz (Yang) stärkt das Herz. Salz für sich allein eingenommen kann sich als schlecht für das Herz erweisen; roher Ingwer kann Übersäuerung erzeugen; aber die Kombination von beiden, wenn sie mit Soyasoße und Bancha-Tee eingenommen wird, ergibt ein mildes, höchst wirkungsvolles Getränk. Soyasoße ist ein wichtiger Bestandteil, denn Salz allein wird von den Zellen nicht angenommen. Öl – das in Soyasoße enthalten ist – hält das Salz in den Zellen. Es wird also altes Salz ausgeschieden und dieses neue Salz, das qualitativ besser als Fleischsalz ist, wird in die Zellen aufgenommen.

Pickles

Genau wie Baumwurzeln Nährstoffe aus dem Boden ziehen, so ziehen die Gedärme des Menschen Nährstoffe aus seiner Nahrung. Und genau wie zahllose Bakterien im Boden dabei helfen, den Baum mit den richtigen Nährstoffen zu versorgen, so braucht auch der Mensch Bakterien, um mit den richtigen Nährstoffen versorgt zu werden. Diese Bakterien heißen *Darmflora*. Wer eine unausgeglichene Bakterienkultur hat, kann die B-Vitamine aus dem Getreide, das er ißt, nicht aufnehmen und es entwickelt sich ein akuter Vitaminmangel, begleitet von Symptomen wie Müdigkeit, Körperschmerz (besonders in den Beinen), geistige Trägheit, rasches Herzklopfen und Atemschwierigkeiten.

Zur Behandlung dieser Verfassung nimmt man Reiskleiepickles, die die Darmflora stimulieren. In Kleie eingelegte Gemüsestücke enthalten Milchsäurebakterien, von denen die Darmflora sich ernährt. Eine gesunde Darmflora verdaut die Nahrung richtig und versorgt den Körper mit ausreichend Vitamin B.

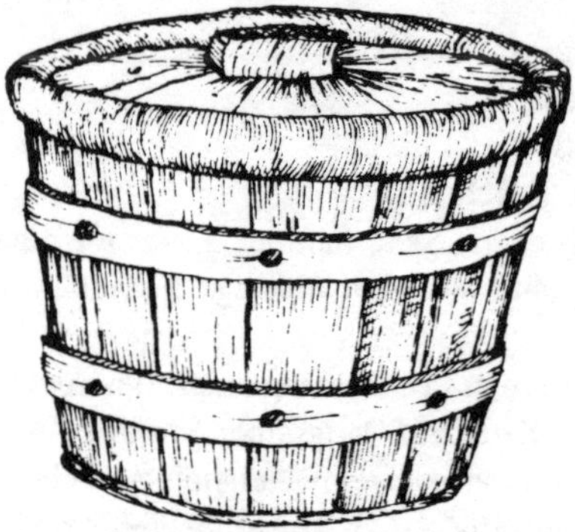

Holzfäßchen
Die alte Methode

Pickles haben einen starken, köstlichen Geschmack und sind ausgezeichnet als würzige Beigabe. Man sollte sie in kleinen Mengen essen, ein oder zwei Stücke zu jeder Mahlzeit. Es folgen einige Rezepte. Jeder soll sich die Methode aussuchen, die für ihn am praktischsten ist. Reiskleiepickles werden am stärksten empfohlen. Essig sollte man nicht verwenden; er ist unnötig und hat eine verheerende Auswirkung auf die Nieren.

Kleie-Pickles

Dies ist ein Rezept von Rebecca Wood. Wir haben es für unsere Zwecke leicht abgeändert.

10 Pfund Reiskleie oder Weizenkleie
2 Pfund Salz (vorzugsweise Meersalz)
20 Tassen Wasser
30 g Kombu Meeres-Alge

In einer trockenen Bratpfanne wird soviel Kleie, wie bequem in die Pfanne paßt, leicht geröstet. Wenn die Kleie ein leichtes Aroma ausströmt und dunkel wird, ist sie gar. Diesen Vorgang wiederholen, bis die Hälfte der Kleie geröstet ist. Die geröstete Kleie und das Salz in einen 10 – 12 Liter Behälter geben. Ein Steinguttopf ist ideal, aber ein Holzfaß oder ein Emaileimer geht auch.

Den Kombu ins Wasser geben, zum Kochen bringen und zwanzig Minuten lang leicht kochen lassen. Er wird dann herausgenommen (man kann ihn später in einem Gemüsegericht weiterverwenden). Die abgekühlte Flüssigkeit zu der Kleiemischung hinzugeben und gut umrühren. Dies ist jetzt die Grundlage in dem Picklefäßchen. In das Fäßchen wird Gemüse gelegt, das vorher gut geputzt worden ist, um ein unerwünschtes Bakterienwachstum zu verhindern. Mit festen Gemüsearten wie Radieschen, Möhren, Blumenkohl und Rüben geht es am besten. Je kleiner die Stücke, desto eher sind die Pickles fertig. Eine dünne Radieschenscheibe kann man nach zwei oder drei Tagen essen, während ein größeres Stück vielleicht eine Woche braucht, bis es fertig ist. Nicht zuviele Gemüsestücke in das Fäßchen geben; die Stücke sollten einander nicht berühren.

Man sollte den Behälter leicht abdecken und an einen kühlen Ort stellen. Man kann jeden Tag gepickeltes Gemüse herausnehmen und neues hinzufügen. Wenn Sie neue Stücke hinzufügen, rühren Sie auf jeden Fall gut um, damit der Inhalt wieder gleichmäßig verteilt wird.

Weiche Gemüsearten wie Gurken brauchen vielleicht nur zwölf Stunden eingelegt zu werden, wenn sie in Scheiben geschnitten sind; damit die Gurke nicht weich wird, sollte die Blüte abgeschnitten werden. Wenn die Gurken ganz eingelegt werden, brauchen sie jedoch länger.

In Reiskleie eingelegte Äpfel sind ausgezeichnet zur Behandlung von Erkältungen und Fieber bei Kindern. Der ganze Apfel sollte verwendet werden.

Wenn möglich, sollte man das Picklefäßchen in der kalten Jahreszeit anfangen. Die beste Zeit ist während einer Kälteperiode, wenn die Temperatur unter den Gefrierpunkt gesunken ist.

Es gibt noch andere Methoden, Kleiepickles zu machen. Wir haben diese ausgewählt, weil sie die einfachste zu sein scheint. Bei einer in Japan sehr verbreiteten Methode werden Steingewichte auf den Deckel gelegt, um Druck zu erzeugen.

Außer den im Rezept oben empfohlenen Gemüsearten können noch weitere in den Pickle-Eimer gegeben werden. Daikon (japanischer weißer Rettich), Daikonblätter, Sellerie und Kohl eignen sich ausgezeichnet. Man kann das Gemüse ganz lassen, wenn es klein ist.

Mit einer Salatpresse hergestellte Pickles

Dies ist eine sehr einfache Methode zur Pickleherstellung. Sie ist schnell und praktisch. Man muß dazu jedoch eine Salatpresse in einem japanischen Laden kaufen. Diese Presse wird sich als sehr nützlich erweisen, besonders im Sommer. In ihr kann man praktisch jede Gemüseart pickeln, – man kann sogar drei oder vier Arten mischen. Gurken können in zwei oder drei Stunden gepickelt werden. Andere Gemüsearten brauchen viel länger, von mehreren Stunden bis zu Tagen.

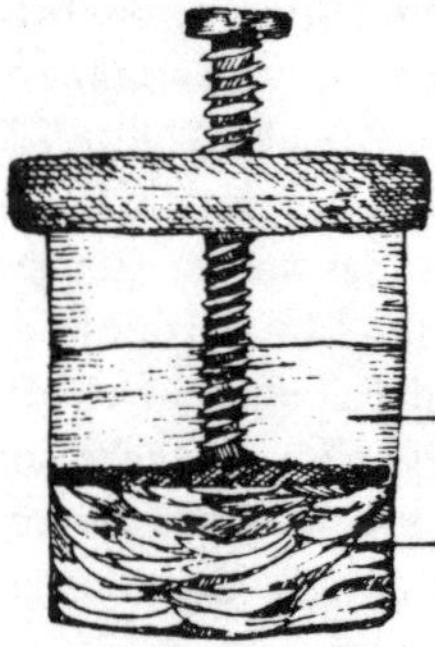

**Salatpresse:
eine schnelle Methode,
um Pickles zu bekommen**

Chinakohl-Pickles

Einen Chinakohl waschen und in gut zwei Zentimeter dicke Scheiben schneiden. In einer Schüssel den Kohl mit den Händen mit ungefähr einem Teelöffel Salz vermengen. In die Presse geben und unter soviel Druck wie möglich setzen. In den ersten beiden Tagen den Druck zweimal am Tag erhöhen. Alle Flüssigkeit, die an die Oberfläche steigt, abschütten. Diese Pickles müßte man nach drei bis fünf Tagen essen können.

Variationen:
Zwiebel-Pickles – In Ringe schneiden. Brauchen einige Stunden
Radieschen – Einige Stunden
Daikon – Einige Stunden
Brokkoli – in kleine Stücke schneiden. Brauchen zwei Tage.
Blumenkohl – wie Brokkoli
Möhren – In dünne Scheiben schneiden. Sind nach ein oder zwei Tagen fertig.
Gurke – Nach wenigen Stunden fertig
Kopfsalat – Braucht einen Tag. Am Morgen für den jeweiligen Abend zubereiten.

Sie können Gemüsekombinationen verwenden, wie Möhre – Zwiebel, Blumenkohl – Zwiebel etc. Pulverisierter Senf oder Lorbeerblätter können als Würze hinzugegeben werden.

Radieschengetränk

Rezept I

3 Eßlöffel geriebene Radieschen[1]

1/2 Teelöffel geriebener Ingwer (ungefähr)

1 Teelöffel Soyasauce

1/2 Liter kochendes Wasser oder Bancha-Tee

Wasser/Bancha-Tee kochen und die Zutaten hinzugeben. Einige Minuten lang leicht kochen lassen.

Die geriebenen Radieschen nicht ausdrücken. Es ist besser, die ganzen Radieschen zu benutzen, nicht nur den Saft, damit die Mischung länger im Magen bleibt. Wenn man nur die Flüssigkeit nimmt, läuft das Getränk zu schnell durch den Körper. Dieses Getränk ist gut, um Schwitzen zu verursachen und dadurch Fieber zu senken. Obwohl der Körper zu gewissen Zeiten möglicherweise mehr Hitze benötigt, ist eine länger anhaltende hohe Temperatur gefährlich. In solchen Fällen soll das Getränk einmal täglich eingenommen werden.

Man sollte dieses Getränk nicht zu sich nehmen, wenn die Temperatur dabei ist, anzusteigen. Es ist besser zu warten, bis das Fieber seinen Höhepunkt erreicht hat.

Das Radieschengetränk ist auch vorteilhaft bei Leberbeschwerden, da eine der Funktionen der Leber in der Anpassung der Körpertemperatur liegt.

Wenn das Wetter heiß wird, sind Leberbeschwerden am häufigsten. Das Radieschengetränk hilft dann ausgezeichnet dabei, ins Schwitzen zu geraten und dadurch die Körpertemperatur zu senken. Traditionellerweise wird in der östlichen Medizin Erbrechen und Durchfall herbeigeführt, um einen Patienten vom Fieber zu befreien, aber dies ist eine zu harte Methode zur Ausscheidung überschüssiger Energie. Das Radieschengetränk ist vorzuziehen, da es eine sanftere Behandlungsform ist.

Kinder mögen den Geschmack dieses Radieschengetränkes normalerweise nicht. Man kann ihnen statt dessen Apfelsaft oder eingelegte Äpfel geben. Im Herbst können Äpfel in Reiskleie eingelegt werden.

Rezept II

1 Tasse Saft aus geriebenen Radieschen

1 Tasse Wasser

Saft aus geriebenen Radieschen pressen. Saft und Wasser in eine Pfanne gießen. Über eine große Flamme stellen, und sobald es zu kochen anfängt, vom Feuer nehmen. Salz ist unnötig.

1 Im Originalrezept ist der japanische Daikon-Rettich angegeben, aber es ist festgestellt worden, daß das europäische Radieschen genauso wirksam ist.

Diese Version des Radieschengetränks wird im allgemeinen verwendet, um Urinieren herbeizuführen. Es ist besonders vorteilhaft für die Nieren (wenn die Verfassung Yang ist) und hilft ebenso gut zur Linderung von Körperschwellungen, Hautgeschwüren und den meisten Hautkrankheiten. Einmal täglich oder einmal jeden zweiten Tag zu sich nehmen. Es braucht nicht so heiß wie Rezept I zu sein. Wenn man hungrig ist, kann man zwei Tassen davon trinken, sollte aber anschließend wenigstens eine Stunde lang nichts essen.

Dieses Mittel kann nicht zu oft angewendet werden, da man große Mengen Flüssigkeit zu sich nehmen muß. Es wird meistens zur Behandlung zusammengezogener Nieren benutzt, ein Zustand, in dem eine geringe Wassermenge keine Auswirkung zeigt. Man mehme das Getränk ein oder zwei Tage lang ein; wenn der Zustand anhält, ein paar Tage vergehen lassen und es dann noch einmal versuchen.

Maisseidetee, eingelegte Äpfel und Wassermelonen sind ebenfalls wirksam bei Yang-Nierenerkrankung.

Ranshio

Ranshio ist eine sehr starke Mischung. Deshalb ist es äußerst wichtig, sorgfältig Verfassung und Stärke des Patienten einzuschätzen, bevor man sie verabreicht. Um eine heftige und plötzliche Reaktion im Organismus zu verhindern, ist es höchst ratsam, diese Mischung in jeweils kleinen Mengen zu verabreichen, Teelöffel für Teelöffel. Man sollte sie auch nicht zu oft benutzen. Wenn eine regelmäßige Behandlung erforderlich ist, wird *Eieröl* statt Ranshio empfohlen. Ranshio kann man in extremen Fällen benutzen – zum Beispiel, wenn die Pupillen eines Menschen nach oben wandern und das Weiße des Auges sichtbar wird. Diese Zubereitung wird die Pupillen unmittelbar in ihre normale Position zurückbringen. Die Augen drehen sich nach oben, wenn extrem viel Yin im Körper vorhanden ist. Yang-Ranshio erzeugt eine starke Kontraktion, die den Patienten in den Normalzustand zurückversetzt.

Ranshio besteht aus nur zwei Zutaten:
Ei und Soyasoße (in einem Verhältnis von 4 : 1 oder 2 : 1).

Zubereitung:
Füllen Sie eine Eierschale zu 1/4 mit Soyasoße und vermischen Sie diese sorgfältig mit dem rohen Ei.

Diese Mischung ist mit viel Erfolg bei Menschen mit Herzstörungen infolge einer schwachen Verfassung angewandt worden. Wenn Symptome anzeigen, daß die Verfassung des Patienten Yin ist (siehe „Die Diagnose"), kann man ihm Ranshio geben. Wenn der Betroffene jedoch viel tierische Nahrung gegessen hat – besonders direkt vor dem Eintreten der Störungen – ist es nicht ratsam, Ranshio zu verabreichen. [2]

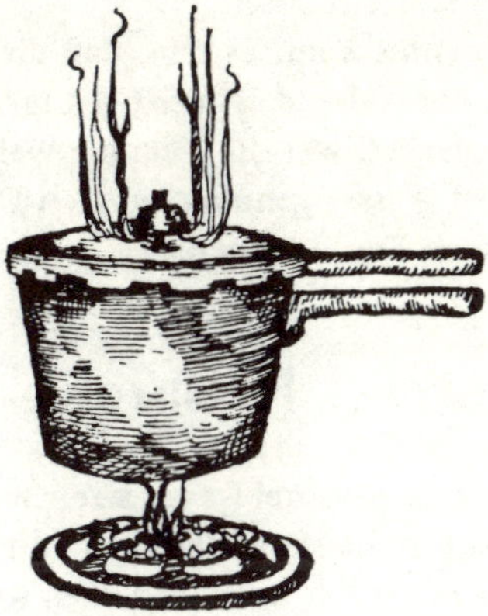

Reis

Brauner Reis hat sich seinen Platz auf dem europäischen Markt erobert. Vor einigen Jahren konnte man ihn nur in Reformhäusern finden, wo er in der hintersten Ecke lag und wie Medizin gehandhabt wurde. Er wurde in kleinen Päckchen verkauft, so als wäre brauner Reis etwas, das man nur sehr selten einmal essen sollte. Heute wird er in großen Mengen verkauft. Brauner Reis ist ein vollständiges und Hauptnahrungsmittel, das reich an Mineralien und Vitaminen und unerläßlich für eine gute Gesundheit ist.

Es gibt viele Arten, braunen Reis zu kochen, – die bequemste ist, ihn leicht kochen zu lassen. Bei dieser Methode bleiben mehr Vitamine und Mineralien enthalten und man erzielt einen guten Geschmack.

Den Topf ausspülen und mit der gewünschten Menge Reis und Wasser füllen, aber möglichst nicht mehr als halbvoll, denn sonst wird der Reis vielleicht nicht richtig gar oder fließt sogar über den Rand. Er könnte auch anbrennen, weil nicht genug Wasser im Topf ist. 1 Tasse Reis zu 1 2/3 Tassen Wasser ist das ideale Verhältnis.

2 Es gibt eine andere Ranshio-Version, bei der nur das Eigelb genommen wird und mit fast der gleichen Menge Soyasoße (ein Teelöffel oder etwas weniger) vermischt wird. Diese Version ist viel stärker, da ihr die ausgleichende Wirkung des Eiweiß (Yin) fehlt. In der Regel sollte das Rezept mit dem ganzen Ei benützt werden, Es ist sehr wirkungsvoll; das Eiweiß sorgt dafür, daß das Salz zurückgehalten wird.

Bei geschlossenem Deckel über großer Flamme zum Kochen bringen, dann ungefähr 50 Minuten leicht köcheln lassen.

Wenn der Reis anbrennt, kann es sein, daß die Flamme zu groß war und der Reis zu heftig gekocht hat, oder daß nicht genug Wasser im Topf war. Wenn der Reis zu naß oder nicht gar ist, war die Flamme vielleicht zu klein. Wenn der Reis breiig ist, hat man zuviel Wasser genommen. Den Deckel erst fünf Minuten, nachdem der Reis fertig ist, vom Topf nehmen.

Reisbrei

Mit Sesamsalz bestreuter Reisbrei ist ausgezeichnet als Frühstück, besonders im Winter. Er ist in allen Reformhäusern erhältlich. Mit Hilfe einer Mehlmühle oder eines Mixers läßt er sich auch selbst herstellen. Den Reis nicht so fein wie Mehl mahlen; er sollte leicht grob sein.

Wollen wir den Reis selbst mahlen, gehen wir folgendermaßen vor: den Reis waschen, dann abspülen und bei mittlerer Hitze in einer großen gußeisernen Pfanne rösten. Dabei ständig und schnell umrühren, damit der Reis nicht anbrennt. Es dürfte nicht länger als zehn Minuten dauern, 1 Tasse Reis zu rösten. Anschließend den Reis mahlen.

Zubereitung (für 2–3 Personen):
5 Eßlöffel gerösteten gemahlenen Reis
4 Tassen Wasser
1/4 Teelöffel Salz

Den gemahlenen Reis mit kaltem Wasser vermischen. Bei starker Hitze unter ständigem Rühren zum Kochen bringen. Salz hinzugeben, abdecken und während der nächsten halben Stunde zwei- oder dreimal umrühren, damit der Brei nicht anbrennt.

Reismilch

Es ist sehr leicht, Reismilch zuzubereiten: Ein Teil Reis mit der siebenfachen Wassermenge (1 Tasse Reis, 7 Tassen Wasser) zwei Stunden lang bei schwacher Hitze kochen. Wenn der Reis fertig ist, die festen Körner in ein Mulltuch geben und die Flüssigkeit durch Wringen herauspressen. Wenn keine Flüssigkeit mehr herauskommt und nur noch eine breiige Masse im Tuch zurückbleibt, (die später zum Brotbacken benutzt werden kann) soll der Saft noch einmal zwischen 10 Minuten und 2 Stunden gekocht werden. Für Säuglinge oder schwache Leute sollte er eine dünne Konsistenz haben, für kräftigere Leute sollte er dicker sein. Man kann Säuglinge mit Reismilch füttern, wenn die Mutter selbst nicht genug Milch hat.

Reismilch ist ein ausgezeichnetes Mittel bei Magen- und Darmstörungen. Es ist ratsam, dieses Nahrungsmittel nur bei schweren Störungen zu sich zu nehmen.

Weicher Reis

Um weichen Reis zu bekommen, nehmen Sie mehr Wasser (1 1/2 mal mehr) als zu regulärem Reis. Zwei Stunden lang leicht kochen lassen.

Gut für Leute mit empfindlichem Magen und Darm.

Schalotten

Bei Schlaflosigkeit ißt man rohe Schalotten vermischt mit rohem Miso. Oder man stellt des nachts einen Teller mit gewürfelten Schalotten oder Zwiebeln neben sein Kopfkissen. Oftmals hilft das demjenigen, der unter Schlaflosigkeit leidet, gut zu schlafen.

Bei einer gewöhnlichen Erkältung oder Kopfschmerzen kocht man 6 Gramm Schalotten (nur den weißen Teil) und 3 Gramm Ingwer mit 1 Tasse Wasser und trinkt es dann.

Bei Husten schneidet man die Zwiebel der Schalotte ungefähr 5 cm hoch ab und wickelt sie in ein Tuch. Man hält es an die Nase und inhaliert.

Schwarze Bohnen als Medizin

Der Saft schwarzer Bohnen, auf die gleiche Weise zubereitet wie der Adukibohnensaft, wird ebenfalls als Medizin benutzt. Er ist besonders wirksam bei der Behandlung von Heiserkeit und Kehlkopfentzündung. Der Saft schwarzer Bohnen, über einen langen Zeitraum (zwei oder drei Monate lang) eingenommen, hilft eine unregelmäßige Menstruation regulieren. Trinken Sie dreimal täglich 1/2 Tasse.

Bei Insensibilität während des Geschlechtsverkehrs hilft das folgende Rezept: man dünstet 1 Tasse schwarze Bohnen, bis diese weich sind und läßt sie trocknen (solange wie nötig). Man gibt 1/2 Tasse schwarze Sesamsamen dazu und zermahlt die Mischung zu einem Puder. Man nehme dreimal täglich vor den Mahlzeiten einen Teelöffel voll, vermischt mit heißem Wasser.

Seegewächse

Hijiki

Diese Meeres-Alge kann auf viele verschiedene Arten serviert werden: mit Lotuswurzel und Möhren gemischt, für sich allein, kalt in Salaten (mit Kopfsalat) oder warm als Beilage zu anderen Speisen.

100 g Hijiki
2 Eßlöffel Mais- oder Sesamöl
10 Eßlöffel Soyasoße
Wasser

Hijiki in einem Sieb mit kaltem Wasser abspülen. 10 Minuten wässern. Noch einmal spülen. Das Wasser kann später beim Kochen weiter verwendet werden. Hijiki in zwei bis vier zentimeter dicke Streifen schneiden. Das Öl in einer großen Pfanne erhitzen, und die Meeres-Alge bei mittlerer Hitze 10 Minuten lang sautieren. Vom Feuer nehmen und einige Minuten zur Seite stellen. Das Wasser, in dem der Hijiki gewässert wurde, hinzugeben. Alles zum Kochen bringen, Soyasoße zufügen und unbedeckt 45 Minuten bis eine Stunde leicht kochen lassen, bis der größte Teil der Flüssigkeit verdampft ist.

Hijiki-Lotuswurzel

100 g Hijiki
30 g (knapp) frische Lotuswurzel
2 Eßlöffel Soyasoße
1 Eßlöffel geröstete Sesamsamen

6 getrocknete Lotuswurzeln werden über Nacht eingeweicht. Hijiki waschen und wässern, dann sautieren. Lotuswurzel in Würfel schneiden und in Mais- oder Sesamöl sautieren. Hijiki und Lotuswurzel zusammen mit dem Wasser, in dem der Hijiki gewässert wurde, in eine Pfanne geben. Zum Kochen bringen, bedecken und 45 Minuten lang leicht kochen lassen. Während der letzten 15 Minuten den Deckel abnehmen. Soyasoße und Sesamsamen hinzugeben, sobald der Deckel von der Pfanne genommen wurde.

Gut bei Diabetis. Schmackhaft sind 2 bis 3 Eßlöffel als Beilage zu anderen Speisen.

Kombu

1 Streifen Kombu — 1 Teelöffel Salz
4 Tassen Wasser — 12 Eßlöffel Soyasoße

Den Kombustreifen in große Stücke brechen und 10 Minuten lang wässern. Die Stücke sind dann zart. In 2 Zentimeter große Vierecke schneiden. Das Wasser, in dem der Kombu gewässert wurde, zum Kochen bringen. Kombu und weitere 6 Tassen Wasser dazugeben, dann 45 Minuten leicht kochen lassen. Salz und Soyasoße hinzugeben und nochmals 15 bis 20 Minuten leicht kochen lassen. Der Saft kann als Suppenbrühe dienen. Kombu läßt sich kalt oder warm servieren, für sich allein oder zusammen mit anderen Speisen. Auf diese Art und Weise in seinem eigenen Saft zubereiteter Kombu hält sich tagelang.

Wakame

5 oder 10 Minuten lang wässern. Abtropfen lassen, in 1/2 Zentimeter große Stücke schneiden und in Mais- oder Sesamöl sautieren. Etwas von dem Wasser dazugeben, in dem der Wakame gewässert wurde und die Pfanne abdecken. Kurz vor dem Ende der Kochzeit die Soyasoße dazugeben.

Wakame paßt gut zu Zwiebeln. Zuerst werden die Zwiebeln sautiert und dann der Wakame hinzugefügt.

Sesamsalz

Sesamsalz, in Japan gewöhnlich bekannt als *Gomasio*, wird genauso gemacht wie der Name sagt – mit Sesamsamen (*goma*) und Salz (*shio*).

Sesamsalz dient vielen Zwecken. Es ist sowohl ein köstliches Speisesalz als auch eine äußerst hilfreiche Medizin. Das Salz wird mit Sesamsamen vermischt, um zu verhindern, daß man davon durstig wird. Das Öl aus den zerdrückten Sesamsamen umhüllt das Salz und hindert es daran, übermäßig viel Wasser anzuziehen. Dadurch, daß es das Salz umhüllt, hilft das Öl dem Salz außerdem, wenn nötig, in die Zellen einzudringen.

Sesamsalz kann man mit verschiedenen Mischungsverhältnissen machen, von 1 : 5 bis 1 : 10 (Teile Salz zu Teile Sesamsamen). Einige Leute nehmen sogar 1 : 12. Man kann die Proportionen nach eigenem Geschmack und Bedürfnis verändern, wobei sich empfiehlt, es zunächst mit einem Verhältnis von 1 : 8 zu probieren.

Man sollte ganze, ungebleichte Sesamsamen aus einem Reformhaus nehmen. Als erstes das Meersalz in einer Pfanne rösten, bis es einen schwachen Chlorgeruch ausströmt. In ein Suribachi füllen. Die Samen werden gewaschen, abgespült und in einer schweren, gußeisernen Pfanne geröstet. Dabei ständig mit einem hölzernen Löffel umrühren, bis die Samen ungefähr zehnmal „geknallt" haben; dann sind sie gut. Um einen unangenehmen Nachgeschmack zu verhindern, darf keiner der Samen anbrennen. Die Samen werden dann vom Feuer genommen und zusammen mit dem Salz in das Suribachi (eine besondere Schüssel zum Zermahlen) gegeben. Das Suribachi zwischen die Knie klemmen und den Holzstößel mit beiden Händen drehen. Keinen Druck ausüben. Das Sesamsalz ist fertig, wenn die meisten Samen zerdrückt sind.

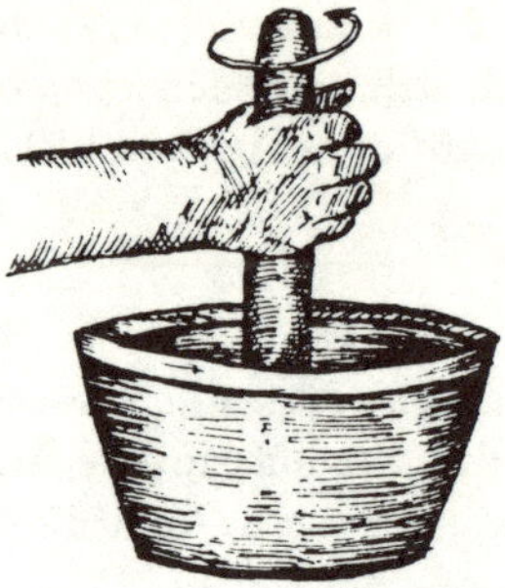

Sesamsalz herstellen

Man kann es auf Reiskrem, Salat, Reis und andere Getreidearten streuen. Luftdicht verschlossen aufbewahren!

Um Kopfschmerzen und Sodbrennen zu beseitigen, nimmt man einen Teelöffel voll Sesamsalz. Natürlich gut zerkauen.

Shitake-Pilz

Shitake-Pilze sind getrocknete Pilze, die in Japan und China verwendet werden. Man kann sie heutzutage in den meisten Reformhäusern kaufen.

Zubereitung: Kochen oder in Wasser einweichen und sautieren, oder in Suppe, besonders in Gerstensuppe, kochen. Dies ist eine ausgezeichnete Medizin für die Nieren und ist besonders wirkungsvoll zur Ausscheidung tierischen Eiweißes.

Soya-Bancha

Dies ist ein höchst wirkungsvolles Getränk, das man bei Migräne und Erschöpfung trinken kann. Es ist sehr schnell zubereitet.

Zutaten:

1 Tasse Bancha-Tee

1 Teelöffel Soyasoße

Den Tee erhitzen und die Soyasoße hineinrühren. Einige Sekunden lang leicht kochen lassen. Heiß trinken, aber nicht zu heiß.

Soyasoße 3

Soyasoße ist eine natürliche fermentierte Zubereitung, die in der Hauptsache aus Soyabohnen gemacht wird. Weitere Zutaten sind Wasser, Salz und Weizen. Soyasoße liefert qualitativ gutes Gemüseprotein, das leicht verdaulich ist. Sie ist außerdem reich an Mineralien und Vitaminen. Ihre Verwendungsmöglichkeiten sind grenzenlos. Man kann sie zu Suppen, Brühen, Soßen, sautiertem und gebackenem Gemüse geben, zu Fisch, Aufläufen – zu fast allem, das Salz benötigt.

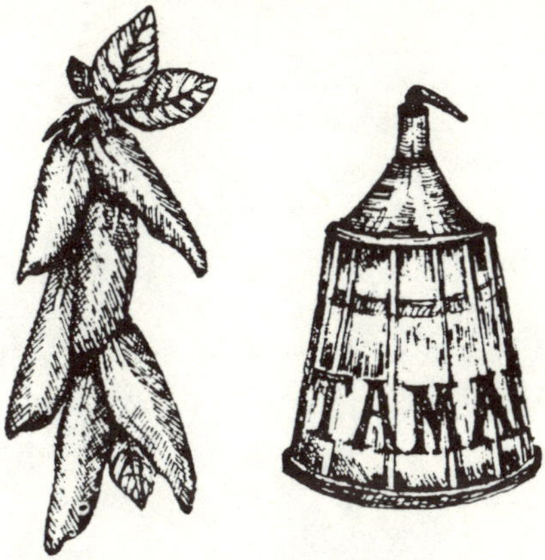

Wassermelonen

Man preßt das rote Fruchtfleisch der Wassermelone aus, um den Saft zu erhalten. Diese Flüssigkeit wird gekocht, bis sie dickflüssig ist. Der sich ergebende Sirup ist eine ausgezeichnete Medizin für eine Yang-Nierenverfassung (siehe Niere in „Die Behandlung" und „Die Organe"). Man löst 1 Teelöffel Sirup in 1 Tasse Wasser auf und trinkt dies zweimal täglich wenigstens 30 Minuten vor einer Mahlzeit.

3 Nicht zu verwechseln mit der Soyasoße, die in Supermärkten verkauft wird. Sie ist künstlich mit Chemikalien alt gemacht und enthält Zucker. Echte Soyasoße hat einen viel reicheren Geschmack und kann in Naturspeiseläden gekauft werden.

ÜBER DIE ANWENDUNG VON KRÄUTERN UND TEES

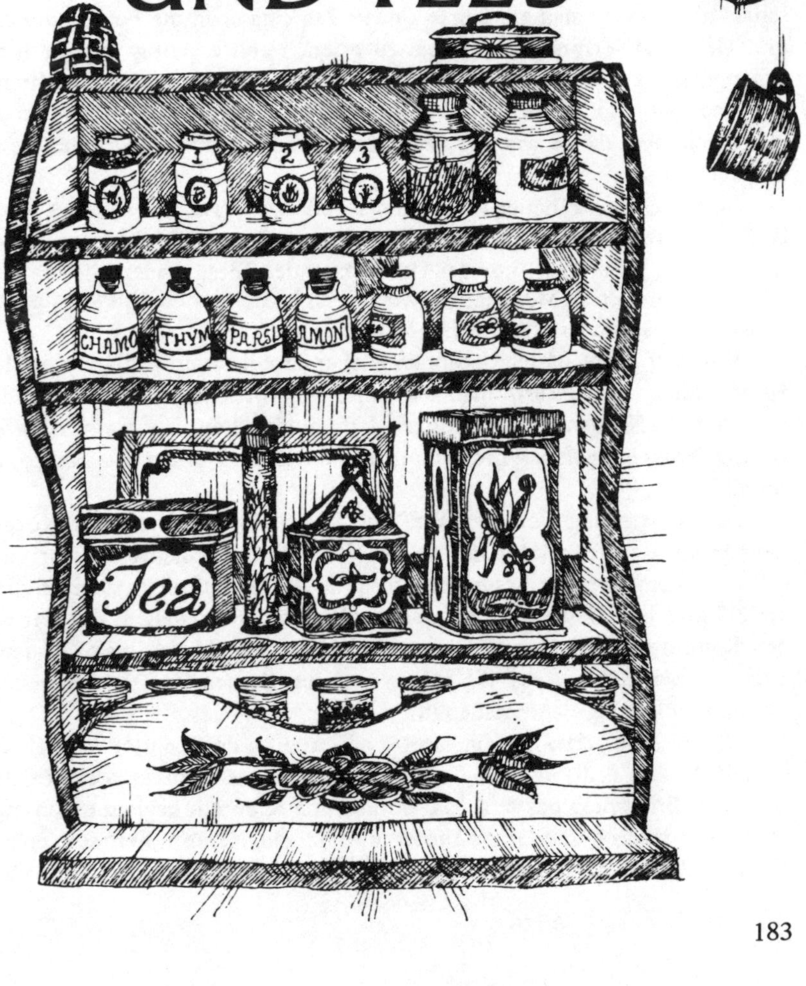

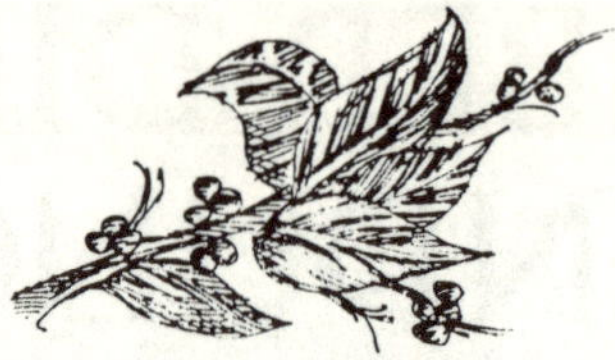

Ein kurzer Rückblick auf die Geschichte der Kräutermedizin

Der Legende nach war Shinno, Chinas zweiter Kaiser, der erste, der Landwirtschaft und Kräutermedizin lehrte. Jeden Tag ging er in die Felder, um die Kräuter und Gräser zu erforschen und sie zu essen, wenn es nötig war. Es hieß. daß er achtzigmal an einem Tag Vergiftungen erlitt. Andere Ärzte versuchten auf eine ähnliche Art und Weise, mit den gleichen und mit anderen Kräutern zu experimentieren, aber da sie weniger weise als der Kaiser waren, vergifteten sie sich selbst und starben.

Es war ein kaiserlicher Koch namens I-Yin, der vor 3500 Jahren als erster dem Hof einen Tee servierte, der eine Zusammenstellung vieler Kräuter war. Den Leuten am Hof gefiel nicht nur der Geschmack des Tees, sondern sie erkannten auch seine Wirksamkeit als Medizin. Diesem selben I-Yin wird die Entwicklung der klassischen chinesischen Kräutermedizin zugeschrieben.

Vor über 1800 Jahren begannen Bücher über Kräutermedizin zu erscheinen. Im Süden Chinas spezialisierte man sich auf die Entwicklung der Kräutermedizin, während sich im Norden Akupunkturschulen entwickelten. *Des Gelben Kaisers Klassiker der Inneren Medizin* wurde von den Chinesen im Norden des Landes zusammengestellt.

Die Vorstellung von der Yin-Yang-Beziehung zwischen den Körperorganen tauchte vor ungefähr 3500 Jahren auf. Wir mögen uns selbst für sehr modern und gelehrt halten, aber wir brauchen nur an all die Heilmittel zu denken, die früher in der chinesischen Medizin verwendet wurden, um zu verstehen, daß wir weit hinter den Kenntnissen der Menschen des Altertums zurückbleiben. Bis auf den heutigen Tag beweisen Kräutertees, die gemäß der chinesischen Medizin zubereitet werden, Ärzten und Laien gleichermaßen ihren Wert.

Shinno Honzokyo ist ein altes Kräuterbuch, das Kräuter in drei Kategorien einteilt. In ihm heißt es, daß die beste und sicherste Medizin in einer richtig ausgeglichenen Ernährung besteht, gelegentlich von Kräutern begleitet. Am zweitbesten ist der Gebrauch besonderer Kräuter, die über einen langen Zeitraum eingenommen werden können, ohne irgendeinen Schaden zu verursachen. An dritter Stelle steht der Gebrauch bestimmter starker Kräuter für kurze Zeiträume, wenn eine Krankheit ein Stadium erreicht hat, in dem sie rasch geheilt werden muß. Bei dieser letztgenanten Verwendung ergeben sich wahrscheinlich Nebenwirkungen.

Der *Shang Han Lun*, ein berühmtes Werk von Chang Chung Ching, der als der „orientalische Hippokrates" bekannt ist, ist ein 1800 Jahre altes Buch, das auch heute noch sehr wichtig ist. Seit seiner ersten Veröffentlichung sind nur geringfügige Veränderungen vorgenommen worden, und es gilt als das klassische chinesische Buch der Kräutermedizin. In ihm werden an die 120 Teearten und 90 Kräuterarten beschrieben.

Der *Pen Ts'ao Kang Mu*, vor ungefähr 500 Jahren von Li Shih Chin geschrieben, führt ungefähr 1800 Kräuter auf, geordnet nach Yin und Yang. Das dünnste chinesische Kräuterbuch führt 180 Kräuter, 60 Wurzeln, 20 Samen, 20 Früchte, 10 Blätter und Blüten, 15 Baumrindearten, 20 Tiere und Mineralien auf, wobei eine besondere Betonung auf den Wurzeln liegt. Hierin liegt ein Unterschied zu den europäischen und anderen Kräuterschulen, die hauptsächlich Blätter verwenden.

Im Lauf der Jahre hat die chinesische Medizin unendlich viele Möglichkeiten der Kräuterzusammenstellung entdeckt. Es werden über 30.000 Kräuter benutzt. Man fragt sich natürlich, wie die Chinesen mit solch einer außergewöhnlich großen Anzahl von Kräutern und Kräuterkombinationen aufwarten konnten. Die Antwort liegt schlicht und einfach in der Größe ihrer Bevölkerung, sowie in der Tatsache, daß ihre Zivilisation schon so lange besteht. Es war allgemein üblich, sich mit Kräuterexperimenten zu beschäftigen. Im Verlauf der Generationen entwickelten sich die wirksamsten und erstaunlichsten Kombinationen. Fast alle in diesem Kapitel empfohlenen Tees sind mindestens so alt wie der *Shang Han Lun* (1800 Jahre), in dem sie beschrieben werden. Ihre Wirksamkeit wird also von vielen Jahrhunderten kaiserlicher Forschung bestätigt. Nur östliche Kräuterkombinationen werden in diesem Buch empfohlen. Rezepte für alle Tees werden am Ende dieses Kapitels alphabetisch aufgeführt. Auch ein Glossar japanischer Kräuterbezeichnungen mit ihren lateinischen Namen und, wenn möglich, den deutschen Entsprechungen, ist angeführt.

Erkrankungen mit Tees heilen

Bei der Entscheidung, welcher Tee das richtige Heilmittel für eine bestimmte Krankheit ist, muß man stets die Symptome dieser Krankheit in Verbindung mit der Konstitution und den Eßgewohnheiten des Patienten berücksichtigen.

Ein Tee, der für ein bestimmtes Leiden verabreicht wird, sollte auch eine günstige Auswirkung auf den gesamten Organismus haben. Aus diesem Grunde enthalten chinesische medizinische Tees soviele Zutaten – es reicht nicht aus, nur ein Organ allein zu behandeln. Alle Teile des Körpers stehen in wechselseitiger Beziehung zueinander. Nur wenn der gesamte Organismus wieder in einen Gleichgewichtszustand gebracht worden ist, kann man davon sprechen, daß eine wirkliche Heilung erfolgt ist.

Ein Tee aus nur einer Zutat wirkt schnell und ist richtig für akute Fälle, wohingegen ein Tee aus verschiedenen Kräutern langsamer wirkt und für chronische Fälle passend ist. Wenn man einen Tee aus 100 Kräutern machen könnte, würde er sehr langsam wirken und wäre deshalb vollkommen sicher und würde keine längere Diagnose erfordern. Er wäre jedoch nicht sehr wirkungsvoll.

Ein Tee wird stets nicht nur im Verhältnis zu den Symptomen, sondern auch zu dem Betroffenen verschrieben. Zwei Leute mit der gleichen Krankheit bekommen oft verschiedene Tees, je nach den Unterschieden in ihrer Grundkonstitution.

Aus dem, was soeben gesagt wurde, könnte man folgern, daß für tausend kranke Leute tausend verschiedene Tees erforderlich wären, um jede individuelle Verfassung zu behandeln. Wir brauchen das jedoch nicht so wörtlich zu nehmen. Die Verfassung und Symptome vieler Leute sind sich ähnlich genug, um die gemeinsame Natur ihrer Krankheit identifizieren zu können und zu einem einzigen Tee mit den notwendigen Hauptzutaten zu gelangen. Allein für Kopfschmerzen gibt es immerhin 27 verschiedene Tees; für Magenschmerzen 41 Tees. Aber innerhalb jeder Gruppe haben viele der Tees mehrere gemeinsame Zutaten und ähneln sich in ihrer Zusammenstellung.

Die spezifische Kombination der Kräuter ist sehr wichtig. Schließlich ist der Körper nicht einfach eine Maschine, die man stückchenweise reparieren kann. Er braucht eine Kombination mehrerer verschiedener Kräuter, damit die Behandlung auf allen Ebenen wirksam ist. Dasselbe Kraut in verschiedenen Mengenverhältnissen mit anderen Kräutern zubereitet, erzeugt völlig verschiedene Auswirkungen. Zum Beispiel ist Zimttee für das Yang-Krankheitsstadium. Wenn man aber eine seiner Zutaten, die Pfingstrosenwurzel, um zwei Gramm erhöht, hat man keinen Zimttee mehr, sondern Keishikashakuyakuto, der gut für Yin-Menschen ist.

Einige Kräuter sind stark Yin oder stark Yang. Sie können so gemischt werden, daß sie entweder eine sanftere oder eine heftigere Wirkung erzeugen. Wenn man ein Kraut mit einem anderen mischt, hat man die Wirkung von beiden, und gleichzeitig wird ein Gleichgewicht zwischen deren jeweiligen Yin- und Yang-Eigenschaften erzeugt.

Kräuter können ein halbes Jahr lang – sogar ein ganzes Jahr lang – eingenommen werden, ohne dem Körper zu schaden wie Tabletten es tun. Japanische Ärzte der Kräutermedizin brauchen nicht amtlich zugelassen zu sein, weil anerkannt ist, daß Kräuter nicht schädlich für die Gesundheit sind. Wenn die ausgewählten Kräuter sich als unwirksam erweisen, ist man zumindest nicht den Nebenwirkungen ausgesetzt, die Medikamente oft erzeugen. Dennoch ist es ratsam, weniger als die normale Menge zu nehmen, wenn man sich der Auswirkung des Krautes nicht sicher ist.

Eine Richtlinie bei der Auswahl der Behandlung ist, daß ein Tee, dessen Geruch und Geschmack bei jemand keinen Anklang findet, für ihn auch nicht geeignet ist. Wenn er jedoch findet, daß er gut riecht, aber schlecht schmeckt, kann er ihn probieren.

Einen Tee auswählen

Es gibt drei grundlegende Tees, entsprechend den drei grundlegenden physischen Typen. Zimttee ist für einen Menschen mit einer relativ schwachen (Yin)-Konstitution. Mao-Tee gibt man im allgemeinen einem Menschen mit starker (Yang) Konstitution. Für die Menschen dazwischen, deren Körper weder extrem Yin, noch extrem Yang ist, wird Kuzuwurzel-Kräutertee empfohlen.

Jemand, der bei hohem Fieber schwitzt, hat eine Yin-Konstitution. Für ihn wäre Zimttee empfehlenswert. Wer nie schwitzt, selbst wenn er Fieber hat, sollte Mao-Tee versuchen, der stärker Yin ist als Zimttee. Kuzuwurzel-Tee wird für denjenigen empfohlen, der nicht schwitzt, aber dessen Körper nicht kräftig genug ist. Diese Tees sind sehr wirkungsvoll bei der Bekämpfung von Erkältungen und Fieber.

Die meisten Westler haben eine überstarke Yang-Konstitution und Mao-Tee wäre vorteilhaft für sie. Die Anwendung von Kuzuwurzel-Tee ist in Japan, wo der mittlere Körpertyp dominiert, weiter verbreitet. Nur ungefähr zehn Prozent aller Amerikaner haben eine ausgeprägte Yin-Konstitution. Von ihnen sind einige nicht so extrem Yin, und Zimttee wäre von Vorteil für sie. Die übrigen sind stark Yin, und für sie wäre ein Heilmittel erforderlich, das mehr Yang ist.

Zimttee, Kuzuwurzel-Tee und Mao-Tee sind äußerst wirkungsvoll im Entwicklungsverlauf der drei Stadien der Yang-Krankheit[1].

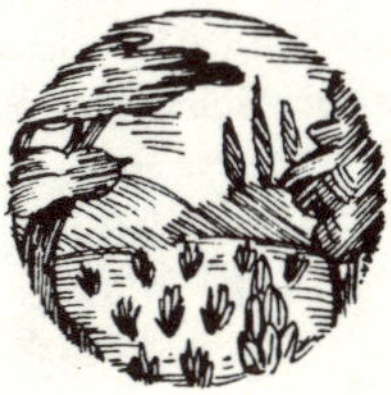

1 Siehe „Krankheit verstehen lernen"

Zimttee

Dieser Tee wird aus Zimttee, Pfingstrosenwurzel, Datteln, Ingwer und Süßholz gemacht. Wie schon erwähnt, wird er für Leute empfohlen, die häufig schwitzen. Schwitzen ist „ein wenig Yin in einer Yang-Krankheit", was bedeutet, daß der Körper über genügend Energie verfügt, um Transpiration zu erzeugen. Zimt ist gut für die Haut, und zwar sowohl, um zu große Poren zu schließen als auch zu kleine Poren zu öffnen.

Es wird nur die Zimtrinde verwendet, niemals die Wurzeln. Man sollte nicht vergessen, daß die Zimtqualität je nach Bodenbedingung, Klima und anderen Faktoren variiert. Zimttee hat keine Nebenwirkungen und kann deshalb über einen langen Zeitraum verwendet werden. Es gibt eine andere Version dieses Tees mit nur einer zusätzlichen Beimischung, einer Art Süßigkeit, die aus fermentierter Gerste und Reis gemacht wird und überhaupt keinen Zucker enthält (sie ist sehr süß, aber nicht so süß wie normale Süßigkeiten). Wenn 20 Gramm dieser Süßigkeit[2] und 2 weitere Gramm Pfingstrosenwurzel zum Zimttee hinzugegeben wird, wird daraus ein Tee, der Kleiner Kenchuto genannt wird, und der sowohl von Yin-Leuten als auch von bettnässenden Yang-Kindern genommen werden kann. Er ist auch bei einem Leistenbruch wirkungsvoll. Dieser Tee ist sehr hilfreich, unabhängig davon, wie man sich ernährt. Wenn man zu dieser Mischung 4 Gramm Ohgi hinzugibt, erhält man noch wieder einen anderen Tee, Ohgi-Kenchuto, der hilft, eine Bauchfellentzündung zu heilen.

Mao-Tee

Dieser Tee wird gewöhnlich nur kräftigen Menschen gegeben, da er einige Nebenwirkungen hat. Er kann zum Beispiel Schlaflosigkeit, Appetitverlust und übermäßiges Schwitzen verursachen. Wenn irgendeines dieser Symptome erfolgt, besonders das Schwitzen, ist der Tee zu stark für den Betroffenen. Kuzuwurzel-Tee würde wahrscheinlich besser wirken.

Mao (Ephedra) ist eine wilde Graspflanze, die in der Mongolei wächst. Sie hat keine Blätter und sieht in etwa wie Schachtelhalm aus. Nur fehlen die Gelenkknoten. Der obere (Yin) Teil der Pflanze löst Schwitzen aus, während die Wurzel (Yang) es verhindert.

2 Diese japanische Süßigkeit wird in Amerika unter dem Namen „Yinnies" verkauft. Einige Naturspeiseläden haben sie vorrätig.

3 Zubereitung siehe weiter unten in diesem Kapitel

****

Herr Muramoto erzählte uns von einigen Gedanken, die er in Japan hatte, bevor er nach Amerika fuhr: „Ich hatte gelesen, daß viele Amerikaner rot und dick sind und Herzbeschwerden haben, und daß sehr viele an Verstopfung und Husten leiden. Also beschloß ich, nicht unvorbereitet dort anzukommen. Ich brachte beträchtliche Mengen Daio, Mao-Tee, Weg-des-Weisen Tee und Kanten mit. Der Weg-des-Weisen-Tee und der Kanten (siehe Gelatine) war für die roten, dicken Leute mit hohem Blutdruck und anderen Herzbeschwerden. Mao-Tee ist ausgezeichnet für kräftige Leute vom Yang-Typ, die Erkältungen oder Husten haben. Daio ist ein Kräuterabführmittel, ein wesentlicher Bestandteil von Jokito- und Saiko-Tees.

Ich hatte auf jeden Fall recht, es erwies sich alles als sehr nützlich. Ich wünschte nur, ich hätte mehr Neun-Geschmack-Tee mitgebracht – ich habe viele Leute kennengelernt, die Vitamin-B-Mangel haben!"

Anmerkung: Weitere Informationen und Rezepte für all diese Tees sind in diesem Kapitel zu finden, ausgenommen Weg-des-Weisen-Tee, den man fertig gemischt kauft, da seine Herstellung ziemlich kompliziert ist.

****

Vor ungefähr 40 Jahren gewann ein westlicher Arzt Ephedrin aus Mao und verabreichte es sowohl in Form von Tabletten als auch Spritzen zur Behandlung bei Husten und Asthma. Es erwies sich als eine sehr wirkungsvolle und schnelle Heilmethode. Mehrere Tage oder Wochen nach der Behandlung erfolgte jedoch stets ein Rückfall in die Krankheit, so daß eine zunehmende Anzahl von Spritzen oder Tabletten erforderlich war. Dieser Arzt wurde an seiner Entdeckung ziemlich reich!

In der westlichen Medizin extrahiert man einen bestimmten Bestandteil aus einer Pflanze. In der chinesischen Medizin ist man sich dagegen bewußt, daß jedes Kraut viele aktive Bestandteile enthält (in Mao-Gras sind 20 enthalten). In der östlichen Medizin wird man immer eher die Pflanze in ihrem Rohzustand verwenden, als den wirksamsten Teil zu extrahieren. Mao-Tee heilt einen Husten nicht plötzlich. Er wird ihn schließlich heilen, aber nicht nur für ein oder zwei Tage. Wenn er den Husten nicht beseitigt, bedeutet das einfach, daß man mehr Tee benötigt.

Mao-Tee enthält Aprikosensamen, Zimt, Süßholz und Mao. Wie gesagt ist er für Yang-Menschen und Yang-Krankheiten und gilt als ein ausgezeichnetes Heilmittel für Kopfschmerzen, Asthma, Husten und übermäßiges Urinieren.

Kuzuwurzel-Tee

Kuzuwurzel-Tee enthält Kuzuwurzel, Mao, Zimt, Datteln, Ingwer, Süßholz und Pfingstrosenwurzel. Er ist eine Mischung aus Mao- und Zimttee, wobei lediglich an Stelle der Aprikosensamen die Kuzuwurzel enthalten ist. Aprikosensamen sind Yin im Vergleich zu Kuzu, einer tiefwachsenden Gebirgswurzel. Kuzuwurzel-Tee ist für den ausgeglichenen Körpertyp und ist allgemein wirksam bei allen Yang-Krankheiten.

Kuzuwurzel-Tee ist der in Japan gebräuchlichste medizinische Tee. Er ist besonders geeignet für den mittleren Körpertyp und ist bei fast allen Krankheiten wirksam, die dieser Körpertyp entwickelt. Wie gesagt sind Amerikaner mehr Yang als die Japaner und demnach ist Mao besser für sie. Viele Amerikaner husten, haben steife Schultern und leiden an Körperschmerzen – was alles Yang-Symptome sind. Mao wirkt sehr gut bei diesen spezifischen Leiden. Aber denjenigen, die an chronischen Kopfschmerzen leiden, wird Kuzu empfohlen. Kuzu ist auch sehr gut für Magen und Darm. Ein anderer Tee, der Kuzu-Wurzel enthält, Kuzu-Saflorblüten-Tee, wird von Leuten mit einem vergrößerten Herzen eingenommen. Dieser Tee enthält außer Kuzu und Saflorblüte noch vier weitere Bestandteile.

Süßholz

Die drei genannten grundlegenden Tees haben eine gemeinsame Zutat, Süßholz, das nicht nur in diesen Tees, sondern auch in vielen anderen eine wichtige Zutat ist. Es gibt dem Tee einen angenehmen Geschmack und macht ihn stärker Yang. Deutsche Forscher haben erkannt, daß Süßholz ein ausgezeichnetes Heilmittel für Magengeschwüre ist. Im Osten glaubt man dagegen, daß es höchst vorteilhaft für die Leber ist. Indem es der Leber hilft, die aus der Nahrung gefilterten Stoffe auszuscheiden, ermöglicht das Süßholz es den Nieren ihrerseits, diese Giftstoffe aus dem Blut herauszufiltern und zu entfernen, sobald sie von der Leber weitergegeben worden sind.

Eine besondere Eigenart von Süßholz ist schwer zu erklären. Es schmeckt zuerst süß, gewöhnlich hinten auf der Zunge (obwohl etwas Süßes normalerweise auf der Spitze der Zunge geschmeckt wird), aber sein Nachgeschmack ist bitter. Für einen Menschen mit Körperschwellung ist Süßholz nicht günstig; Wissenschaftler haben entdeckt, daß es die Zellen Wasser zurückhalten läßt. Ein dünner, ausgetrockneter Mensch sollte Süßholz zu sich nehmen, um seinem Körper zu helfen, Flüssigkeit zu bewahren.

****

Ein Mißverständnis

Ein alter Mann in Los Angeles, der darüber klagte, daß er in der Nacht sehr häufig urinieren müsse, bekam Hachimigan-Tee, der Bushi enthält. Nachdem er diesen Tee eine Woche lang getrunken hatte, ging es ihm besser und er kaufte sich Tee auf Vorrat für einen Monat – eine ziemlich großzügig bemessene Menge, um eine Heilung zu bewirken. Dieser Mann war ungefähr 65 Jahre alt. Im selben Haus lebte seine ungefähr 43 Jahre alte Schwester, eine Frau von starkem Yang-Typ. Sie fing an, den Tee ihres Bruders zu trinken und begann, an starken Kopfschmerzen zu leiden. Sie kam dann zu mir und sagte, sie fürchte, vor lauter Schmerzen zu sterben. Ich antwortete ihr, daß der Tee, den sie getrunken hatte, nicht gut für sie sei. „Bushi ist Yang und Sie sind Yang!" Die Frau hatte einen meiner Vorträge über Kräuter und Tees mißverstanden und geglaubt, man könne jeglichen Tee ohne Angst vor toxischen Auswirkungen trinken. Sie erkannte den grundlegenden Unterschied zwischen verschiedenen Tees nicht – daß Yin-Tees für Yang-Menschen sind und Yang-Tees für Yin-Menschen.

Ich sagte ihr, sie solle 30 Gramm schwarze Bohnen und 15 Gramm Süßholz mit einem Liter Wasser kochen, und soviel wie möglich davon trinken. Bald hörte die schmerzhafte Reaktion auf.

****

Ein bemerkenswerter Tee, der ebenfalls Süßholz enthält, ist *Kambakudaisoto*. Er enthält ebenfalls zerhackte Datteln (mit Kernen und allem), aber sein Hauptbestandteil ist Vollkornweizen! Er wird zur Behandlung von Hysterie und anderen Geistesstörungen benutzt, sowie auch in Fällen, in denen dem Kopf physischer Schaden zugefügt wurde (Krankheitsgeschichte siehe Seite 226). Dieser Tee scheint jedoch nur bei Frauen und Kindern wirksam zu sein. Er wirkt nicht bei Männern und Jungen, die ihre Pubertät bereits durchlaufen haben. Für sie wird *Sanoshashinto* empfohlen.

Kambakudaisoto kann auch Säuglingen gegeben werden, die zu heftig und zuviel schreien.

Einmal lud mich ein junges Ehepaar in San Francisco für eine Weile zu sich ein. Ihr Baby schrie sehr viel und auch sehr laut: Für uns alle war an Schlaf nicht zu denken. Als sie dem Baby Kambakudaisoto gaben, war das Problem bald gelöst.

Ein anderer Tee, für den man Süßholz und ein Getreide nimmt, ist *Weißer Tiger*. In diesem Fall ist das Getreide brauner Reis. Die weiteren Zutaten sind Sekko (Gips) und Chimo. Dieser Tee ist bekannt dafür, daß er Fieber wirkungsvoll verringert.

Auch Süßholz wird dazu benutzt, Schmerzen zu beenden. Es zerstreut Schmerzen schnell und wirksam, im allgemeinen nach zehn bis fünfzehn Minuten. Bei scharfem Schmerz ist eine Mischung aus 6 Gramm Süßholz und 4 Gramm Pfingstrosenwurzel hilfreich. Wenn der Schmerz jedoch nicht scharf ist, hilft diese Mischung nicht. Man könnte glauben, daß das, was bei starkem Schmerz wirkt, auch bei leichterem Schmerz wirkt. Aber das ist nicht immer so und gilt nicht für Süßholz und für Pfingstrosenmischung.

Die Pfingstrose ist im Osten wegen ihrer großen, schönen Blüte immer sehr beliebt gewesen. Die Teerezepte in diesem Buch beinhalten zwei Arten von Pfingstrose: die Wurzel der Pfingstrose und der Botanpi, die „Baumpfingstrose" genannt wird. Keishibukuryogan-Tee enthält beide Arten von Pfingstrose. Dieser berühmte Tee, der passenderweise als Zwei-Pfingstrosen-Tee bekannt ist, enthält auch Zimt, Pfirsichsamen und Bukuryo-Pilze (in gleichen Mengen). Er reinigt das Blut und es heißt, daß er Hämorrhoiden und Darmkrämpfe heilt, aber am bekanntesten ist er wegen seiner positiven Auswirkung auf die Haut. Er wird sowohl zu medizinischen als auch zu kosmetischen Zwecken benutzt, und er soll auch günstig für Eierstöcke und Gebärmutter sein.

Daio und Bushi

Die auffälligsten Vertreter von Yin und Yang im Pflanzenreich sind *Daio* und *Bushi*. Daio ist wahrscheinlich eines der medizinischen Kräuter, das am stärksten Yin ist und Bushi eines, das am stärksten Yang ist.

Daio ist eine Art wilder chinesischer Rhabarber, dessen Wurzel medizinisch verwendet wird. Als natürliches Abführmittel ist er sehr wirksam bei Verstopfung. Aber man muß stark genug sein, um seine kraftvollen Auswirkungen zu vertragen, denn er ist stark Yin.

Sanmishakosaito, bekannt als *Dreierlei-Geschmack-Tee*, ist einer der Tees, die Daio enthalten und höchst wirksam gegen Würmer und Parasiten sind. Seine anderen beiden Bestandteile sind Shakosai, eine Art Meeres-Alge, und Süßholz. Der Shakosai schwächt die Parasiten und der Daio spült sie aus dem Körper heraus.

Daio ist gut für Magen und Darm. Er macht den Stuhlgang weich. Es ist vielleicht erforderlich, ihn ungefähr einen Monat lang zu trinken, dann arbeiten die Därme normal. Daio-Tee ist Sennesblättchen-Tee weit überlegen. An diesen letztgenannten Tee gewöhnt sich der Körper; wenn der Patient aufhört, ihn zu trinken, stellt sich die Verstopfung wieder ein. Eine unzureichende Menge Daio (ein Gramm zum Beispiel), bei Verstopfung oder irgendeinem anderen Leiden genommen, ist unwirksam. Dennoch ist es ratsam, anfangs nur ein wenig zu nehmen, um mögliche

Schwierigkeiten zu vermeiden, Die Menge kann allmählich gesteigert werden. Daio wird niemals allein verwendet. Sowohl Jokito- als auch Saikoto-Tees enthalten Daio als einen wesentlichen Bestandteil. Der eine oder der andere dieser Tees ist gewöhnlich richtig bei Verstopfung, je nach der Verfassung des einzelnen.

Bushi wird aus Eisenhut gemacht, der im Rohzustand stark giftig ist. Eisenhut, eine Wildblume von violetter Farbe, findet sich in Amerika auch unter dem Namen „Mönchskapuze" („monkshood"), eine Pflanze der Gattung Hahnenfuß. Die Wurzel ist der Teil, den man verwendet; sie ist der giftigste Teil der Pflanze. Bei der Bushi-Herstellung wird die Eisenhutwurzel zuerst in Salz getaucht, dann getrocknet und anschließend geröstet. Dieser Prozeß verändert eine gefährlich starke Yin-Zutat in eine wertvolle Yang-Zutat. „Gift" ist ein irreführendes Wort. Wissen und richtige Handhabung können die extreme Natur jeder Pflanze verändern.

Bushi ist am wirksamsten für Yin, für schwache Leute. Es ist sehr vorteilhaft für Herz und Dünndarm. In vielen Fällen war es erfolgreich bei der Steigerung der sexuellen Lust, selbst bei alten Männern. Als Ersatz für den inzwischen berühmten Ginseng ist Bushi ein weniger teueres und viel wirksameres Heilmittel bei Impotenz. Es sollte jedoch niemals allein, sondern immer in Verbindung mit anderen Kräutern genommen werden. Außerdem muß man die Verabreichung unterbrechen, sobald die Krankheitssymptome aufgehört haben.

Ein sehr nützlicher Tee, der Bushi enthält, ist *Hachimigan*. Dieser Tee hat noch sieben weitere Zutaten. Er wird bei Schwäche im Bereich der Unterleibsorgane verwendet und ist wirksam in Fällen von hohem Blutdruck, grauem Star, Diabetis, Nierenentzündung, Hypertrophie der Prostata, sowie allen mit dem Urinieren verbundenen Problemen.

Es gibt mehrere Tees mit Yang-Eigenschaft, die Bushi enthalten und zur Behandlung der drei Stadien der Yin-Krankheit benutzt werden. Diese Tees sind sich alle ziemlich ähnlich. *Shigyakuto* enthält Süßholz, gedämpften Ingwer und Bushi. Shinbuto, oder *Schwarzer-Krieger-Tee*, enthält Bukuryo-Pilz, Pfingstrosenwurzel, Jutsu und Bushi. *Bushi-Tee* hat die gleichen Bestandteile wie Schwarzer-Krieger-Tee, plus Ginseng. *Ginseng-Kräuter-Tee*, der gleichfalls bei Yin-Krankheiten benutzt wird, enthält jedoch keinerlei Bushi. Er enthält Ginsengwurzel, Süßholz, Jutsu und gedämpften Ingwer.

Alle vier Tees ähneln sich ziemlich in ihrer Zusammensetzung und Eigenschaft. Jeder ist für alle Yin-Krankheiten geeignet.

Ginseng ist ein sehr wichtiges Kraut, das allein im letzten Jahrzehnt immensen Erfolg im Westen gehabt hat. Europäer und Amerikaner können nicht verstehen, wieso er die sexuelle Potenz steigern sollte. Trotzdem wird er von allen verlangt, und die Preise steigen jedes Jahr. Ginseng ist sehr wirksam bei Yin-Leuten. Bei Yang-Leuten ist er entweder unwirksam oder er erzeugt hohen Blutdruck.

Ginseng enthält Germanium, von dem man kürzlich festgestellt hat, daß es wirksam zur Krebsheilung ist. Einige Ginsengwurzeln haben die Form eines Menschen; bei den Chinesen heißt es, daß dieses Charakteristikum das Zeichen für den Ginseng von bester Qualität ist. Der Boden in Korea ist reich an Germanium.

Wenn das Herz oder die Verdauungsorgane schwach werden, kann man Ginseng verwenden. Er ist ebenfalls wirksam bei Anämie, dünnem Urin und kalten Füßen. Er wird jedoch selten allein verwendet und sollte vorzugsweise mit irgendeinem anderen Kraut – einem Yin-Kraut natürlich – gemischt werden.

Shigyakuto ist sehr wirksam zur Behandlung von Durchfall oder einer Yin-Nierenverfassung, bei der der Körper nicht dazu in der Lage ist, Flüssigkeit zurückzuhalten. Schwarzer-Krieger-Tee ist ebenfalls wirksam bei Durchfall und Fällen von Herzklopfen. Bushi-Tee ist sehr stark; er erzeugt viel Wärme. Er ist äußerst wirksam zur Beseitigung schwerer Erkältungen und starker Schmerzen, wie Arthritis und Rheumatismus, und er kann auch für Herz und Darm sehr vorteilhaft sein.

Wenn Bushi-Tee schlechte Nachwirkungen verursachen sollte, gibt man die folgende Zubereitung:

30 Gramm schwarze Bohnen und 15 Gramm Süßholz werden in 5 bis 6 Tassen Wasser gegeben und bei starker Hitze 20 Minuten gekocht. Soviel wie möglich davon trinken.

Sollte Daio-Tee Durchfall verursachen, gibt man Bushi-Tee oder einen anderen Tee, der Bushi enthält, wie Schwarzer-Krieger-Tee oder Shigyakuto. Die Darmstörung wird dann nachlassen.

Bushi sollte natürlich nicht bei Yang-Leuten benutzt werden, da es sich nicht immer mit ihrem Temperament verträgt. Bushi zusammen mit Daio ist jedoch ein gutes Heilmittel bei Gicht. Diese Kombination läßt den Körper sich „schütteln", wobei sowohl Yin- als auch Yang-Giftstoffe ausgeschieden werden. Bevor solch eine Behandlung empfohlen wird, muß man entscheiden, ob der Patient die starken Auswirkungen aushalten kann. Wenn ja, ist *Daiobushito* ein empfehlenswerter Tee. Außer Daio und Bushi enthält dieser Tee Saishin (eine Art wilder Ingwer). Ein anderer Tee, *Shakkanoshinbuto*, ist sogar noch verbreiteter. Er besteht aus Daiobusihto plus Süßholz und Pfingstrosenwurzel, die, wie gesagt, wirksame Schmerzstiller und Blutreiniger sind. Beide Tees werden bei Arthritis, Rheumatismus und ähnlichen Leiden benutzt, sowie auch bei Gicht.

Die *Jokito*-Tees enthalten ebenfalls Daio. Sie alle sind Yin-Tees und sollten nicht von Yin-Leuten getrunken werden. *Großer Jokito* ist am stärksten Yin und sollte nur von den Leuten getrunken werden, die stark Yang sind. *Tokaku Jokito* ist der grundlegende Tee für Blutkrankheiten. Er ist stark und verursacht manchmal Durchfall. Er ist hauptsächlich für Yang-Leute, die an Kopfschmerzen, Blasenproblemen, Hämorrhoiden, Nasenleiden und bestimmten Magenschmerzen leiden. Besonders günstig für die weiblichen Geschlechtsorgane, wird er zur Behandlung innerer Tumore und erkrankter Eierstöcke benutzt. Dieser Tee hat einen guten Ruf als Heilmittel für Hautgeschwüre erlangt: In einem Fall verschwanden die Geschwüre nach drei oder vier Tagen (ein Hinweis darauf, daß die Geschwüre in diesem besonderen Fall das Resultat überschüssigen Yangs waren, wahrscheinlich tierische Nahrung – eine weitere Krankheitsgeschichte ist auf Seite 264 zu finden!)

Tokako-Jokito-Tee ist wirksam zur Behandlung von Krankheiten, die durch Blutstauung erzeugt werden. Er bricht Blutklümpchen auf und eliminiert dadurch altes Blut und verbessert die Blutzirkulation. Dieser Tee wirkt auf den ganzen Körper. Seine Bestandteile sind Daio, Bosho, Süßholz, Zimt und Pfirsichsamen.

Choi Jokito ist weniger Yin als Tokaku Yokito. Er ist wirksam bei Verstopfung und anderen Darmproblemen.

Kleiner Jokito ist am wenigsten Yin von den Yokito-Tees und wird deshalb denjenigen empfohlen, deren grundlegende Verfassung Yang, aber nur leichtes Yang ist. Dieser Tee enthält Daio, Koboku (Magnolienrinde) und Kijitsu (grüne Orange). Magnolienrinde ist ein Kraut, das eine beruhigende Wirkung auf das Nervensystem hat. Dementsprechend ist sie hilfreich bei Magen- und Darmstörungen, Muskelspasmen und -krämpfen, und sie soll eine friedlichere Gemütsverfassung erzeugen. Kleiner Jokito ist ratsam zur Behandlung der Parkinson'schen Krankheit, aber in diesem Fall wird die Menge der Magnolienrinde von 3 auf 10 Gramm erhöht.

Einige der Saiko-Tees enthalten ebenfalls Daio. Alle eignen sich für das Krankheitsstadium mit „kleinem Yang". Die Jokito-Tees können während des „klaren-Yang"-Stadiums verwendet werden. Die vier Saikotos sind Großer Saikoto, Kleiner Saikoto, Saikokeishito und Saikokaryukotsuboreito. Welchen davon man benutzen sollte, hängt von der Verfassung und der Konstitution des einzelnen ab.

Großer Saikoto ist am meisten Yin von den vieren. Er ist sowohl im Krankheitsstadium mit „klarem Yang" als auch mit „kleinem Yang" wirksam, da er die zu diesem Zeitpunkt erzeugte überschüssige Energie verringert. Er ist besonders wirksam bei schweren Leuten mit einer starken Yang-Verfassung, sowie bei all denjenigen, die hohen Blutdruck, grauen Star und Asthma infolge von Herzbeschwerden haben. Bei solchen Leuten hat Großer Saikoto eine positive Wirkung auf den gesamten Körper. Er soll günstig für Augen, Nase, Kehle, Kopfhaut, Herz, Magen, Därme, Leber, Gallenblase, Galle, Nieren und Geschlechtsorgane sein.

Saikokeishito ist am wenigsten Yin von den vier Saikoto-Tees, aber alle vier ähneln sich in ihrer Eigenschaft, und Saikokeishito ist noch immer ein Yin-Tee. Er wird bei Leuten benutzt, deren Verfassung Yang ist. Er ist wirksam bei Erkältungen, Magengeschwüren, Bettnässen und Gallensteinen.

Kleiner Saikoto wird Menschen mit Bronchitis, Tuberkulose und anderen Atmungsleiden empfohlen. Er kann über einen längeren Zeitraum als ein Tonikum eingenommen werden, besonders von Leuten, die an Schwäche oder Appetitverlust leiden.

****

22 Jahre lang Epileptikerin, in 2 Monaten geheilt –
Billig, trotz hohem Preis!

Eine Frau, die ich in Seattle kennenlernte, erlitt seit 22 Jahren epileptische Anfälle, seit sie sich bei einem Sturz im Alter von 13 Jahren das Rückgrat verletzt hatte. Sie war sehr dünn geworden, deshalb konnte Fasten, das gewöhnlich ein wirksames Heilmittel ist, nicht empfohlen werden. Ich gab ihr Tageslilien-Tee (Saikokaryukotsuboreito), der ausgezeichnet für das Nervensystem ist. Sie nahm ihn 60 Tage lang, heute ist sie geheilt. Die Medizin, die der Arzt ihr gab, nimmt sie nicht mehr, und sie hat keinen neuen Anfall erlitten.

Wenn Tees zur Heilung einer chronischen Krankheit benutzt werden, müssen sie gewöhnlich über einen langen Zeitraum eingenommen werden. Tageslilien-Tee ist zufällig etwas teurer als die meisten Tees, da er Ginseng enthält. Um solch eine langwierige Krankheit zu heilen, ist es erforderlich, diesen Tee wenigstens zwei Monate lang einzunehmen, was einhundert Dollar kostet. Das scheint viel Geld zu sein, aber was sind einhundert Dollar für die Heilung einer langjährigen Epilepsie? Es ist wirklich ziemlich billig!

****

Saikokaryukotsuboreito (*Tageslilien-Tee*) ist ausgezeichnet für das Nervensystem. Hinsichtlich Yin und Yang steht er zwischen dem großen Saikoto und dem Kleinen Saikoto. Er ist gut zur Behanldung von Geisteskrankheit, sowie auch von mangelndem sexuellen Verlangen, Haarausfall und manchmal Epilepsie, was alles Krankheiten sind, die in Beziehung zum Nervensystem stehen. Dieser Tee ist auch sehr gut bei Verbrennungen. Tageslilien-Tee enthält 10 Zutaten. Außerdem kann im Fall von Geisteskrankheit Chodoko hinzugefügt werden.

Saikokaryukotsuboreito hat 10 Zutaten, Saikokeishito hat neun, Großer Saikoto acht und kleiner Saikoto sieben. Saiko und Hange sind in allen die beiden Hauptbestandteile; Ingwer und zerhackte Datteln sind auch in allen vieren enthalten, aber in kleineren Mengen; Ginseng ist in allen außer im Großen Saikoto vorhanden; Großer Saikoto und Saikotokaryukotsuboreito (Tageslilien-Tee) enthalten den berühmten Daio.

Hange gehört zu den Rundes Hasenohr-Arten. Die Wurzel wird medizinisch genutzt; sie hat einen starken egui, Kaliumgeschmack. Hange ist ausgezeichnet bei morgendlicher Übelkeit. *Kleiner Hangebukuryoto*, der Hange, Bukuryo-Pilz und Ingwer enthält, wird in solchen Fällen besonders empfohlen. Ein ähnlicher Tee, *Hangekobokuto*, enthält die gleichen Zutaten zusammen mit Magnolienrinde (Koboku) und Beefteak- (Chiso) Blättern. Dies ist der grundlegende Tee zur Behandlung von Ki-Krankheit (siehe „Krankheit verstehen lernen"). Er ist besonders wirksam bei Leuten mit Magen-/Darmblähungen. Beide Hange-Tees werden bei einer Halsentzündung empfohlen.

Zwei weitere Tees, deren Hauptzutat Hange ist, sind *Karoto* und *Rikakuto*. Karoto enthält auch weiße Schalotte, zerhackte und geröstete grüne Orange, Ingwer und Karojitsu (ein japanischer Samen). Er soll sehr hilfreich bei Herzanfällen sein. Rikakuto wird bei Beschwerden im oberen Magen benutzt (was gewöhnlich das Resultat übermäßigen Zuckerkonsums ist). Er enthält Gardeniensamen und Bushi zusätzlich zu Hange. Gardeniensamen sind eine wichtige Zutat zu vielen Kräutertees. Der berühmteste ist *Inchinkoto*. Inchinkoto ist eine Beifußart. Inchinkoto, der manchmal Gardenienkräutertee genannt wird, enthält auch Daio. Er ist nützlich bei allen Problemen im Leber-, Gallenblasen- und Milzbereich. Am bekanntesten als höchst wirksames Mittel bei Gelbsucht (Krankheitsgeschichte siehe Abschnitt über Gelbsucht in „Die Behandlung") und Hepatitis, ist er auch in Fällen von Lebensmittelvergiftung, besonders Fischvergiftung, hilfreich.

Zwei weitere Tees, die Gardeniensamen als Hauptzutat enthalten, sind Shishihakuhito und Shishikanrento.

Shishikanrento ist ausgezeichnet bei Zwölffingerdarm- und Magengeschwüren, Magenschmerzen und Kopfschmerzen. Er enthält Gardeniensamen, Süßholz und Ohren (als „Goldfaden" bekannt). Shishihakuhito ist ähnlich, nur enthält er Obakurinde statt Goldfaden. Er wird ebenfalls bei Magenleiden und Kopfschmerzen benutzt, da er ein wirksamer Neutralisierer bei Magenübersäuerung ist.

Hier eine Krankheitsgeschichte, in der Shishikanrento wirksam angewendet wurde: Ein Mädchen verstand nicht, warum ihr Stuhlgang so schwarz war. Wir haben bereits erfahren, daß dunkelbraun, fast schwarz, eine Yang-Farbe ist und auf tierische Nahrung hinweist. Wir haben auch erfahren, daß gelber, grünlicher und dünner Stuhl auf den Verzehr von Yin-Nahrung hinweist. Sehr dunkler, fast schwarzer Stuhlgang weist jedoch auf innere (Magen- oder Zwölffingerdarm-) Blutungen hin. In diesem besonderen Fall war das Blut vermutlich sehr lange im Körper geblieben. Wenn die Blutung im Dickdarm, in der Nähe des Afters, erfolgt, ist der Stuhl rot. Je tiefer im Körper die Blutung erfolgt und je älter das Blut ist, desto dunkler ist der Stuhl.

Das Leiden wurde als Magengeschwür diagnostiziert. Dem Mädchen wurde empfohlen, Shishikarento einzunehmen und sie war bald geheilt (eine weitere Krankheitsgeschichte siehe Abschnitt über Magenbeschwerden in „Die Behandlung")

Bukuryo und Goshuyu

Der Bukuryo-Pilz (Pachyma cocos) hat besondere medizinische Eigenschaften. Seine Bedeutung wird bestätigt durch die Tatsache, daß er auch in Schwarzer-Krieger-Tee und Bushi-Tee, in Hachimigan-Tee, Hangebukuryoto und Hangekobokuto, Tageslilien- und Zwei-Pfingstrosen-Tee enthalten ist. Er ist stark Yin, fünfmal mehr als der Shitake-Pilz, der selbst den Ruf hat, ein Yin-Pilz zu sein (sowie auch sehr köstlich zu sein und wirkungsvoll bei bestimmten Nierenproblemen). Pilze allgemein sind sehr gut für Nierenleiden oder jedes Problem, das Flüssigkeitszurückhaltung beinhaltet. Pflanzen, die in wasserreichen Regionen wachsen, sind ebenfalls gut für diesen Zweck. Warum? Weil Pflanzen, die in wasserreichen Regionen wachsen, Wasser ausgießen, während Pflanzen aus trockenen Regionen soviel Wasser wie möglich zurückhalten. Da Pilze in feuchten Klimazonen wachsen, stoßen sie wirkungsvoll überschüssiges Wasser ab. Der Bukuryo-Pilz ist einer der wirkungsvollsten. Der grundlegende Tee für alle Wasserkrankheiten ist *Goreisan*. Er enthält Bukuryo und Chorei, Takusha und Jutsu und Zimt. Die ersten beiden Zutaten sind Pilze, während die beiden nächsten Wasserpflanzen sind, deren Wurzeln medizinisch verwendet werden. Goreisan kann bei fast allen Nierenleiden genommen werden und ist besonders wirksam bei Körperschwellungen.

Krankheitsgeschichte

In Japan wurde ich einmal gerufen, um einen sechsjährigen Jungen zu behandeln, dessen Körper so geschwollen war, daß er nicht gehen konnte. Sein Gesicht sah aus wie eine Wassermelone! Es stellte sich heraus, daß er im Jahr zuvor wegen einer Hautkrankheit im Krankenhaus behandelt worden war. „Die Behandlung war erfolgreich, aber..." – danach begann sein Körper anzuschwellen. Er unterzog sich vielen Krankenhausbehandlungen, aber ohne Erfolg; sein Zustand verschlechterte sich. Die Schwellung ging allmählich aber fast unaufhörlich voran. Der Krankenhausarzt sagte, daß es keine Heilung gäbe, daß der Junge vielleicht bald sterben würde. An diesem Punkt war ich verpflichtet zu versuchen, ihm zu helfen, auch wenn ich nicht verantwortlich war.

Zuerst die Hautkrankheit und dann die Schwellung. Die Quelle des Problems des Jungen waren offensichtlich in ihrer Funktion gestörte Nieren. Ich stellte fest, daß er nur ungefähr eine Tasse Urin am Tag abgab (der Durchschnitt sind 5 bis 7 Tassen). Ich gab ihm Goreisan-Tee und legte ein Albi-Pflaster in der Nierengegend auf seinen Rücken. Nach zwei Tagen begann er mehr zu urinieren. Die Behandlung wurde fortgesetzt und nach zwei Wochen war die Schwellung so weit zurückgegangen, daß der Junge gehen konnte. Bald funktionierten die Nieren wieder normal.

Chorei (Pilz)-Tee, der Bukuryo, Chorei, Takusha und Kasseki, eine Art Mineral, enthält, wird bei Blasenbeschwerden und Gonorrhöe angewendet; es muß jedoch Inchiko-Beifuß dazugegeben werden, *Jyumihaidokuto* und *Kagawagedokuto*, zwei Tees zur Heilung von Syphilis, enthalten ebenfalls den Bukuryo-Pilz. Ebenso auch *Ryokeijutsukanto*, der gut bei optischen Problemen ist (siehe Abschnitt über Augenbeschwerden in „Die Behandlung") und dessen weitere Zutaten die Wasserpflanze Jutsu, gedämpfter Ingwer und Süßholz sind.

Ein Mensch mit einer starken Konstitution des Yang-Typs, der Kopfschmerzen hat, kann *Goreisan*-Tee zu sich nehmen. Ein Mensch vom Yin-Typ mit demselben Problem sollte jedoch statt dessen *Goshuyu-Tee* nehmen. Der Hauptbestandteil von Goreisan-Tee ist der Bukuryo-Pilz, der eine starke Yin-Eigenschaft hat. Goshuyu-Tee andererseits ist ziemlich Yang. Dieser Kontrast kommt in dem Rezept für *Kumibinroto* deutlich zum Ausdruck. Kumibinroto, oder Neun-Geschmack-Tee, ist bei Vitamin-B-Mangel außergewöhnlich wirksam. Dieser Tee enthält praktisch kein Vitamin B. Er wirkt, indem er die Darmflora zum Wachsen anregt (weitere Informationen und eine Krankheitsgeschichte siehe Abschnitt über Vitamin-B-Mangel in „Die Behandlung"). Die neun Zutaten sind Binroji (Betel-Arekanußsamen), Koboku (Magnolienrinde), Kippi (eine Frucht), Zimt, Chisoblätter, Daio, Mokko (eine Wurzel), Süßholz und Ingwer. Aber es muß noch ein weiteres Kraut hinzugefügt werden: 3 Gramm Bukuryo-Pilz (Yin) bei Yang-Leuten oder 1 Gramm Goshuyu (Yang) bei Yin Leuten. Nach Herrn Muramoto sollte in Amerika in fast allen Fällen Bukuryo genommen werden.

Es gibt zwei Tees, die Goshuyu enthalten: Goshuyu-Tee und – einmal tief Luft holen – *Tokishigyakukagoshuyushokyoto* (zum Glück gibt es einen deutschen Namen dafür) – *Himmlische-Wurzel-Tee*. Diese beiden Tees sind sich ähnlich und beide sind für Yin-Leute. Außer Goshuyu enthält Goshuyu-Tee Datteln, Ingwer und Ginseng. Himmlische-Wurzel-Tee hat neun Zutaten (jedoch kein Ginseng); Goshuyu, Datteln, Ingwer, Toki (*Angelica Polymorpha*), Zimt, Pfingstrosenwurzel, Süßholz, Mokutsu (Waldrebe) und Saishin (eine Art wilder Ingwer).

Beide Tees sind wirksam bei schweren Kopfschmerzen und schlechter Blutzirkulation. Wenn der Winter kommt, sind sie Yin-Leuten eine ausgezeichnete Hilfe, denn sie erzeugen Wärme, indem sie den Kreislauf aktivieren. Wenn Hände und Füße kalt sind und die Nase und Finger von der Kälte anschwellen, sind diese Tees sehr nützlich. Himmlische-Wurzel-Tee soll auch vorteilhaft für das Nerven- und das Drüsensystem sein, sowie auch zur Steigerung der sexuellen Kraft bei Männern und der Sensibilität bei Frauen.

Das bisher über Kräuter und Tees Gesagte reicht aus, den interessierten Laien mit dem medizinischen Wert dieser alten Heilmethode vertraut zu machen. Kräutern sollte wirklich ein ganzes Buch gewidmet sein, ein Buch, das jeden Tee analysieren würde, Kraut für Kraut, und so dem Kräuterlehrling die Möglichkeit geben würde, die Kombinationen und ihre Möglichkeiten umfassend zu erlernen. Ein solches Buch wird vermutlich in naher Zukunft geschrieben werden. Bis dahin wird dieses Buch genug Material zur Entwicklung eines Selbstvertrauens bereitstellen, das man benötigt, um diese natürliche Medizin zu praktizieren.

****

Wie man einen Kräutertee zubereitet

Normalerweise wird ein Tee auf die folgende einfache Art und Weise zubereitet:

Man mischt die vorgeschriebene Kräutermenge mit 3 Tassen Wasser. Die Mischung zum Kochen bringen und ungefähr eine Stunde lang über einer mittelgroßen Flamme stehen lassen, bis die Hälfte des Wassers verdampft ist. Manchmal ist die Beschaffenheit dann etwas suppig. Tongeschirr ist am besten für die Zubereitung von Tees. Glas oder Porzellan geht jedoch auch. Töpfe aus Aluminium sind nicht empfehlenswert, denn diese Metalle sickern in den Tee und verändern seine wertvollen Eigenschaften drastisch.

Es gibt natürlich Fälle, in denen die Kochanleitungen anders lauten. In solchen Fällen erfolgt stets ein besonderer Hinweis.

Nehmen Sie dreimal täglich eine halbe Tasse von dem Tee zu sich, gewöhnlich eine halbe Stunde vor jeder Mahlzeit. Es gibt keine feste Regel für die Länge der Zeit, über die ein Tee eingenommen werden sollte. Das hängt vom einzelnen und der Art der Krankheit ab. Sobald die Symptome verschwinden, sollte der Tee nicht weiter genommen werden. Wenn man nach drei Tagen noch keine positiven Auswirkungen feststellt, nimmt man vermutlich den falschen Tee.

Als eine allgemeine Richtlinie gilt, daß akute Leiden nach drei Tagen geheilt sind oder sich doch zumindest spürbar gebessert haben, während chronische Krankheiten, oder Krankheiten, die sich über einen langen Zeitraum entwickeln, bevor sich Symptome zeigen, wahrscheinlich Wochen oder sogar viele Monate lang behandelt werden müssen. Bei Blutkrankheiten wie Syphilis dauert die Behandlung ge-

wöhnlich zehn Tage bis drei Monate.

Einem Kind sollte man eine kleinere Kräuterteemenge geben als einem Erwachsenen. Die richtige Menge wird von dem Gewicht des Patienten bestimmt. Für ein 70 Pfund schweres Kind sollte man zum Beispiel die Hälfte der Kräuter nehmen, die man einem 140 Pfund schweren Erwachsenen geben würde, während man für eine schwerere Person von 210 Pfund die Menge proportional erhöhen kann, nämlich 1 1/2 mal soviel, wie in den folgenden Rezepten angegeben.

Ein Kräuter-Glossar folgt im Anschluß an die Teerezepte.

****

Teerezepte

BOFUTSUSHOSHAN (siehe WEG-DES-WEISEN-TEE)

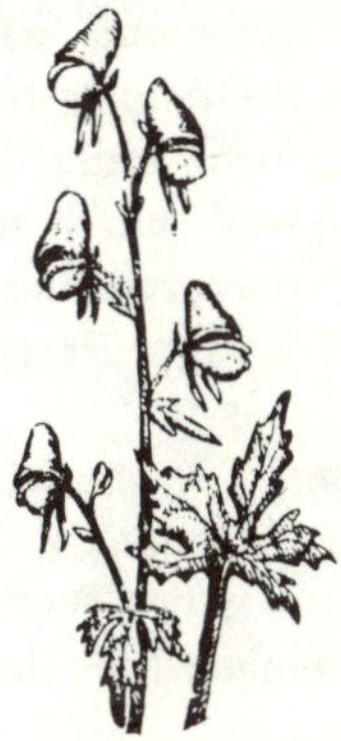

Eisenhut (Bushi)

Bushi-Tee

4 g Bukuryo
4 g Pfingstrosenwurzel
5 g Jutsu
3 g Ginseng
0,5 g Bushi
0,5 g Bushi (0,5 – 1 g)[5]

Gut für schwache Leute. Besonders vorteilhaft für Herz und Dünndarm. Kann sexuelle Potenz wirksamer als Ginseng steigern (siehe Seite 193).

bei *Bushi-Vergiftung*

15 g Süßholz
30 g schwarze Bohnen

Die Mischung in 5 bis 6 Tassen Wasser bei starker Hitze 20 Minuten lang kochen. Soviel wie möglich davon trinken.

CHOREI-TEE

3 g Chorei	3 g Kasseki
3 g Bukuryo	3 g Takusha

Bei Gonorrhöe, Blasen- und Uterusstörungen.

5 siehe Kästchen Seite 202

Wichtig

Bushi – Bei Rezepten, in denen Bushi angegeben ist, sollte zuerst die kleinste genannte Menge genommen werden. Sie kann nach jeweils einigen Tagen allmählich erhöht werden.

Ingwer – Frischer Ingwer ist besser als getrockneter. Wenn in einem Rezept eine große Menge Ingwer angegeben wird, ist frischer Ingwer gemeint, während bei kleinen Mengenangaben (0,5 – 2,00 g) trockener Ingwer gemeint ist. Fünf Gramm Ingwer entsprechen 2 Gramm getrocknetem; 4 Gramm frischer Ingwer entsprechen 1,5 Gramm getrocknetem und 3 Gramm frischer entsprechen 1 Gramm getrocknetem Ingwer. Wenn nicht anders angegeben, wird Ingwer roh verwendet. „Gedämpften Ingwer" erhält man, indem man den Ingwer 1 Stunde lang dämpft, ihn dann zerschneidet und trocknet.

Datteln – ganze Datteln, einschließlich der Kerne, sehr fein gehackt

Pfirsich-/
Aprikosensamen – gehackt.

Grüne Orange – (Kijitsu) – geröstet und gehackt.

Die Methode der Teezubereitung und Hinweise darauf, wie lange, wie oft und in welchen Mengen Tees eingenommen werden sollten, siehe Seite 200.

DAIOBOTANPITO

6 g Kashi
4 g Bosho
4 g Pfirsichsamen (Tonin)
4 g Botanpi (Baumpfingstwurzel)
2 g Daio

Gut für Unterleibsprobleme. Wirksam gegen Blinddarmentzündung und Ruhr; außerdem ein Abführmittel bei Verstopfung.

DAIO-BUSHI-TEE

1 g Daio
0,5 g Bushi
2 g Saishin (eine Art wilder Ingwer)

Ein hilfreiches Heilmittel bei Gicht und ähnlichen Leiden (siehe Seite 194).

****

Drachenknochen-Tee

Hier ein einzigartiger Tee, berühmt in der chinesischen Medizin. Es ist ein altes Heilmittel, das aus versteinerten „Drachen"-knochen, vermutlich eher aus Knochen des alltertümlichen Mammuts, gemacht wird. Der versteinerte Knochen wird pulverisiert und als Zutat zu dem folgenden Rezept benutzt:

4 g Bukuryo-Pilz
3 g Drachenknochen
3 g Austerschale
3 g Zimt
3 g Ohgi
3 g Bukumonto
1,5 g Süßholz
1 g Ingwer

Dieser Tee ist sehr vorteilhaft für das Nervensystem. Er ist wirksam bei zu starkem Herzklopfen, Schlaflosigkeit, Agrypnie oder Phrenitis. Ich weiß nicht, wo man „Drachenknochen" kaufen kann... außer in einer chinesischen Apotheke. Sollte jemand in der Lage sein, in seinem Land etwas von diesem Pulver zu bekommen, kann er es zur Zubereitung dieses Tees verwenden.

****

DRACHEN-TEE

6 g Hange
3 g Mao
3 g Pfingstrosenwurzel
3 g gedämpfter Ingwer
3 g Süßholz
3 g Zimt
3 g Saishin

Bei Asthma, Bronchitis, Keuchhusten und anderen Atmungsleiden.

DREI-GESCHMACK-TEE (Sanmeshakosaito)

4 g Shakosei 1,5 g Süßholz 1,5 g Daio

Sehr wirksam zur Beseitigung von Würmern und anderen Parasiten im Darm. Kann auch bei Anämie wirksam sein, einer Krankheit, bei der oft Parasiten vorhanden sind (siehe Seite 192).

GARDENIEN-KRÄUTERTEE (Inchinkoto)

4 g Inchinkoto (eine Art Beifuß)

3 g Gardeniensamen

1 g Daio

Bei allen Leber- und Gallenblasenerkrankungen wie Hepatitis. Sehr wirksam bei der Behandlung von Gelbsucht (wenn der Patient hungrig ist, sollte er eine halbe Stunde nach dem Tee grüne Gemüsesuppe essen). Gut bei Lebensmittelvergiftung, besonders Fischvergiftung.

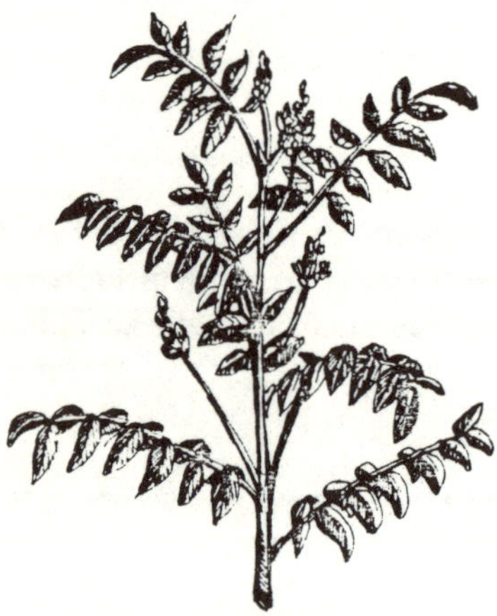

Süßholz

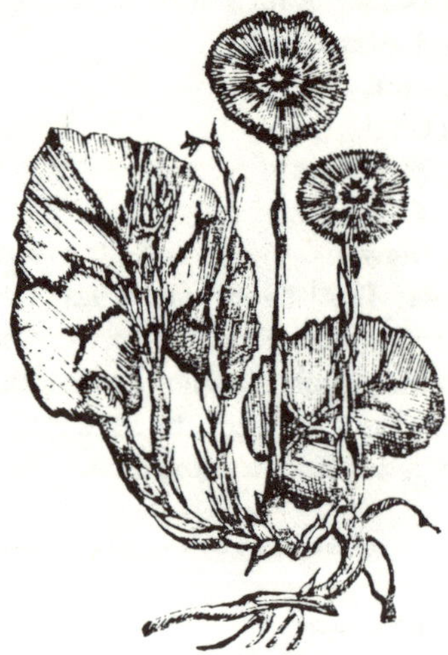

Ingwer

GINSENG-KRÄUTERTEE

3 g Ginseng

3 g Süßholz

3 g Jutsu

3 g gedämpfter Ingwer

Für schwache Leute, besonders solche, die Probleme mit den Verdauungsorganen (und dem Herzen) haben. Wird für alle Yin-Krankheiten im allgemeinen benutzt, wie auch Bushi-Tee und Schwarzer-Krieger-Tee; alle drei sind sich ähnlich. Auch Shigyakuto (Seite 194) kann bei Yin-Krankheiten angewendet werden.

GOREISAN-TEE

5 g Takusha
3 g Chorei
3 g Bukuryo
3 g Jutsu
2 g Zimt

Gut bei Nierenproblemen, Schwellungen und allen Anzeichen von Wasserkrankheit. Auch gut für Kopfschmerzen bei Yang-Leuten. Wenn man 4 Gramm Inchinko dazugibt, wird dieser Tee zu einem wirksamen Behandlungsmittel bei Nieren- und Leberstörungen.

GROSSER JOKITO (siehe JOKITO)

GROSSER SAIKOTO (siehe Saikoto)

GOSHUYU-TEE

4 g Datteln
4 g Ingwer
3 g Goshuyu
2 g Ginseng

Gut für Kopfschmerzen bei Leuten vom Yin-Typ. Verbessert auch die Blutzirkulation (Seite 199).

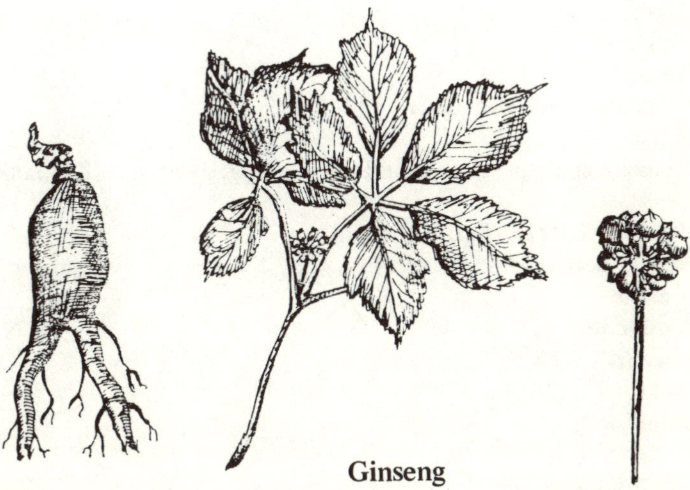

Ginseng

HACHIMIGAN-TEE

5 g Jio
3 g Sanshuyu
3 g Sanyaku
3 g Takusha
3 g Bukuryo
3 g Baumpfingstrose
1 g Zimt
1 g Bushi[6]

Bei Schwäche im Unterleib sowie der unteren Rückengegend, bei Problemen mit dem Urinieren, sei es infolge von Übermaß oder von Mangel, bei Bettnässen und Blasenentzündung, Hypertrophie der Prostata, bei Nierenentzündung. Auch wirksam bei hohem Blutdruck, grauem Star, mangelnder sexueller Lust und Diabetes. (siehe Seite 193).

HANGEBUKURYOTO (Kleiner Hange Tee)

5 g Hange
5 g Bukuryo
5 g Ingwer

Ausgezeichnet bei morgendlicher Übelkeit. Kann auch bei Halsschmerzen benutzt werden.

HANGEBOKUTU

6 g Hange
5 g Bukuryo
4 g Ingwer
3 g Magnolienrinde (Koboku)
2 g Chiso

Bei Halsentzündung, Magen- und Darmblutung, sowie allen Ki-Krankheiten.

HIMMLISCHE-WURZEL-TEE
(Tokishigyakukagoshuyoshokyoto)

5 g Datteln
3 g Goshuyu
3 g Ingwer
3 g Toki
3 g Zimt

6 siehe Kästchen Seite 202

3 g Pfingstrosenwurzel
3 g Bodenklematis (Waldrebe)
2 g Saishin
2 g Süßholz

Zur Beseitigung von Kopfschmerzen bei Yin-Leuten. Verbessert die Blutzirkulation, erzeugt Wärme. Gut für das Nerven- und das Drüsensystem. Es heißt, daß er die sexuelle Kraft bei Männern und die Sensibilität bei Frauen steigert.

INCHINKOTO (siehe GARDENIEN-KRÄUTERTEE)

JOKITO (von Yin nach Yang aufgeführt)

Alle Jokitos sind sich ziemlich ähnlich. Kleiner Jokito, der am meisten Yang ist, ist also immer noch ein Yin-Tee und für Leute geeignet, die leicht Yang sind. Großer Jokito dagegen wird für diejenigen genommen, die sehr Yang sind. Choi Jokito liegt in der Mitte. Alle enthalten Daio und können deshalb als Abführmittel bei Verstopfung benutzt werden.

GROSSER JOKITO

5 g Magnolienrinde
2 g Daio
2 g grüne Orange
2 g Bosho

Für Leute, die stark Yang sind und an Verstopfung, Fettleibigkeit, hohem Blutdruck, Lebensmittelvergiftung leiden.

TOKAKU JOKITO

5 g Pfirsichsamen
3 g Daio
2 g Bosho
1,5 g Süßholz
4 g Zimt

Für alle durch Blutstauung verursachten Blutkrankheiten – Hämorrhoiden, Paradentose, Gebärmuttertumor, unregelmäßige Menstruation (siehe Seite 96).

CHOI JOKITO

2 g Daio
1 g Bosho
1 g Süßholz

Bei Magen- und Darmproblemen. Hinsichtlich seiner Stärke liegt dieser Tee zwischen Großem Jokito und Kleinem Jokito.

KLEINER JOKITO

3 g Magnolienrinde
2 g Grüne Orange
2 g Daio

Ein Tee, der leicht Yin ist. Gut bei Verstopfung und anderen Magen- und Darmproblemen. Wenn man die Magnolienrinde auf 10 Gramm erhöht, hat man ein wirksames Behandlungsmittel gegen die Parkinson'sche Krankheit.

JUWELEN-TEE (Renju-in)

6 g Bukuryo	3 g Jio
4 g Zimt	3 g Senkyo
4 g Süßholz	3 g Pfingstrosenwurzel
3 g Jutsu	3 g Toki

Bei Würmern und Anämie. Hilft bei der Blutbildung und stärkt den Darm.

JYUMIHAIDOKUTO

2,5 g Saiko	2,5 g Bofu
2,5 g Kirschrinde	1,5 g Dokkatsu
2,5 g Kikyo	1 g Ingwer
2,5 g Senkyiu	1 g Süßholz
2,5 g Bukuryo	1 g Keigai

Dieser Tee, der hauptsächlich aus Yin-Kräutern zusammengesetzt ist, ist gut bei Hautausscheidungsproblemen: Schuppenflechte, Syphilis, Weißfluß.

KAKKONTO (siehe KUZUWURZEL-KRÄUTERTEE)

KAMBAKUDAISOTO

20 g Weizen
6 g Datteln (gewürfelt, einschließlich Kerne)
5 g Süßholz

Säuglingen, die zu stark schreien, gibt man 1 oder 2 Tage lang dreimal täglich 1 oder 2 Teelöffel. Bei Hysterie und ähnlichen Nervenproblemen bei Frauen und Kindern kann er zwischen 10 Tagen und 2 Monaten lang genommen werden. Bei Unfallhirnschäden kann der Tee bis zu einem Jahr lang genommen werden. Dieser Tee wirkt nicht bei erwachsenen Männern, sie sollten stattdessen Sanoshashinto nehmen.

KAGAWAGEDOKUTO

5 g Bukuryo	1 g Daio
4 g Mokutsu	2 g Keigai
3 g Senkyio	3 g Bofu
3 g Nindo	3 g Renjyo
1 g Süßholz	

Bei Syphilis

KAROKIJITSU-TEE

Kein Rezept – eine zu komplizierte Zubereitung. Fertig kaufen. Bei Angina Pectoris.

KAROTO

6 g Hange	2 g grüne Orange
4 g weiße Schalotte	2 g Ingwer
3 g Korojitsu	

Bei Herzanfall

KEISHIBUKURYOGAN (siehe ZWEI-PFINGSTROSEN-TEE)

KEISHISHAKUYAKUTO

2 Gramm Pfingstrosenwurzel zum Zimttee hinzugeben. Ein Yang-Tee für Yin-Leute.

KENCHUTO

KLEINER KENCHUTO

20 g Yinnies (ungefähr 2 Yinnies)[7]
2 g Pfingstrosenwurzel
Zimttee
Gut bei allgemeiner Schwäche, Leistenbruch und bettnässenden Yang-Kindern.

OHGIKENCHUTO

Man gibt 4 Gramm Ohgi zum kleinen Kenchuto hinzu. Zur Behandlung bei Bauchfellentzündung.

7 Wenn man keine Yinnies bekommen kann, ist dunkler Honig der beste Ersatz.

KIKYO-TEE

2 g Kikyo
3 g Süßholz
Bei Halsschmerzen

KUMIBINROTO-TEE
(siehe NEUN-GESCHMACK-TEE)

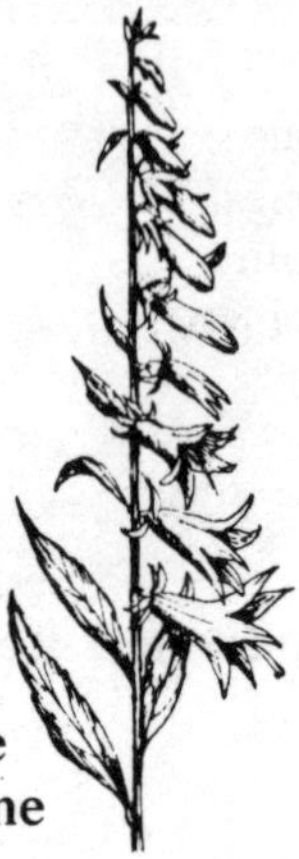

Kriechende Glockenblume

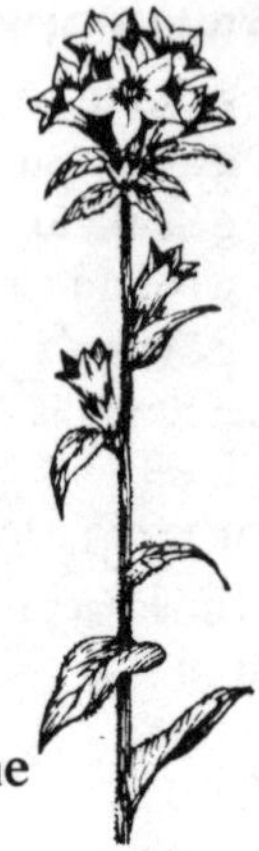

Traubenglockenblume

KUZUWURZEL-KRÄUTERTEE (Kakkonto)

Dieser Tee ist eine Mischung aus Mao- und Zimttee plus Kuzuwurzel und ohne die Aprikosensamen.

8 g Kuzuwurzel	4 g Ingwer
4 g Mao	2 g Süßholz
3 g Zimt	3 g Pfingstrosenwurzel
4 g Datteln	

Bei Magen- und Darmverstimmung, Dickdarmkatarrh, allgemeiner Körpersteifheit und Körperschmerzen. Allgemein wirksam gegen fast alle Krankheiten bei Menschen durchschnittlicher Konstitution (siehe Seite 190). Besonders wirksam bei chronischen Kopfschmerzen.

KUZU-SAFLOR-TEE

3 g Kuzuwurzel	1,5 g Saflor
3 g Pfingstrose	1,5 g Gardeniensamen
3 g Jio	1,5 g Goldfaden
	1 g Süßholz

Gut bei vergrößertem Herzen – besonders, wenn der Betreffende eine große rote Nase hat.

LÖWENZAHN-KRÄUTERTEE

8 g Löwenzahn	3 g Baumpfingstrose
6 g Toki	4 g Sanyaku (jinenjo)
3 g Kobushi	

Für stillende Mütter, die Schwierigkeiten haben, Milch zu erzeugen und bei Magenproblemen.

MAO-TEE

5 g Aprikosensamen
4 g Zimt
1,5 g Süßholz
5 g Mao

Für Yang-Menschen und Yang-Krankheiten. Ausgezeichnet bei Kopfschmerzen, Husten, hohem Fieber (kräftiger Puls) und übermäßigem Urinieren. Gut bei Asthma und Typhus (siehe Seite 188).

MOKUBOI-TEE

4 g Mokuboi
3 g Sekko
3 g Zimt
3 g Ginseng

Bei Asthma infolge von Herzbeschwerden.

MU-TEE

Bei Husten (keuchender Art) und anderen Atmungsproblemen, die das Atmen erschweren. In Naturspeiseläden erhältlich.

NEUN-GESCHMACK-TEE (Kumibinroto)

4 g Binroji	1 g Daio
3 g Magnolienrinde	1 g Mokko
3 g Kippi	1 g Süßholz
3 g Zimt	1 g Ingwer

1,5 g Chisoblätter
1 g Goshuyu (für Yin-Menschen)
3 g Bukuryo (für Yang-Menschen)
(in Amerika ist es fast immer richtig, Bukuryo zu nehmen).
Bei Vitamin-B-Mangel; stellt die Darmflora wieder her.

OHGIKENCHUTO (siehe Kenchuto)

RENJU-IN (siehe Juwelen-Tee)

Rikakuto

8 g Hange	0,5 g Bushi[8]
3 g Gardeniensamen	

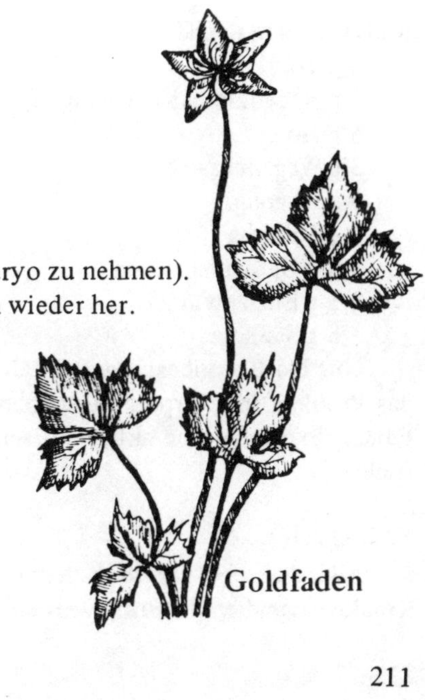

Goldfaden

8 siehe Kästchen Seite 202

Bei Beschwerden im oberen Magen (die gewöhnlich die Folge eines übermäßigen Verzehrs von Yin-Nahrung sind).

RIKKOSAN-TEE

2 g Saishin
2 g Shoma
2 g Bofu
1,5 g Süßholz
1 g Ryutan
Lindert Zahnschmerzen

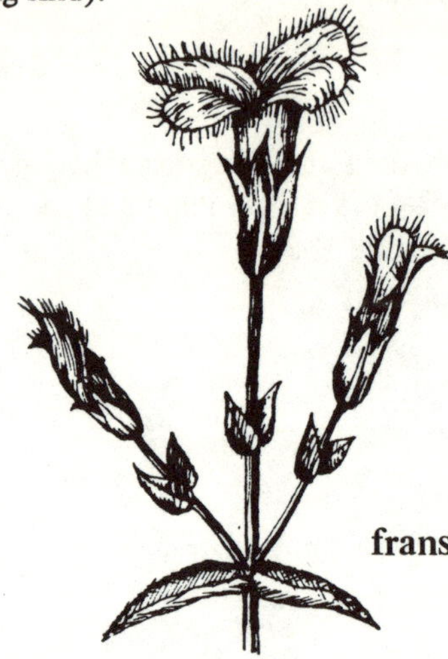

fransiger Enzian

RYOKEIJUTSUKANTO

6 g bukuryo
3 g Jutsu
4 g Zimt
2 g Süßholz
Bei Augen- und Sehschwierigkeiten: Kurz- und Weitsichtigkeit, Astigmatismus (siehe Seite 247).

RYOTANSHAKANTO

5 g Toki
5 g Bodenklematis (Waldrebe)
5 g Jio
3 g Wegerichsamen
3 g Ohgon
3 g Takusha
1,5 g Gardeniensamen
1,5 g Enzianwurzel
1,5 g Süßholz
Gut bei Blasenbeschwerden, Gonorrhöe und ähnlichen Krankheiten, bei denen das Problem im Körperinneren bleibt. Wirksam auch gegen Syphilis; aber in den Fällen, in denen eine aktive Ausscheidung stattfindet, wird Jyomihaidokuto empfohlen.

SAIKOTO

Alle Saikoto-Tees sind ziemlich Yin und können zur Behandlung der Yang-Krankheitsstadien benutzt werden[9], besonders des Stadiums mit kleinem Yang.

Großer Saikoto ist am meisten Yin von den Saikoto-Tees und kann wirksam bei Krankheiten mit klarem Yang benutzt werden. Saikokeishito ist am meisten Yang von den Saikoto-Tees, ist aber trotzdem noch ein Yin-Tee. Er ist für Kranke geeignet, deren Körpereigenschaft grundlegend ausgeglichen ist oder die leicht zur Yin-Seite neigen.

GROSSER SAIKOTO

6 g Saiko	2 g Pfingstrosenwurzel
4 g Hange	2 g Datteln
4 g roher Ingwer	2 g grüne Orange
3 g Ohgon	1 g Daio

Wird bei Krankheiten mit klarem Yang angewendet. Sehr gut für schwergewichtige Leute mit Problemen wie hoher Blutdruck, Magenschmerzen und Asthma und für alle, die unter Leber- und Gallenblasenproblemen leiden.

SAIKOKARYUKOTSUBOREITO (Tageslilientee)

5 g Saiko	2,5 g Bukuryo
4 g Hange	2,5 g Datteln
2,5 g Ryukotsu	2,5 g Ingwer
2,5 g Borei	2,5 g Ginseng
2,5 g Zimt	1 g Daio

Gut bei Erkrankungen des Nervensystems und verwandten Problemen wie Haarausfall, Verlust des sexuellen Verlangens und Epilepsie. Wirksam auch bei Verbrennungen.

Kann bei Geisteskrankheit benutzt werden, wenn 3 g Chodoko hinzugefügt werden.

SAIKOKEISHITO

5 g Saiko	2 g Pfingstrosenwurzel
4 g Hange	2 g Ingwer
2,5 g Zimt	2 g Datteln
2 g Ohgon	1,5 g Süßholz
2 g Ginseng	

Ein mehr Yang-Tee für weniger Yang-Menschen. Wirksam bei Erkältungen, Magengeschwüren, Gallensteinen, Bettnässen und Leistenbruch.

SANMESHAKOSAITO (siehe Drei-Geschmack-Tee)

9 Siehe „Krankheit verstehen lernen".

SANOSHASHINTO

1 g Ohren

1 g Ohgon

1 g Daio

Bei Epilepsie, Krämpfen, Geisteskrankheit (wann immer zuviel Blut im Gehirn ist). Kann auch helfen, innere Blutungen zu stoppen (Tuberkulose, Magengeschwüre etc.).

3 oder 4 Minuten in Wasser kochen und abkühlen lassen. *Nicht zu heiß trinken!*

SCHWARZER-KRIEGER-TEE (Shinbuto)

5 g Bukuryo

3 g Pfingstrosenwurzel

3 g Ingwer

3 g Jutsu

0,5 g Bushi (0,5 – 2 g)[10]

Kann allgemein bei allen Krankheiten vom Yin-Typ benutzt werden. Besonders wirksam gegen Durchfall und andere Darmprobleme. Vorteilhaft für Leute mit niedrigem Blutdruck (siehe Seite 194).

SHAKKANOSHINBUTO

3 g Pfingstrosenwurzel

2 g Süßholz

2 g Saishin

1 g Daio

0,5 g Bushi (0,5 g – 2 g)[11]

Enthält sowohl starke Yang-(Bushi) als auch starke Yin-(Daio) Kräuter. Ausgezeichnet zur Schmerzlinderung und Beseitigung tief verwurzelter Giftstoffe, die auf über einen langen Zeitraum eingenommene extreme Yin- und Yang-Nahrungsmittel zurückzuführen sind, wie bei Arthritis, Rheumatismus, Gicht etc. Mit einer kleinen Menge Bushi anfangen und wöchentlich, wenn keine spürbare Verbesserung eintritt, steigern.

SHAKUYOKOKANZOTO

6 g Süßholz

4 g Pfingstrosenwurzel

Nur bei scharfem Schmerz. Bei geringerem Schmerz nur Süßholz nehmen.

10 Siehe Kästchen Seite 202

11 Siehe Kästchen Seite 202

SHIGYAKUTO

3 g Süßholz

2 g gedämpfter Ingwer

0,5 g Bushi (0,5 – 2 g)[12]

Bei Yin-Nierenverfassung (wenn der Körper keine Flüssigkeit zurückhalten kann) und bei Yin-Durchfall. Wirksam bei Krankheiten vom Yin-Typ allgemein.

SHINBUTO (siehe SCHWARZER KRIEGER-TEE)

SHISHIHAHAKITO

3 g Gardeniensamen

2 g Süßholz

2 g Obakurinde

Neutralisiert Magensäure; lindert Kopfschmerzen und Magenschmerzen.

SHISHIKANRENTO

3 g Gardeniensamen

4 g Süßholz

1 g Goldfaden

Gut bei Magen- und Zwölffingerdarmgeschwüren, Verdauungsstörung, Kopf- und Magenschmerzen und anderen Magenproblemen.

SHITEITO

5 g Persimonenstiel

4 g Ingwer

1,4 g Choko

Bei Schluckauf

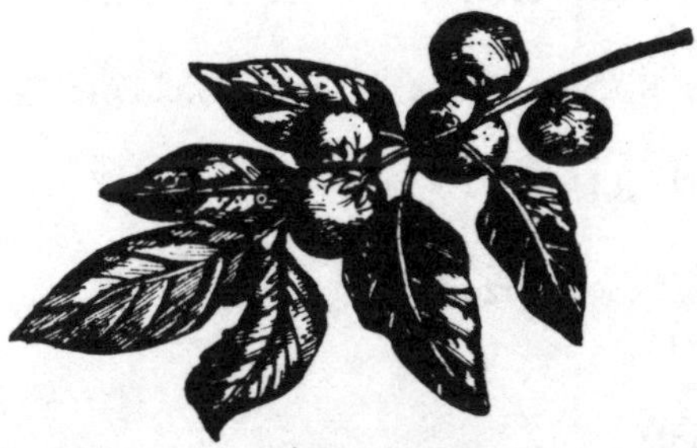

Persimone

TAGESLILIENTEE (siehe SAIKOKARYUKOTSUBOREITO)

TOKAKU JOKITO (siehe JOKITO)

12 Siehe Kästchen Seite 202

TOKISHIGYAKUKAGOSHUYUSHOKYOTO (siehe HIMMLISCHE-WURZEL-TEE)

WEG-DES-WEISEN-TEE (Bofutsushoshan)

Kein Rezept, zu kompliziert. Namentlich bestellen.

Von Leuten verwendet, deren Körpereigenschaft stark Yang ist und die Gewicht verlieren müssen. Ist auch wirksam bei verwandten Problemen, wie hoher Blutdruck, sowie Darm-, Nieren- und Hautkrankheiten.

WEISSER-TIGER-TEE

5 g Chimo
8 g brauner Reis
15 g Gips
2 g Süßholz
Zur Fiebersenkung

WILDE-GERSTE-KRÄUTERTEE
(Hatomugito oder Yokuininto)

8 g wilde Gerste
4 g Mao
4 g Toki
4 g Jutsu
3 g Zimt
3 g Pfingstrosenwurzel
2 g Süßholz
Gut gegen Rheumatismus, Arthritis, Gicht etc.

ZIMT-KRÄUTERTEE

4 g Zimt
4 g Pfingstrosenwurzel
4 g Datteln
4 g Ingwer
2 g Süßholz

Sehr gut bei Fieber und Erkältungen, besonders für Leute, die bei Fieber übermäßig viel schwitzen (siehe Seite 188). Eine halbe Stunde nach dem Genuß des Tees eine Schale weichen braunen Reis essen (mit zusätzlichem Wasser gekochter Reis).

ZWEI PFINGSTROSEN-TEE (Keishibukuryogan)

3 g Pfingstrosenwurzel
3 g Baumpfingstrose

3 g Bukuryo

3 g Pfirsichsamen

Sehr wirksam zur Reinigung der Haut und des Blutes, wenn auch nicht so stark wie Tokaku Jokito. Gut bei Hämorrhoiden. Gibt man 2 Gramm Baimo hinzu, hat man ein sehr wirksames Behandlungsmittel, um Eiter von Hautinfektionen abzuziehen. Dieser Tee wird von Frauen zur Milderung von Krämpfen genommen, sowie als Stärkungsmittel bei Frigidität und Sterilität. Als Schönheitsmittel darf er über einen Zeitraum von mehreren Monaten eingenommen werden.

Kräuterglossar

Baimo	Frutillaria thunbergii – Wurzel
Binroji	Beutel-Arekanuß-Samen
Bofu	Ledebouriella seseloides – Wurzel
Borei	Austernschale
Bosho	Natriumsulfat und Wasser ($Na_2SO_4nH_20$)
Botanpi	Baumpfingstrose – Rinde der Wurzel
Bukuryo	Pachyma cocos – Pilz
Bushi	gesalzener, getrockneter und gerösteter Fingerhut (Hahnenfußgewächs) – Wurzel
Chimo	Anemarrhena asphodeloides – Wurzel
Chiso	Perilla Schwarznesselblätter (Salbeiart)
Chodoko	„Fathead"-baumart – Zweig
Choko	Eugenia caryophyllata – Beere
Chorei	Grifola umbellata – Pilz
Daio	Chinesischer Rhabarber – Wurzel
Dokkatsu	Aralia continentalis (wilder orientalischer Spargel – Sasparillaart – Wurzel
Gomoshi	Schizandra chinensis – Beere
Goshuyu	Evodia rutaecarpa benth – Beere
Hange	Pinellia tuberiferia (egui-Kaliumgeschmack) – Wurzel
Hato	Hiobsträne (wilde Gerste)
Inchinko	Artemisa capillaris (eine Beifußart)

Jio	Rehmania glutinosa libosch – Wurzel
Jutsu	Atractylis ovata (eine Wasserpflanze) – Wurzel
Kakkon	Kuzuwurzel
Karojitsu	Trichosanthes japonica reget – Samen
Kashi	Terminalia chebula – Frucht
Kasseki	ein Mineral
Keigei	Saphoria augustifolia – Beere
Kijitsu	gehackte und geröstete grüne Orange
Kikyo	chinesische Glockenblume (dunkelviolett) – Wurzel
Kippi	Citrus leiocarpa hort – Frucht
Koboku	Magnolia officinalis
Kobushi	Cyperus rotundus – Wurzel
Mokko	Aristolochia debilis sieb – Wurzel
Mokuboi	Cocculus trilobus – Wurzel
Mokutsu	Bodenklematis (Waldrebe – Hahnenfußart) – Stiel
Nindo	eine Geißblattart
Ohgi	Astraganshoantschy hoan – Wurzel
Ohgon	Scutellaria baicalensis – Wurzel
Ohren	Coptis sinensis (Goldfaden – Hahnenfußgewächs) – Wurzel
Rengyo	eine Forsythienart – Beere
Ryutan	Enzianwurzel
Saiko	Rundes Hasenohr-Art – Wurzel
Saishin	Asarium sieboldi migo (eine wilder Ingwer-Art) – Wurzel und manchmal Blätter
Sanhuyu	Cornus officinalis – Beere
Sanyaku	Jinenjowurzel (japanisches Gemüse, schmeckt ähnlich wie Kartoffel)
Sekko	Gips
Senkyu	Enidium officinale – Wurzel
Shakosai	eine Meeres-Algenart
Shin-i	Magnolia denudata – Blütenschote (ganz)
Shoma	Cimicifuga simplex (Wanzenkrautart) – Wurzel
Takusha	Alisma plantago aquatica (eine Wasserblumenart – Pfeilwurzelgewächs) – Wurzel
Toki	Angelica polymorpha – Wurzel
Tonin	Pfirsichsamen (im Kern)
Yokuinin	siehe „Hato"

METHODEN ZUR ÄUSSERLICHEN BEHANDLUNG

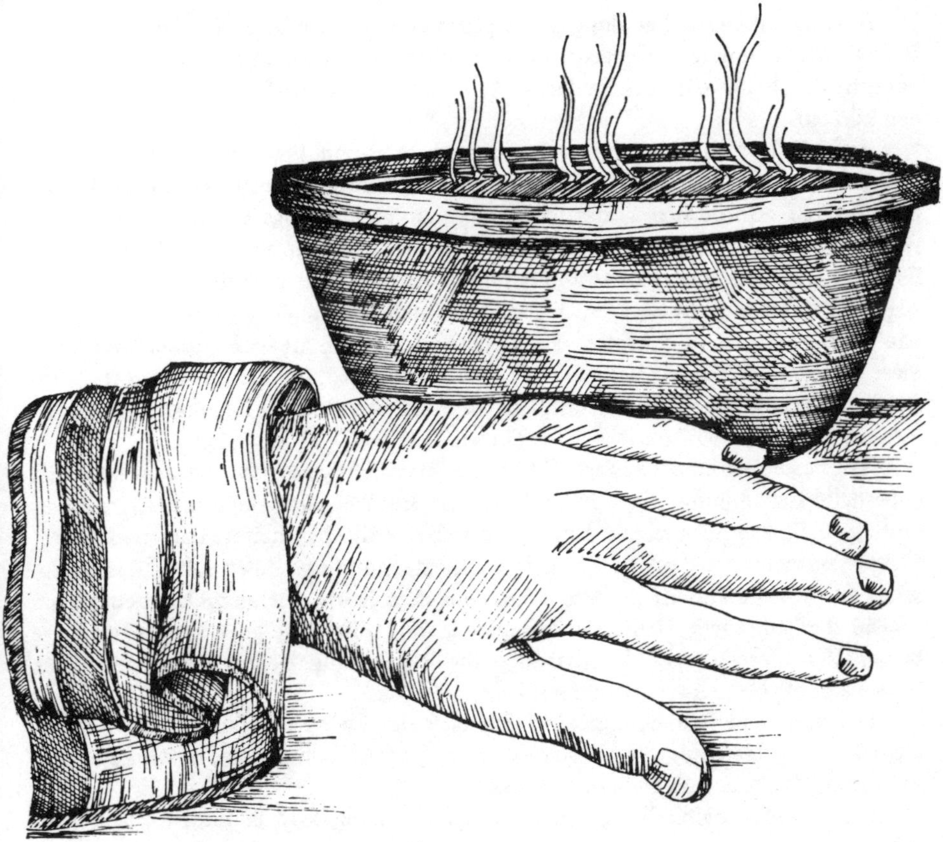

Äußerliche und innerliche Behandlungen unterscheiden sich in ihren jeweiligen Funktionen.

Eine innerliche Behandlung, wie ein Kräutertee, wirkt auf vielfache Weise. Er verändert den gesamten Körper. Je nach Teesorte kann er alkalisierend oder säurebildend wirken, Energie reduzieren oder erhöhen.

Eine äußerliche Behandlung hat dagegen eine sehr einfache Aufgabe: herauszuziehen, was Schmerz verursacht, unter Benutzung der Hautporen als kleine Öffnungen, durch die die verschiedenen Arten von Abfallstoffen ausgeschieden werden können.

Äußerliche Behandlungen sind wirksam an ihrem Platz, aber für sich allein stellen sie keine vollständige Heilmethode dar. Eine entsprechende innerliche Behandlung ist erforderlich – das heißt natürlich, eine richtige Ernährung. Der Körper muß ständig mit guter Nahrung „behandelt" werden, um gesund zu bleiben. Es gibt keine wirksamere Behandlung für den Körper. Genau dann, wenn wir diesen Aspekt der Medizin mißachten, wenden wir uns schließlich symptomatischen Behadlungsmitteln zu, wie Aspirin, Penicillin und anderen Medikamenten. Und wenn diese versagen, gehen wir entweder zu einem Chirurgen, um die „Abfallstoffe" entfernen zu lassen oder nehmen Zuflucht zu anderen radikalen Lösungen – denn inzwischen befinden wir uns in ernsten Schwierigkeiten.

Am besten ist eine zweifache Methode: eine richtige Ernährung, ergänzt durch äußerliche Behandlung, die beide auf ihre Art und Weise zur Heilung der Krankheit beitragen. Eine ausgeglichene Ernährungsweise – die beinhaltet, daß man Unmäßigkeit vermeidet – lockert körperliche Anspannung und hilft dabei, das auszuscheiden, was die äußerliche Behandlung aus dem Körper herausziehen bemüht ist. Sobald das äußerliche Heilmittel erfolgreich war, sollte eine gute Ernährungsweise beibehalten werden; das vervollständigt die Behandlung, indem die ursprüngliche Ursache des Problems von Grund auf beseitigt wird.

Die äußerliche Behandlung wirkt im allgemeinen wie ein „Magnet", der das herauszieht, was das Leiden verursacht. Aber es gibt Ausnahmefälle, in denen es ihre Funktion ist, einfach als Balsam zu wirken.

Die typische Behandlung (Zubereitungsanweisung wird in diesem Kapitel gegeben) ist das *Pflaster*, insbesondere das *Albi-Pflaster*, dessen Yin-Eigenschaften an der schmerzenden Stelle Aktivität (Yang) erzeugt. Diese Aktivität wiederum zieht alle Abfallstoffe heraus, die unter der Haut liegen. Wir werden erfahren, daß man eine heiße Kompresse, normalerweise eine Ingwer-Kompresse, auf die schmerzende Stelle legt, um diese bestimmte Aktivität zu begünstigen. Die Ingwer-Kompresse bereitet die Stelle vor, so daß das Albi-Pflaster unter den bestmöglichen Bedingungen wirken kann. Sie wirkt als Katalysator, indem sie den erkrankten Bereich lokkert.

Wenn ein Pflaster aufgelegt wird, kann man Schmerz, Druck oder andere sonderbare Gefühle spüren. Dies sollte als ein gutes Zeichen angesehen werden. Es bedeutet, daß das Pflaster seine Aufgabe erfüllt; die Abfallstoffe brechen auf und werden bald auf der Hautoberfläche erscheinen.

Die Pflaster

Albi-Pflaster

Albi ist eine Gemüsepflanze, die in etwa wie eine Kartoffel aussieht. In Amerika ist sie als „taro" (deutsch: Taro) bekannt. Die Puertorikaner nennen sie „Yuca" oder „iya otiya". Albi wird auch als Nahrungsmittel benutzt.

Beim Albi-Kauf sollte man diejenigen aussuchen, die klein, jung und frisch sind und eine helle Farbe haben (wie eine weiße Kartoffel). Es ist ratsam, die braune Außenhaut abzuschälen.

Das Albi-Pflaster wird bei verschiedenen Beschwerden angewendet und kann an verschiedenen Stellen des Körpers aufgelegt werden, vorne und hinten. Auf das Auge (bei Augenleiden), hinter das Ohr (Bei Ohrenbeschwerden), auf Gesicht, Hals, Arme und Beine – überall.

****

KRANKHEITSGESCHICHTE

Eines abends erhielt ich einen telefonischen Notruf von einer Frau. Ihr Mann litt unter geschwollenen Hoden und hatte große Schmerzen.

Ich fuhr sofort zu ihrer Wohnung. Die Beine des Mannes waren geschwollen, seine Hoden hatten die Größe eines Kuheuters! Er stöhnte vor Schmerzen. Am Tag zuvor hatte der Mann eine große Menge Sukiyaki* und Bier zu sich genommen und seitdem nicht uriniert. Er war 35 Jahre alt.

* Ein japanisches Gericht aus gebratenen Fleischscheiben mit Gemüse und Soße (Anm. d. Übers.)

Ich bereitete schnell ein Albi-Pflaster zu und versuchte, es von unten her aufzulegen, aber die Hoden waren so groß, daß ich ein größeres Pflaster machen mußte. Um Mitternacht gab ich Goreisan-Tee.

Ich verbrachte die Nacht im Haus des Mannes. Am Morgen hatten die Schmerzen nachgelassen, aber die Schwellung war noch immer da. Ich legte ein frisches Albi-Pflaster auf. Eine halbe Stunde später urinierte der Mann und das in einer riesigen Menge – wie ein Pferd! Das gleiche geschah eine Stunde später und dann noch zweimal in Abständen von genau einer Stunde. Die Hodenschwellung ging rasch zurück. Ich gab ihm noch einmal von dem Tee und kehrte dann nach Hause zurück. Als ich am nächsten morgen vorbeikam, war er fast wieder gesund. Seine Beine hatten wieder ihre normale Größe und er konnte gehen.

Sein Zustand war potentiell sehr gefährlich, aber durch prompte und richtige Behandlung konnte die Gefahr schnell abgewendet werden.

****

Die richtige Mischung für ein Albi-Pflaster variiert, je nach dem Wassergehalt des Albi.

1) Eine Mischung enthält 50 % geriebene Albi, 5 % geriebenen Ingwer und 45 % Mehl (weißes Mehl ist am besten für Pflaster, weil es am glutinösesten ist).

Diese Zusammenstellung wird genommen, wann immer eine härtere Konsistenz erwünscht ist.

2) Eine andere Mischung könnte folgende Zusammenstellung haben: 70 % Albi, 20 % Mehl, 10 % Ingwer.

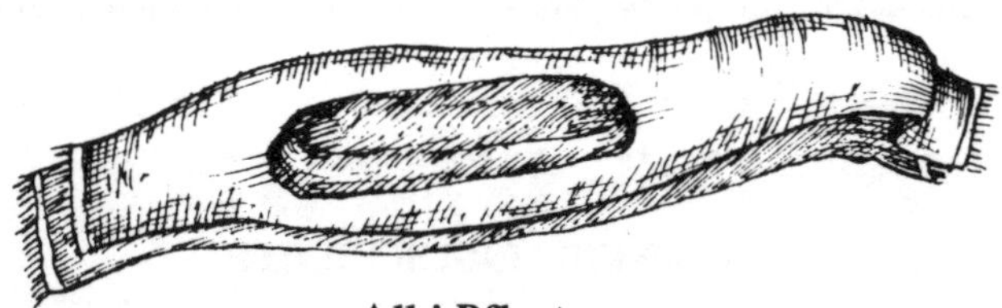

Albi-Pflaster

Wie man Pflaster zubereitet

Albi existiert auch in Puderform, aber das frische Gemüse ist vorzuziehen. Die Menge, die man braucht, hängt von der Größe der Stelle ab, die man bedecken will. Wenn die schmerzhafte Stelle zum Beispiel 12 x 7 cm groß ist, dann muß die Mischung mindestens den Umfang dieser Fläche haben. Das Baumwolltuch, auf das die Mischung gestrichen wird, sollte so groß sein, daß diese beim Schließen des Pflasters nicht an den Seiten herausquillt. Die Konsistenz der Mischung sollte weder wässerig noch fest sein. Man sollte vielmehr eine leicht verstreichbare Paste erhalten, die zwischen 1/2 und 1 cm dick ist. Ist die Konsistenz zu dick, sollte weniger Weizenmehl benutzt werden.

Ein Baumwolltuch drückt die Albi-Mischung auf die betroffene Stelle. Kein Plastik oder Ölpapier nehmen; sie verhindern, daß die Stelle atmet und können so Hautkrankheiten hervorrufen. Bei den Augen legt man eine Lage Mull zwischen Augen und Pflaster.

Das Pflaster soll mindestens vier Stunden lang getragen werden, wobei nach zwei Stunden ein frisches Pflaster aufgelegt wird. Das erste hat sich dann mit Giftstoffen aus der Haut vollgesogen.

Bei inneren Blutungen sobald wie möglich ein Pflaster auflegen. Blut bildet innerhalb von 48 Stunden Klümpchen.

Bei Krebstumoren und Krebs allgemein legt man zuerst eine Ingwer-Kompresse auf (Zubereitung siehe weiter hinten in diesem Kapitel), dann das Albi Pflaster. Als nächstes gibt man geröstetes Salz in einen Stoffbeutel und legt es oben auf das Pflaster. Diese Behandlung ist besonders wirksam bei Unterleibskrankheiten und anderen, nahe an der Körperoberfläche sitzenden Krankheiten.

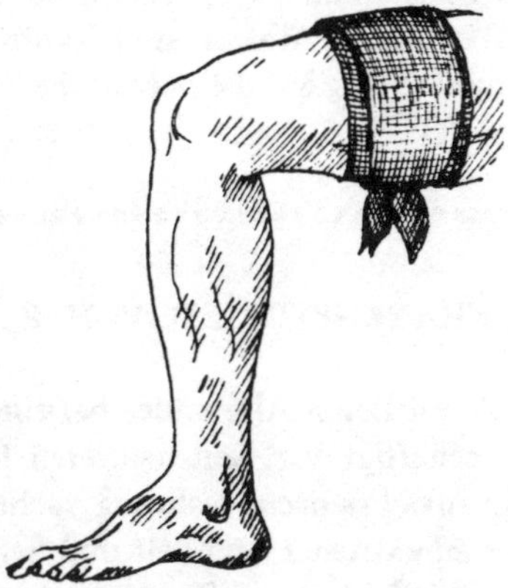

Idealerweise sollte das Pflaster alle vier Stunden gewechselt werden. Man kann mit dem Pflaster jedoch auch die Nacht durchschlafen, da es zu umständlich wäre, es in der Nacht zu wechseln und einen daran hindern würde, gut zu schlafen. Sollte das Pflaster eine Hautreizung verursachen, wird die entzündete Stelle mit Sesamöl bestrichen.

Albi ist in japanischen und chinesischen Läden erhältlich.

Chlorophyll-Pflaster

Dieses Pflaster kann als Ersatz für das Albi-Pflaster genommen werden, wenn man Albi nirgends bekommen kann. Es ist sehr leicht zuzubereiten. Wenn man erst einmal Erfahrung hat, kann man draußen auf den Feldern die geeignetsten Grünpflanzen aussuchen.

Bis es soweit ist, geben wir hier eine einfache Zubereitung an, die nicht viel Sachkenntnis erfordert. Frische grüne Pflanzenblätter verwenden, Radieschenblätter sind zum Beispiel sehr gut, dasselbe gilt für Möhren- und Mangoblätter, Wasserkresse, Petersilie, Spinat etc. Viele Wildgemüse sind ebenfalls geeignet. Gemüsepflanzen wie Kohl und Kopfsalat sind nicht so grün, sie gelten als weiß.

Zubereitung

Die Blätter zerschneiden und in einem Suribachi zerstampfen, dem gleichen Gerät, in dem Sesamsalz und Omochi gemacht werden. Die Mischung sollte 80 % Blätter, 10 % getrocknete Pfefferminzblätter (20 % wenn frisch) und 10 % Mehl (vorzugsweise weißes Mehl) enthalten. Wasser ist nicht nötig, da frische Blätter Flüssigkeit enthalten. Einige Stunden lang auf die betroffene Srelle legen, wenn nötig erneuern.

****

KRANKHEITSGESCHICHTE

Tim war ein Junggeselle mittleren Alters, der bei einem kleinen unabhängigen Verlag in San Francisco beschäftigt war. Seit mehreren Jahren hatte er relativ gut gegessen – das heißt, nicht zuviel tierische Nahrung, nicht zuviel Zucker und gesüßte Speisen. Dennoch litt er an extremer Steifheit und Schmerzen im unteren Rükken. Ich lernte ihn im August 1971 kennen. Zu der Zeit wurde er seit zwei Monaten täglich von einem Chiropraktiker behandelt. Er konnte nicht arbeiten, weder gerade stehen, noch sich weit nach vorn beugen. Nach einer Konsultation begann ich eine Behandlung mit Chlorophyll-Pflastern, die über Nacht aufgelegt wurden; Albi war unerhältlich. Am nächsten Tag fühlte er sich gut, erwähnte aber, daß er in der Nacht zuvor sonderbare Gefühle in seinem Rücken gespürt habe. Diese Gefühle waren zwar nicht sonderlich schmerzhaft, hinderten ihn aber am Schlafen. Obwohl er dankbar für die Verbesserung seines Zustandes war, beklagte er sich doch über eins – Bettla-

ken und Bettwäsche waren von dem Pflaster verschmutzt. Ich erwiderte ihm: „Bettwäsche ist nicht teuer und leicht zu reinigen oder zu ersetzen – im Gegensatz zu Ihrem Körper."

Von der folgenden Nacht an schlief er gut. Das Pflaster wurde vier weitere Nächte aufgelegt, dann waren die Schmerzen fast vollständig verschwunden, und er konnte sich bewegen und arbeiten. Am morgen nach der vierten Nacht erzählte er mir, daß er sich sexuell belebt fühle, was ihn etwas überraschte, da das sehr lange nicht der Fall gewesen war. Ich versicherte ihm, daß dies im Osten als ein Zeichen für gute Gesundheit angesehen wird.

****

Tofu Pflaster

Dieser Pflastertyp ist am besten für Kopfwunden, Gehirnerschütterungen, Kopf- und Ohrenschmerzen und Gehirnblutung, obwohl bei bestimmten Problemen Chlorophyll- und Albi-Pflaster mit derselben Wirksamkeit benutzt werden können.

Diese Behandlung ist bei Gehirnblutung 100% wirksam, wenn sie innerhalb von 48 Stunden, nachdem die Verletzung erfolgt ist, angewandt wird.

Später hat sich aller Wahrscheinlichkeit nach ein Blutklümpchen gebildet, was die Behandlung äußerst schwierig macht. In solchen Fällen schneidet man die Haare nahe der Kopfhaut ab und legt das Tofu-Pflaster auf. Wenn eine einseitige Lähmung eingesetzt hat, legt man das Pflaster auf der anderen Seite des Kopfes auf. Wenn Erblindung eingetreten ist, das Pflaster an beiden Seiten auflegen. Dies könnte etwas wirksam sein. Bei Gehirnblutungen und anderen sehr schweren Unfällen wird das Pflaster jede halbe Stunde ausgewechselt. Das sollte über einen Zeitraum von mindestens einer Woche ständig beibehalten werden. Tofu wird empfohlen, weil es nur langsam hart wird und daher zur Heilung innerer Blutungen am besten ist.

Zubereitung

Tofu kann man in jedem japanischen oder chinesischen Laden kaufen. Man legt die Tofustücke in ein sauberes Tuch und drückt die Flüssigkeit heraus. Als nächstes gibt man den ausgedrückten Tofu in eine Schüssel und fügt 10 % Mehl hinzu. Gut vermischen. Dann die Mischung auf ein sauberes Tuch geben und gleichmäßig verstreichen.

Wenn Tofu nicht erhältlich ist, nimmt man gemahlene und eingeweichte Sojabohnen (aus denen Tofu hergestellt wird).

****

KRANKHEITSGESCHICHTE

Einer meiner ersten Fälle in den Vereinigten Staaten war ein Baby, das im Alter von 10 Monaten auf den Kopf gefallen war. Die Eltern hatten das kleine Mädchen ins Krankenhaus gebracht, wo es einen Monat blieb, aber die Ärzte konnten ihm nicht helfen und hatten keine Hoffnung, daß es sich je normal entwickeln könnte.

Ich sah das Mädchen zum ersten Mal 11 Monate nach dem Unfall. Ihre rechte Hand und ihr rechter Fuß waren gelähmt. Der Mittelfinger an ihrer rechten Hand und der zweite und dritte Zeh an ihrem rechten Fuß waren nach innen gekrümmt. Ihr linkes Auge schloß sich nicht und die Pupille war vergrößert (die linke Gehirnseite steuert die rechte Körperseite).

Ich ordnete an, den Kopf des kleinen Mädchens glattzurasieren, was ihre Eltern sonderbar fanden. Sie waren zuerst dagegen, willigten aber später ein. Als die Haare abrasiert waren, zeigte sich eine große rote Prellung, ein Anzeichen für Gehirnblutung. 10 Tage lang wurde Tofu-Pflaster auf diese Stelle gelegt. In der ersten Nacht schrie das Baby ununterbrochen bis zum Morgen, aber als die 10 Tage vorbei waren, konnte es seine Hände und Füße bewegen – und das, obwohl die Blutung schon seit fast einem Jahr bestand.

Der Zustand ihres Auges blieb jedoch unverändert. Dafür empfahl ich einen Tee, Kambakudaisoto (Näheres über diesen Tee siehe Seite 191). Einen Monat später konnte sie ihr Auge schließen und ihre Zähne kamen allmählich durch. Die Prellung war vollständig verschwunden.

Sie begann zu wachsen, aber nicht genug. Es stellte sich heraus, daß ihr Fall durch Darmwürmer kompliziert wurde, die ihr Wachstum behinderten. Dieses Problem wurde mit Hilfe von Drei-Geschmack-Tee (siehe Seite 95) geheilt. Heute, ein Jahr, nachdem ich sie zum ersten Mal sah, ist der Zustand des kleinen Mädchens noch immer dabei, sich zu bessern. Es besteht auf jeden Fall Hoffnung. Sie bekommt noch immer Kambakudaisoto.

****

Die Ingwer-Kompresse

Die Ingwer-Kompresse ist das typische Symbol für „reine" Medizin. Sie stellt geringe Anforderungen an den, der sie benutzt und ist in wenigen Minuten zubereitet. Sie ist schmerzlos, sogar ziemlich angenehm, kostet wenig – den Preis einiger Pfund Ingwer – und bewirkt sehr viel. Ja, man könnte ein ganzes Buch mit Beispielen über ihre Erfolge füllen. Sie bietet häufig sogar bei besonders hartnäckigen Krankheiten Abhilfe. Als praktische Lösung für verschiedene Störungen ist sie ein guter Schmerzstiller und ein gutes Gegenmittel bei Entzündung. Mit ihrer Hilfe wird ein Krebstumor zurückgehen und schließlich verschwinden. Selbst die inneren Organe und die innere Verfassung des Körpers allgemein profitiert von dieser Behandlung. Die Ingwer-Kompresse wird zu einem Freund werden, auf den man sich immer verlassen kann. Hier die Zubereitung:

2 Liter Wasser	(Wenn nötig, kann die Menge
150 g geriebener Ingwer	verdoppelt werden!)

Das Wasser wird auf 70° Celsius erhitzt. Nicht Kochen! Kochen zerstört den Wert des Ingwer.

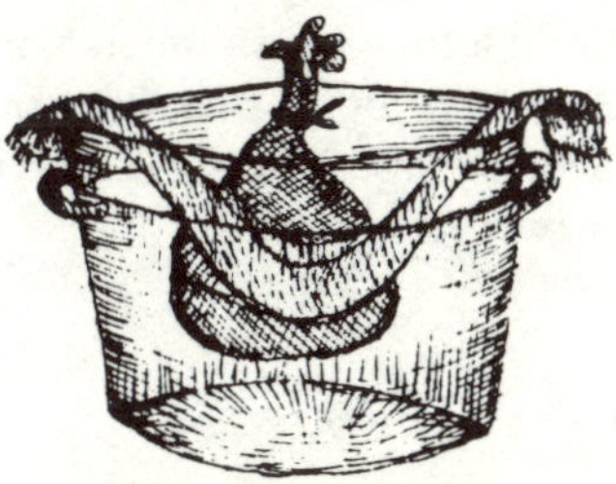

Ingwer-Kompresse

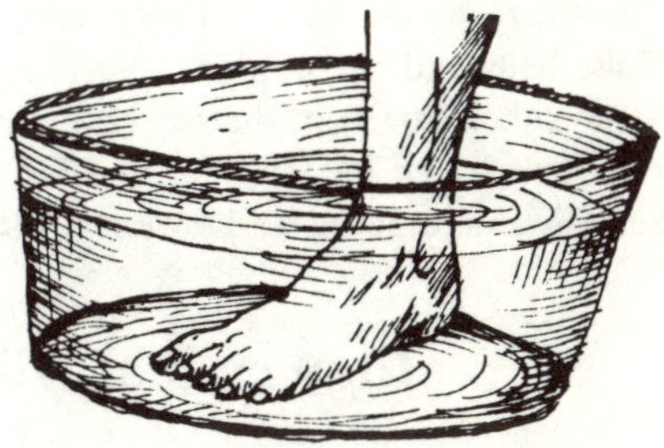

Ingwer-Bad

Ingwer reiben und auf ein Tuch (vorzugsweise ein Mulltuch) geben. Darin einwickeln und wie einen Beutel mit einem Band zubinden; das Tuch mit dem Ingwer in das warme Wasser legen. Dort bleibt es, bis das Wasser blaßgelb ist. Dann drückt man den noch im Wasser liegenden Beutel leicht zwischen den Händen, um den Ingwer herauszupressen. Anschließend taucht man ein Handtuch in dieses Wasser, wringt es ein wenig aus und legt es auf die betroffene Stelle. Das Wasser sollte so heiß sein, wie es der Patient aushält. Das Handtuch ständig auswechseln, um eine konstante Temperatur auf der Haut beizubehalten. Dasselbe Wasser kann 24 Stunden lang benutzt werden.

Die Haut müßte schließlich rot werden. Wenn das geschieht, ist die Kompresse nicht mehr notwendig. Bei Menschen mit einer starken Konstitution wird die Haut in ungefähr zehn Minuten rot, während bei schwächeren Patienten die Haut nach ungefähr zehn- oder zwanzigminütiger Anwendung der Kompresse rot wird. Bei schwächeren Patienten ist es besser, das Wasser ein- oder zweimal zu erhitzen, wobei man natürlich darauf achten muß, es nicht zum Kochen zu bringen. Rote Haut zeigt an, daß eine gute Durchblutung erreicht wurde; das überschüssige Fett oder Öl ist dabei, sich zu lösen.

Bettlägerige Menschen benötigen gewöhnlich wiederholte Behandlungen. Bei schweren Störungen benutzt man vier- oder fünfmal am Tag die Ingwer-Kompresse, gefolgt von einem Albi-Pflaster, wobei nach 4 Stunden gewechselt wird. Die Schmerzen werden gelindert, wenn das Blut anfängt, durch die Gefäße zu fließen und ein leistungsfähiger Kreislauf wiederhergestellt ist.

Verglichen mit tieferliegenden Problemen wie Magen- und Gebärmutterschmerzen, sind Oberflächenprobleme sehr leicht zu heilen. Asthma, Arthritis und Nervenschmerzen können auch relativ leicht geheilt werden.

Ingwer-Bad (für die Füße)

Die Aufgabe des Ingwer-Bades ist es, eine gute Durchblutung zu fördern. Wenn die Füße heiß und rot werden, bessert sich die Durchblutung im gesamten Körper. Schwerkranke Patienten, die zu schwach zum Stehen oder Sitzen sind, können auf dem Rücken liegen bleiben und ihre Füße in die Schüssel mit der Ingwer-Mischung stellen. Die Zubereitung ist die gleiche wie für die Ingwer-Kompresse.

Ingwer-Bad (für den Körper)

Dieses Bad hat sich für arthritische Leute mit Schmerzen in verschiedenen Teilen des Körpers stets als hilfreich erwiesen. Es ist auch gut bei Gicht und Schleimbeutelentzündung (Verkalkung der Gelenke). Die Zubereitung ist die gleiche wie für die Ingwer-Kompresse, nur daß mehr Wasser benötigt wird und demzufolge mehr Ingwer. Auf 4 Liter Wasser nimmt man zwei Pfund geriebenen Ingwer.

Ingweröl

Ingweröl ist ein sehr hilfreiches Heilmittel bei Kopfschmerzen, Schmerzen im Rückgrat oder in den Gelenken, Ohrenschmerzen und Kopfhauterkrankungen, die zu Schuppen oder Haarausfall führen.

Zutaten

Saft von zerriebenem Ingwer
die gleiche Menge Sesamöl

Die Zutaten vermischen und bei Muskel- oder Rückgratschmerzen in die Haut einmassieren. Die Wirkung ist die gleiche wie bei einer Ingwer-Kompresse, manchmal ist sie sogar noch stärker.

Bei Ohrenschmerzen gibt man zwei oder drei Tropfen der Mischung auf ein Wattebällchen und drückt diesen dann in das schmerzende Ohr, wobei man den Kopf eine Weile geneigt hält, bis die Mischung ins Ohr eingedrungen ist. Den benutzten Wattebausch einige Stunden lang im Ohr lassen.

Bei Schuppen stellt man soviel von dieser Mischung her, wie man braucht, um die ganze Kopfhaut damit einzureiben. Man wendet sie über Nacht an, damit sie wenigstens 8 Stunden lang auf der Haut bleiben kann. Besser noch ist es, sie den ganzen folgenden Tag auf der Haut zu behalten und die Haare dann mit einem Kräutershampoo zu waschen. Mehrmals – zweimal pro Woche zum Beispiel – versuchen!

****

KRANKHEITSGESCHICHTE

Bei manchen Personen wirkt die Ingweröl-Behandlung sehr schnell. Ein gekrümmtes Rückgrat wird bald gerade. Andere müssen es öfters versuchen (d. h. das Mittel eine Woche lang anwenden, eine Woche lang aussetzen, dann das Mittel wieder eine Woche lang anwenden etc). Manchmal ist auch das unwirksam. Wenn das Ingweröl nicht wirkt, sollte man „Moshio" versuchen, karbonisierte und gesalzene Kombu. Mit gerade soviel Wasser mischen, daß eine Paste entsteht.

Eine Frau, Mrs. M., war geduldig genug, die Ingweröl-Behandlung sechs Monate lang jede zweite Woche bei ihrem Sohn zu versuchen. Nach sechs Monaten kam sie mit ihrem Sohn zu mir. Sein Rückgrad war vollkommen gerade geworden. Meines Wissens ist dies das längste Experiment, das je mit der Ingweröl-Behandlung gemacht wurde.

Ich war tief gerührt von der Liebe der Mutter.

****

Reisöl

Man deckt eine große Schüssel mit einer Schicht sehr dünnem Papier ab. In das Papier werden mit einer Nadel Löcher gemacht; dann bedeckt man das Papier mit Reiskleie. Auf die Reiskleie legt man brennende Holzkohle. Das Öl aus der Reiskleie tropft dann in die Schüssel. Dieses Öl kann direkt auf erkrankte Hautstellen gestrichen werden, besonders auf den Hautausschlag zwischen den Beinen, der bei Sportlern so häufig ist.

Salz-Bancha (zu 1% gesalzen)

Eine Tasse Bancha-Tee erhitzen und eine Prise Salz dazugeben (1 % der Tagesmenge).

Als Ersatz für die Ingwer-Kompresse kann diese einfache Zubereitung sich als sehr hilfreich erweisen. Manchmal ist eine Ingwer-Kompresse zu stark auf einer empfindlichen Stelle, wie den Augen.

Nehmen wir den Fall, daß die Augen weh tun. Um die Schmerzen zu lindern, gibt man lauwarmen Salz-Bancha in ein Augenglas und badet das schmerzende Auge (Auge offen lassen!) einige Sekunden lang in der salzigen Flüssigkeit. Man erneuert die Flüssigkeit und wiederholt den Vorgang einige Male.

Zur Förderung der Heilung von Kurzsichtigkeit oder Weitsichtigkeit sollte dieser Behandlung die Anwendung eines Albi-Pflasters folgen, das eine Woche lang jede Nacht aufgelegt wird (mit einer Lage Mull zwischen Pflaster und Auge). Ryokeyutsukanto kann ebenfalls eingenommen werden.

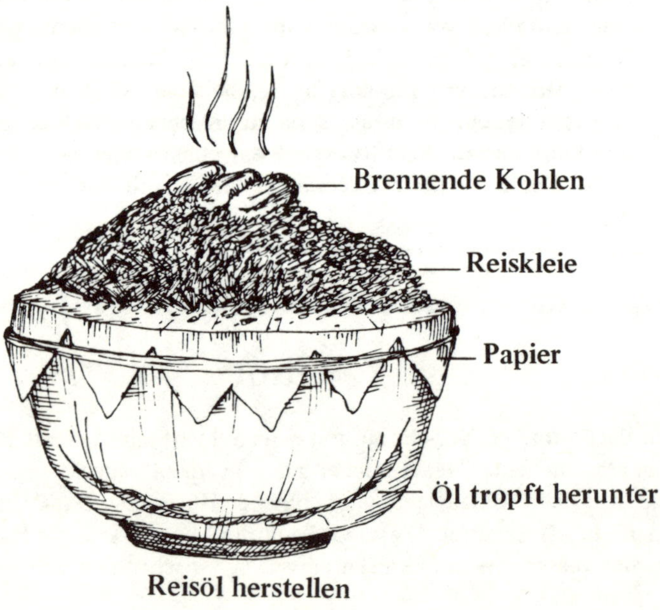

Reisöl herstellen

Salz Bancha (zu 3 % gesalzen)

Zutaten: Salz und Bancha

Zubereitung wie oben, aber diesmal wird etwas mehr Salz hinzugegeben. Man hat dann fast den gleichen Salzanteil wie im Meerwasser.

Anwendung: Bei inneren Nasenproblemen spült man den Nasengang mit dieser Flüssigkeit durch, um ihn zu reinigen und Schleim zu entfernen. Einen Nasentropfer oder eine Nasendusche benutzen. Nasenprobleme werden angezeigt durch gelben, grünen oder blauen Schleim. Wenn die Schleimhaut geschwollen ist, benutzen Sie die Lotuswurzelpfeife.

Karpfen-Pflaster

Auf einem Fischmarkt einen ganzen Karpfen kaufen, den Fischkopf von einem Auge zum anderen einschneiden. Aus diesem Einschnitt einen Eßlöffel voll Blut fließen lassen und dem Patienten zu trinken geben. Als nächstes entfernt man die Organe und wirft sie fort. Dann schneidet man den Fisch in kleine Stücke und verteilt diese auf der Brust des Patienten. Dabei ist die Körpertemperatur ständig zu überprüfen. Wenn sie 37° erreicht, entfernt man das Pflaster. Wenn Karpfen nicht erhältlich ist, kann als Ersatz Pferdefleisch genommen werden. Rindfleisch ist jedoch nicht wirksam.

Ein Karpfenpflaster ist ein wirksames Mittel zur Behandlung von Lungenentzündung.

****

GIFT-SUMACH

Zu Anfang meiner Camp-Veranstaltungen in den Redwood Forests in Nord-Kalifornien hatten viele Leute Schwierigkeiten mit dem Gift-Sumach. Sie fragten mich nach einem Heilmittel. Ich erwiderte ihnen, daß die Natur uns für jedes Problem, das sie uns stellt, auch das Heilmittel bereithält. Da es in der Gegend, in der sehr viele Gift-Sumache standen, auch viele Eichen gab – wie das normalerweise der Fall ist – , überlegte ich, daß darin eine heilende Wirkung liegen müsse. Ich machte mich daran, sie zu entdecken. Ich sammelte Blätter und Rinde von den Eichen; dann pflückte ich etwas Gift-Sumach und rieb ihn solange auf meinem Körper, bis sich auf der Haut ein Ausschlag bildete. Ich experimentierte. Und tatsächlich – wenn man die Eichenblätter in Wasser kocht und ein Pflaster damit

macht, heilt dieses Pflaster den durch den Gift-Sumach verursachten Ausschlag. Um gegen Gift-Sumach immun zu werden, muß man davon essen! Man pflückt ein Blatt am Stiel ab und verschluckt es. Anschließend etwas Brot auf einer Reiskugel essen, aber die Lippen *nicht* ablecken.

****

Einläufe

Einläufe werden hier nur zögernd genannt. In bestimmten Fällen erfüllen sie einen guten Zweck, aber es ist ratsam, nicht in eine Abhängigkeit von ihnen zu geraten. Manchmal kann es ebenso wirksam sein, rohes Gemüse zu essen; Obst und selbst Getreide wird, auf die Dauer, mit Verstopfung fertig.

Mit anderen Worten, es ist besser, Verstopfung mit einer natürlichen Methode zu heilen. Daio ist ein gutes Heilmittel für Leute, die unter zusammengezogenen Därmen leiden. Er wirkt abführend, und seine Wirkung ist der durch den Einlauf erzeugten Wirkung vorzuziehen. Daio ist jedoch nur für Leute mit einer starken Konstitution geeignet. Für Leute von empfindlicher Gesundheit kann er sich als schädlich erweisen.[1]

In Japan besteht ein Einlauf gewöhnlich aus Seife und Wasser, oder leicht gesalzenem Wasser. *Für Leute mit einer starken Konstitution* kann ein Einlauf bei akuten Zuständen wie Bluthochdruck oder Gehirnblutung gemacht werden. In solchen Fällen ist die Ausscheidung alten Stuhls nicht gefährlich. Ein Einlauf sollte jedoch nicht öfter als ein- oder zweimal vorgenommen werden, ob er nun erfolgreich ist oder nicht. Leute von empfindlicher Gesundheit sollten, wie gesagt, Einläufe meiden, da die Reaktion auf die Ausscheidung des Stuhlgangs ziemlich heftig sein kann. Jedenfalls ist diese Methode normalerweise nicht ratsam, denn sie führt dazu, daß man sich auf ihren unmittelbaren Nutzen verläßt, so als wäre ein Einlauf eine andere Art von Tablette oder Medikament.

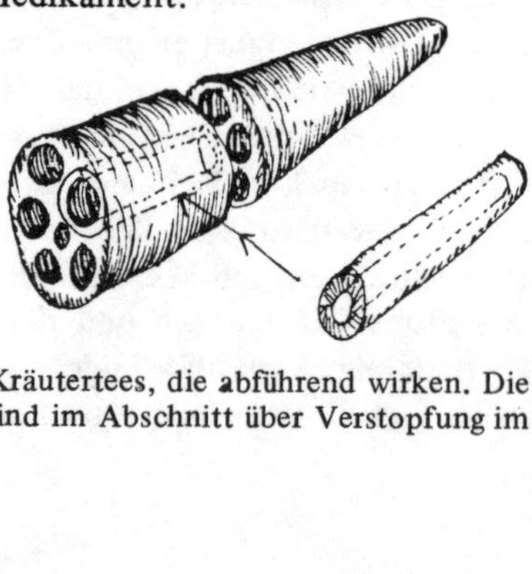

Lotuswurzel-Pfeife

1 Es gibt jedoch mildere Kräutertees, die abführend wirken. Die Namen sowohl starker als auch schwacher Kräutertees sind im Abschnitt über Verstopfung im Kapitel „Die Behandlung" zu finden.

Lotus Pfeife

Dies ist eine sehr wirksame Behandlung bei einem verstopften Nasengang infolge geschwollener Schleimhäute. Geschwollene Schleimhäute hindern den Sauerstoff daran, ins Gehirn zu gelangen, dessen Funktion auf diese Weise beeinträchtigt wird.

Man kauft eine Lotuswurzel und schneidet rundum und der Länge nach eines der Lotuslöcher aus, so daß man ein Röhrchen (oder eine Pfeife) erhält. Das Röhrchen in das verstopfte Nasenloch stecken und dadurch atmen. Es funktioniert!

Erste Hilfe

Hier einige Ratschläge, die bei Autounfällen, Verbrennungen, Knochenbrüchen etc. von großer Hilfe sein können.

Verbrennungen

Nehmen sie Gurkensaft, Soyasoße, Miso, Sesamöl, Tofu oder eiskaltes Wasser.

Grüne Persimonen sind ein anderes mögliches Heilmittel. Man preßt die Persimone aus und nimmt den Saft. Einen Teil des Saftes auf die Verbrennung geben und den Rest in einem luftdichten Gefäß aufheben.

Gurkensaft (äußerlich angewendet) ist am besten zur Behandlung von Verbrennungen. Saikokaryukotsuboreito-Tee ist ebenfalls gut, wenn er dreimal täglich eingenommen wird. Die Verbindung aus Gurkensaft äußerlich und Tee innerlich angewendet stellt ein wirksames Heilmittel dar.

Autounfälle

Ein Autounfall oder ein Sturz aus großer Höhe kann Verletzungen verursachen, die zu Blutungen führen. In einigen Fällen muß die Blutung sofort gestoppt werden. Wenn das bei einer blutenden Wunde auf Armen oder Beinen der Fall ist, umwickelt man die Wunde mit Verbandsmull. Wenn die Wunde dadurch nicht aufhört zu bluten, bindet man eine Aderpresse um die Stelle an der Seite der Wunde, die dem Herzen am nächsten liegt. Die Aderpresse muß alle halbe Stunde gelockert werden, damit die Blutzufuhr nicht vollständig abgeschnitten wird. Wenn man mit dem Finger fest auf die Arterie drückt, wird die Blutung ebenfalls gestoppt.

Bei Verletzungen von Brust oder Unterleib oder in Fällen, in denen das Blut nur schlecht gerinnt, gibt man dem Verletzten einen Teelöffel Sesamsalz. Das schlimmste, was man machen kann, ist, der verletzten Person Wasser oder irgendeine andere Flüssigkeit (kalt oder warm) zu trinken zu geben. Flüssigkeit verlängert das Bluten. Viele Verletzungen verursachen Durst, – der Verletzte könnte um etwas zu trinken bitten. Trinken könnte sich jedoch als tödlich erweisen. Es ist immer besser zu warten, bis die Wunden aufgehört haben zu bluten.

Blut gerinnt durch Sauerstoff. Deshalb ist es keine gute Idee, die verwundete Stelle zu waschen oder zu reiben. Sie mit Wasserstoffsuperoxyd zu waschen ist sogar noch schlimmer.

Eine innere Blutung sollte man sehr ernst nehmen. Eine Verletzung oder Wunde im Gehirn muß schnell behandelt werden, auch wenn vielleicht kein Anzeichen für eine Blutung zu sehen ist. Eine zu späte Behandlung kann zu geistiger Behinderung führen, wenn nicht sogar den Tod verursachen. Innere Blutungen beginnen nach 48 Stunden zu gerinnen. Die Behandlung muß deshalb erfolgen, bevor der Gerinnungsprozeß einsetzt. Im Krankenhaus dauert eine Untersuchung der Wunde, wie eine Röntgenaufnahme, oft sehr lange – lange genug, um für die verletzte Person tödlich zu sein.

Bei inneren Blutungen legt man ein *Tofu-Pflaster* auf den Kopf und ein *Chlorophyll-Pflaster* oder ein *Albi-Pflaster* auf andere Stellen. Wenn die Verletzung nicht lokalisiert werden kann, legt man Pflaster auf den ganzen Körper. Das verhindert, daß das Blut gerinnt.

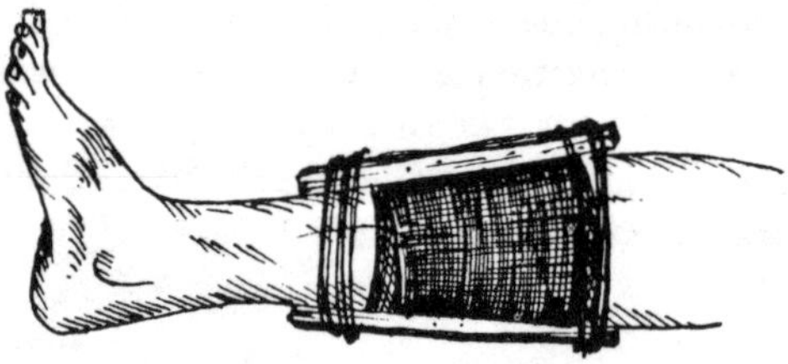

Knochenbruch

Bei einem Unfall muß die Möglichkeit von Knochenbrüchen sorgfältig untersucht werden. Wenn ein Knochenbruch vorliegt, legt man das Pflaster auf die gebrochene Stelle. Dann bindet man dort ein Stück Holz fest, um die Knochen in der richtigen Stellung zu halten.

Bei Gelenkschmerzen kann es sein, daß eine Verrenkung erfolgt ist. Man legt ein Albi- oder Chlorophyll-Pflaster auf. In diesem besonderen Fall ist es ratsam, einen Chiropraktiker oder Chirurgen aufzusuchen.

Kleinere Verletzungen

Bei einer äußerlichen Verletzung ist die Behandlung einfach. In diesem Fall wäscht man die Stelle mit einem in heißes Wasser getauchten Handtuch und legt anschließend mit dunklem Sesamöl getränkten Mull auf. Man kann auch „Dentie" verwenden, denn es ist sehr wirksam, um Blutungen zu stoppen und die Wunde zu schließen. Da seine schwarze Farbe eine ganze Weile sichtbar bleibt, braucht man es nicht gerade an offen sichtbaren Stellen zu benutzen.

Scharfe Schnittwunden von Glas, Porzellan und anderen Materialien mit stumpfen Kanten können länger brauchen, und es können Narben zurückbleiben. Deshalb muß eine sorgfältige Behandlung erfolgen – wie zum Beispiel bei einer breiten Schnittwunde, die eine Narbe hinterläßt, wenn sie nicht geschlossen gehalten wird.

Man sollte die Wunde waschen, die Stelle um die Wunde herum trocknen und mit einer Verbandsklammer verschließen. Um die Schnittwunde richtig zu schließen, befestigt man zuerst ein Ende der Klammer auf einer Seite der Schnittwunde; man zieht vorsichtig bis die beiden Seiten zusammentreffen, dann befestigt man das andere Ende. Es bleibt keine Narbe zurück.

Das Problem der Eiterbildung

Eiterbildung durch Bakterien erfolgt nicht, solange man sich an eine Diät hält, die relativ frei von Zucker, Fleisch und chemischen Zusätzen ist. Möglicherweise könnte sich dieser Zustand auch bei jemandem entwickeln, der eine gute Diät befolgt, das aber nur, wenn derjenige gerade erst begonnen hat, sich richtig zu ernähren.

Jedenfalls sollte man keine tierische Nahrung essen, wenn man verletzt ist. Manchmal kann der Verzehr von tierischer Nahrung dazu führen, daß eine alte Wunde Unannehmlichkeiten verursacht. Selbst alte Verletzungen können mit Albi- oder Tofu-Pflastern geheilt werden.

Die japanische Volksmedizin empfiehlt ein Schmerle-(Fisch) Pflaster zur Linderung starker Schmerzen. Es wird folgendermaßen zubereitet: die Schmerle wird der Länge nach halbiert, die Gräten werden herausgenommen und der Fisch wird mit der Haut nach unten auf die betreffende Stelle gelegt.

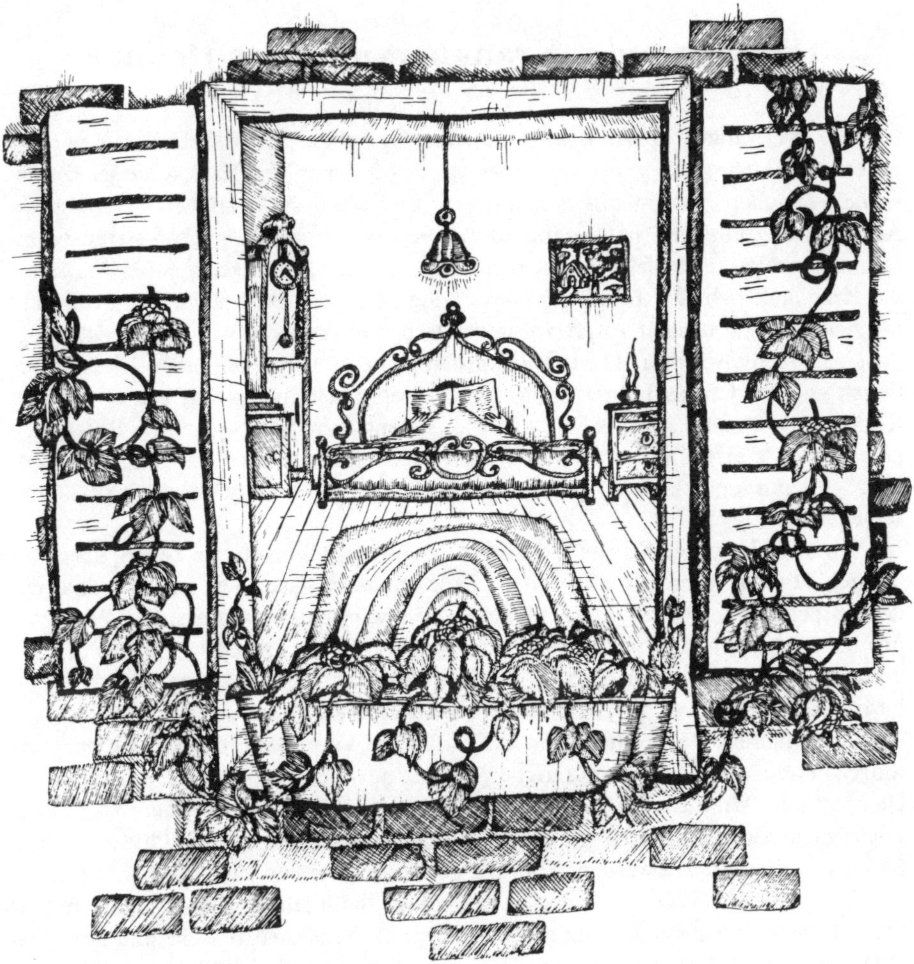

DIE BEHANDLUNG

Das Wesen der Krankheit und ihre Heilung

Wir sind verantwortlich dafür, uns selbst zu helfen. Schließlich suchen wir uns unsere Krankheit auch selbst aus, wenn wir es ihr durch Nachlässigkeit oder Unwissenheit erlauben, sich in uns auszubreiten. Erst wenn die Krankheit bereits große Ausmaße angenommen hat, probieren wir verzweifelt alle möglichen Arten symptomatischer Heilmittel aus, die aber nur eine geringe Auswirkung auf den Verlauf der Krankheit nehmen. Bei dieser Einstellung ist es wahrscheinlich, daß wir Fehler machen, denn in unserer Angst vor dem Sterben akzeptieren wir voreilig alle möglichen Behandlungsarten, da wir selbst unfähig sind zu beurteilen, an welche wir uns halten sollten. Ich als Lehrer kann nur ein wenig helfen – gerade genug, um den Kranken die Sicherheit zu geben, daß die Heilung nahe ist, sowie einige Ratschläge geben, wie sie erreicht werden kann. Ich versuche mein Bestes, anderen zu helfen, aber ich kann keine Heilung garantieren. Kein Mensch ist unfehlbar; wir sind Menschen, keine Engel.

Zwar bildet unser Körper auf natürliche Weise Millionen von Zellen, aber willentlich können wir nicht eine einzige Zelle entstehen lassen. Es ist das Verlangen des Körpers, sich selbst zu erneuern, aber indem wir qualitativ schlechte Nahrung zu uns nehmen, behindern wir diese Erneuerung von Leben und öffnen so einem frühzeitigen Tod Tür und Tor. Die Natur gibt stets die beste Behandlung; unsere Aufgabe ist es, zu versuchen, ihre Art und Weise zu verstehen und unser Leben entsprechend zu führen. Das können wir nur durch die Verbesserung unseres Urteilsvermögens erreichen. Für keine Krankheit gibt es nur eine einzige starre und absolute Heilmethode. Wille ist ein wesentlicher Bestandteil der Heilung, aber Wille allein reicht nicht aus. Das gleiche gilt für Ki. Das Seelisch-geistige und das Physische muß miteinander verbunden werden. Nahrung allein oder Denken allein sind nutzlos.

Die östliche Medizin bietet alle Arten von Heilmethoden an, von den fundamentalen bis zu den symptomatischen. Sie legt die Krankheitsursache und ihre Auswirkungen offen und überläßt es jedem, sich seine eigene Behandlung auszusuchen. Wie bereits vorher erwähnt, bestimmen zwar Umgebung, Verfassung und konstitutionelle Schwäche des einzelnen die Form seiner Krankheit, aber diese sind nicht die hauptsächlichen Krankheitsursachen. Genau wie falsche Nahrung die Ursache für Krankheit ist, so ist gute Nahrung die beste Medizin, denn richtiges Essen ist verantwortlich dafür, gutes Ki und gutes Blut im Organismus zu erhalten. Um dies zu verstehen, bleibt uns keine Wahl, als uns mit Nahrung eingehend zu befassen, denn wir haben heute keine Verbindung mehr zu diesem Bereich. Gute Nahrung, gut zubereitet und richtig gegessen, gibt uns die Fähigkeit, ständig zu verhindern, daß wir von Krankheit überwältigt werden. Verständnis und Urteilsvermögen werden auf natürliche Weise folgen, wenn wir methodisch nach einem Lebensweg suchen, der mit unserer inneren physiologischen Entwicklung im Einklang steht.

Chinesische Heilmittel in Kräuterteeform werden in diesem Kapitel ebenfalls empfohlen. Die Kräuterteemethode ist manchmal schneller und kann bei den Personen angewendet werden, die nicht so umsichtig mit ihrer Ernährung sind. Die östliche Methode, Kräuter als Medizin zu benutzen, unterscheidet sich sehr von jeder anderen Medizin. Sich selbst mit Nahrung zu heilen, ist eine langsamere, aber sichere und dauerhafte Heilmethode. Der Gebrauch von Kräutertee ist ein eigenständiges medizinisches System sowie auch eine ausgezeichnete Ergänzung zu den Vorteilen einer richtigen Ernährung.

Im folgenden Kapitel findet der Leser viele der geläufigsten Krankheiten, in alphabetischer Reihenfolge aufgeführt. Wir sind uns sehr wohl bewußt, daß diese Aufzählung keineswegs vollständig ist, und daß die hier genannten Krankheiten auch mit verschiedenen anderen Methoden geheilt werden können. Der Einfachheit und Klarheit wegen haben wir jedoch beschlossen, das bekanntzumachen, was für denjenigen, der sich mit diesem Gebiet befaßt, zu wissen am wichtigsten ist: eine Methode, die das Verständnis vergrößert und dadurch die Tür zu einer unendlichen Anzahl von Wegen zur Behandlung jeglicher Krankheit öffnet.

Es sollte deutlich gesagt werden, daß dieses Vorgehen – das alphabetische Anführen einer Anzahl von Krankheiten, von denen jede ihre eigenen Symptome und Behandlungsweisen hat – der östlichen Medizin fremd ist. Die östliche Betrachtungsweise der Medizin ist philosophischer Natur, im Vergleich zur wissenschaftlichen Methode im Westen. In den vergangenen dreihundert Jahren haben sich medizinisches Wissen und Traditionen im Westen drastisch verändert. Es gibt inzwischen ein Verzeichnis mit 1800 Krankheiten, und ständig werden neue Wege zu ihrer Behandlung gefordert und beschritten. Im Gegensatz dazu hat sich die traditionelle östliche Medizin kaum geändert. Im zweiten Jahrhundert wurden ungefähr einhundert verschiedene Krankheiten anerkannt. Viele Jahrhunderte später waren es 404. Die östliche Medizin verfügt über ein fundamentales Prinzip, das Yin-Yang-Prinzip, das sowohl zur Diagnose als auch zur Behandlung benutzt wird. Mit seiner Hilfe kann man das grundlegende Wesen der Krankheit verstehen und alles wird sehr einfach. Eine Medizin, die keine solche Tradition hat, ist ständig gezwungen, nach Symptomen mit „wie?" und „warum?" zu fragen; alles wird dann sehr kompliziert.

Die östliche Art ist es, den Patienten zu behandeln, nicht die Krankheit. Deshalb können zwei Leute mit der gleichen Krankheit verschiedene Tees bekommen. Aus diesem Grunde haben wir sieben verschiedene Tees für die gewöhnliche Erkältung aufgezählt, und viele andere wären ebenso möglich gewesen. Die Möglichkeiten variieren , da jeder Tee nicht nur den allgemeinen Zustand des ganzen Körpers behandeln soll, sondern ebenso das spezifische Leiden. Andererseits könnte auch zwei Leuten mit verschiedenen Problemen geraten werden, den gleichen Tee einzunehmen. Die Gedanken dahinter sind die gleichen. Hachimigan-Tee zum Beispiel wird bei hohem Blutdruck, grauem Star und Diabetis empfohlen. Großer Saikoto kann für Augen, Nase, Hals, Kopfhaut, Herz, Leber, Magen, Därme, Gallenblase, Blase, Nieren und Geschlechtsorgane vorteilhaft sein. Hachimigan-Tee dient dazu, Wasser aus dem Körper zu ziehen; Großer Saikoto verringert überschüssige Energie. Jeder dieser Tees, wie fast alle in diesem Kapitel empfohlenen Tees, behandelt die allgemeine Verfassung des gesamten Körpers. Demzufolge ist es schwierig – und manchmal verwirrend – ihnen in einer langen Aufzählung von Krankheiten, die von Symptomen bestimmt sind, einen Platz zuzuweisen.

Bei den folgenden Behandlungen wurde ein einfaches Prinzip befolgt. Von der Diagnose her wissen wir, daß die Krankheit entweder vom Yang- oder vom Yin-Typ ist. Die empfohlene Behandlung versucht, die bestehenden Zustände auszugleichen. Demnach wird bei Yang-Symptomen vorwiegend Yin gegeben, genau wie das Heilmittel für Yin-Symptome weitgehend Yang ist. Einen Gleichgewichtszustand sollte man lieber durch Verringerrung von Yin oder Yang wiederherstellen als durch Hinzufügen von Yin oder Yang. Die Erfahrung zeigt, daß es oft schaden kann, starkes Yin oder Yang zu verabreichen, und zwar dadurch, daß Ungleichgewicht verursacht wird. Da jedem bei der Diagnose seiner eigenen Verfassung oder der eines anderen Fehler unterlaufen können, ist es sicherer, die Methode der Verringerung von Yin oder Yang anzuwenden. Obwohl diese Methode langsamer sein mag, verhindert sie gefährliche Konsequenzen.

Wenn der Leser schließlich über Erfahrung verfügt und sich damit befaßt hat, wird er dazu in der Lage sein, die verschiedenen anderen Heilmethoden anzuwenden.

Übliche Krankheiten

Informationen über die in diesem Kapitel genannten Kräuter und Tees sowie vollständige Anweisungen hinsichtlich deren Zubereitung und Verwendung finden sich im Kapitel „Über die Anwendung von Kräutern und Tees". Rezepte für die einzelnen in diesem Kapitel empfohlenen Gerichte sind im Kapitel „Nahrung ist die beste Medizin" zu finden. Information über Nahrung im allgemeinen findet sich im Kapitel „Sich durch Nahrung gesund erhalten" Pflaster und Kompressen werden im Kapitel „Behandlungsmethoden zur äußerlichen Anwendung" besprochen.

Alkalose

Heutzutage nicht so üblich wie Azidose. Weist ebenfalls auf einen unausgeglichenen Zustand des Blutes hin. Kann zu Superazidität und Geschwüren führen (siehe *Magenbeschwerden*).

Symptome: Überreaktion; Gefühlsmangel; zusammengezogene Pupillen; Hornhautflecken.

Behandlung: Anteil der ganzen Getreidekörner an der Nahrung erhöhen; richtig kauen[1].

Allergie

Die verschiedenen Allergien sind Produkte der Neuzeit. Viele weitere Krankheiten tauchten gleichzeitig mit dem Erscheinen der Industriezivilisation auf. Dazu gehören auch Polio, Tuberkulose und Syphilis. Das häufige Auftreten von Herzerkrankungen, Geisteskrankheit und Krebs ist ebenfalls eine moderne Entwicklung.

Allergien sind das Ergebnis einer schlechten Körperqualität, die durch chemisch behandelte Nahrung erzeugt wird, vor allem durch Milch und Eier, wie sie es heute auf dem Markt zu kaufen gibt. Die einzige wirkliche Heilmethode, die nicht zu einer neuen, anderen Allergie führt, ist, diese Nahrungsmittel zu meiden und zu einer natürlicheren und ausgeglicheneren Art der Ernährung überzugehen, Brauner Reis ist eines der Nahrungsmittel, das Leuten mit Allergien empfohlen wird.

Amöbenruhr (siehe Ruhr)

Anämie

Es gibt verschiedene Ursachen für die gewöhnliche Anämie oder Eisenmangelanämie. Der Name nennt die häufigste Ursache, nämlich Eisenmangel im Blut. Viele Leute sind anämisch, weil sie zu wenig Gemüse, besonders grünes Gemüse essen und ihr Blut demzufolge nicht genügend Sauerstoff binden kann. Eine andere Art von Anämie wird durch Proteinmangel verursacht. Schließlich sind gewöhnlich Würmer und Parasiten im Darm; sie sind oft eine Ursache von Anämie (siehe auch Abschnitt über Leukämie).

1 Ein wichtiger Schritt auf dem Weg zu einer besseren Gesundheit, um welches Gesundheitsproblem es sich auch immer handelt.

Die westliche Medizin verschreibt gewöhnlich Eisentabletten. Auch die östliche Medizin gibt Eisen, indem sie Rost als Zutat zu einem Kräutertee verwendet. Zwar versorgt diese Art von Eisen den Körper rasch mit Eisen, es bleibt jedoch nicht sehr lange im Körper und der alte Zustand tritt schnell wieder ein. Eine andauernde Behandlung ist der Verzehr von organischem Eisen, das in einigen Gemüsearten vorhanden ist. Radieschenblätter gehören zu den reichhaltigsten Eisenquellen. Nahrungsmittel wie ganze Getreidekörner, die reich an Magnesium sind, werden ebenfalls empfohlen, denn der Körper kann Magnesium durch den Prozeß der biologischen Transmutation (siehe: *Eine Gute Nachricht*) in Eisen verwandeln.

****

Eine Steigerung des Eisengehalts im Blut kann eine rasche Verbesserung der Blutqualität bewirken, aber diese Wirkung ist nur vorübergehend, und ständige Ergänzungen sind notwendig. Wir brauchen normalerweise kein Eisen, weil unser Körper es durch den Prozeß der Transmutation selbst aus unserer täglichen Nahrung herstellen kann. Alle pflanzenfressenden Tiere besitzen die Fähigkeit, das Magnesium aus ihrer Nahrung in Eisen umzuwandeln. Sie erzeugen ihr Blut allein auf der Grundlage vegetarischer Nahrung. Sie können sogar Milch – eine Transformation von Blut – aus Nahrung vegetarischen Ursprungs erzeugen.

****

Ein Mensch, der schnell ermüdet und dem schnell schwindelig wird, kann sehr gut anämisch sein. Auch Kurzatmigkeit, Kopfschmerzen, steife Schultern und Ohrensausen sind Anzeichen für Anämie, ebenso wie unzusammenhängendes, "ausgeklinktes" Denken.

Begleiterscheinungen eines ernsten Zustandes sind Ohnmacht, Kollaps, kalte Füße und Hände oder vermehrtes Urinieren. In diesem Stadium müssen heilende Maßnahmen ergriffen werden.

Hier eine sehr verbreitete und wirksame
Art der Anämiebehandlung:

Beifuß kochen und mit Omochi zerstampfen[2]. In Öl anbraten oder backen. (Beifuß-Tee ist äußerst empfehlenswert, um den Körper von Würmern zu reinigen. Beifuß wird von Orientalen häufig gegessen; er verbessert rasch die Blutqualität. Amerikanischer Beifuß ist sehr bitter, viel bitterer als die besser schmeckende japanische Art.)

[2] siehe „Nahrung ist die beste Medizin"

Sautierte Radieschenblätter, Chisoblätter und Misosuppe sind ebenfalls gut zur Verbesserung der Blutqualität. Bei ernstem Anämiezustand infolge von Protein-

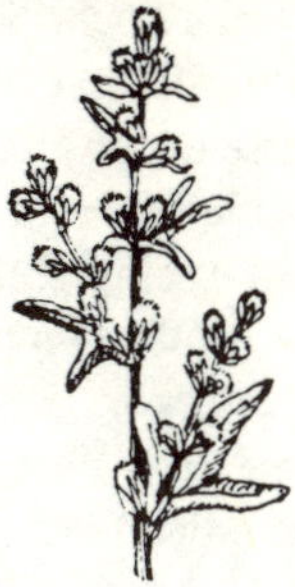

Beifuß

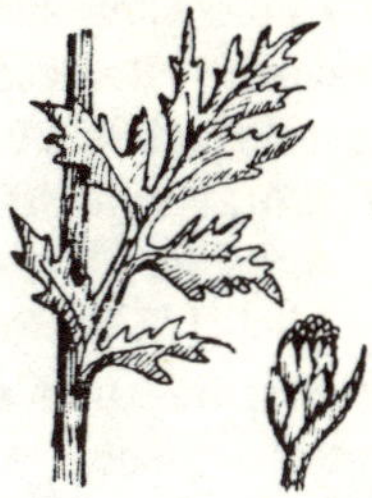

mangel sollte einmal im Monat Koi-Koku-Suppe (Karpfensuppe)[2] gegessen werden.

Im Fall von Anämie mit Parasiten wird Sanmishakosaito oder Renju-in-Tee empfohlen. Siehe auch den Abschnitt über Würmer.

Angina Pectoris
(siehe Herzbeschwerden)

Apoplexie
(siehe Herzbeschwerden)

Arteriosklerose
(siehe Herzbeschwerden)

Arthritis

Diese Krankheit des Blutes und der Muskeln wird durch einen übermäßigen Verzehr extrem unausgeglichener Nahrungsmittel, wie Fleisch und Zucker, über einen langen Zeitraum verursacht. Es besteht ein Mangel an qualitativ guten Fetten und chronisch saure Verhältnisse im Blut. Das wichtigste ist, keine „extremen" Nahrungsmittel zu essen. Zitrusfrüchte sollten gemieden werden (siehe auch *Azidose)*. Krankheiten wie Arthritis, Krebs etc., die sich über einen langen Zeitraum hin entwickeln, brauchen möglicherweise auch lange, um zu heilen. Wir haben kein Recht, etwas anderes zu erwarten.

Symptomatische Heilmittel: Ingwer-Kompresse; Ingwer-Bad; Albi-Pflaster; alter Miso (man nimmt 1 Teelöffel Miso, der länger als 10 Jahre gealtert hat, löst ihn in 1/2 Tasse Wasser auf und trinkt ihn); Zypressenknie (man kocht 5 Gramm in 3 Tassen Wasser, bis die Flüssigkeit sich um die Hälfte verringert hat und trinkt dreimal täglich 1/2 Tasse davon); Radieschengetränk (1/4 Tasse davon); Radieschengetränk (1/4 Tasse geriebene Radieschen, 1 Teelöffel Soyasoße (man gibt 1 Teelöffel kochendes Sesamöl dazu, vermischt das Ganze und trinkt es einmal täglich). Ein ungewöhnliches, aber wirksames Mittel sind karbonisierte Rinderzähne (zu einem Puder mahlen, dreimal täglich 1/2 Teelöffel mit Wasser einnehmen).

Tees: Das Ingwer-Bad und die Ingwer-Kompresse sind hilfreich, aber die Arthritis kommt immer wieder, wenn man nur diese Mittel allein benutzt. Daio-Bushi-Tee (Daiobushito) ist sehr wirksam. Er wird auch bei Gicht empfohlen. Daio gilt als Pflanze, die extrem Yin ist, während Bushi sehr Yang ist. Die Kombination dieser beiden Pflanzen läßt den Körper von Yin nach Yang „schwingen". Dies führt dazu, daß die Giftstoffe, die durch den Verzehr von extremem Yin und Yang in den Körper gebracht wurden, ausgestoßen werden (siehe „Über die Anwendung von Kräutern und Tees" wo weitere Informationen über Daio und Bushi zu finden sind).

Asthma

(siehe Atmungsleiden)

Atmungsleiden

(Husten, Keuchhusten, Lungenentzündung, Bronchitis, Asthma, Tuberkulose)

Husten

Es gibt zwei sehr unterschiedliche Arten von Husten. Ein Husten vom Yang-Typ ist eine Atemexplosion. Der Betreffende hat Schwierigkeiten beim Ausatmen. Sowohl Erwachsene als auch Kinder haben gewöhnlich diese Art von Husten. Ein Husten vom Yin-Typ hört sich anders an; er ist lang und hinausgezogen, eine Art Pfeifendes Asthma. Der Betroffene hat Schwierigkeiten beim Einatmen. Yang-Leute sollten Yang-Nahrung meiden; Yin-Leute sollten Yin-Nahrung meiden. Mao-Tee ist ein gutes Heilmittel für Yang-Husten. Er sollte eine halbe Stunde vor jeder Mahlzeit eingenommen werden, dreimal täglich. Drachen-Tee ist ebenso gut. Für einen Yin-Husten ist Mu-Tee oder Lotuswurzel-Tee ausgezeichnet – er wird wenigstens eine halbe Stunde vor den Mahlzeiten getrunken.

Keuchhusten

Diese Krankheit beginnt als normale Erkältung und sollte behandelt werden, solange sie noch in diesem Stadium ist (siehe *Erkältungen*). Drachen-Tee und Kambakudaisoto sind wirksam gegen Keuchhusten, sowie auch die Tees, die als Heilmittel gegen Erkältungen empfohlen werden.

Lungenentzündung

Eine Lungenentzündung fängt immer als eine normale Erkältung an. Es ist am günstigsten, sich selbst dann zu heilen, solange das Problem noch einfach und in keinem kritischen Stadium ist. Leute, die anfällig für Lungenentzündungen sind, sind physisch sehr stark und müssen Nahrungsmittel mit Yang-Eigenschaft, wie Fleisch, sorgfältig meiden.

Wenn das hohe Fieber entsteht, das eine Lungenentzündung begleitet, sollte es mit einem Albi-Pflaster auf Stirn und Brust behandelt werden. Man kann Drachen-Tee oder Großen Saikoto trinken.

Ein altes Hausmittel bei Lungenentzündung ist das Karpfenpflaster (siehe „Behandlungsmethoden zur äußerlichen Anwendung").

Bronchitis

Es gibt eine akute und eine chronische Bronchitis. Bei akuter Bronchitis nimmt man Radieschengetränk, Ingwer-Kompresse und Albi-Pflaster. Es sollte die gleiche Behandlung erfolgen, ob der Betroffene Fieber hat oder nicht. Vorsicht natürlich bei der Ernährung. Ein guter Kräutertee für Leute mit chronischer Bronchitis ist Kleiner Saikoto. In diesem Fall ist eine gute Ernährung sogar noch wichtiger.

Asthma

Es gibt zwei Arten von Asthma, Yin und Yang. Die meisten Fälle im Westen sind vom Yang-Typ. Im allgemeinen haben dicke Leute, die asthmatisch sind, das Asthma vom Yang-Typ. Ihre Farbe ist rot oder dunkelbraun. Viele Fälle dieser Asthmatyps sind auf Herzbeschwerden zurückzuführen.

Heilmittel für Asthma vom Yang-Typ: Saft von geriebenen Radieschen, vermischt mit Yinnie[3]; Mao-Tee. Asthmatische Leute, die Yang sind, sollten mehr Gemüse essen.

Heilmittel für Asthma vom Yin-Typ: Menschen mit dieser Krankheit sind blaß. Sie sollten weniger Flüssigkeit zu sich nehmen und Nahrung mit Yang-Eigenschaft essen, wie ganze Getreidekörner, besonders braunen Reis. Wurzelgemüsearten sind gut; Lotus ist besonders wirksam. Lotuswurzel schmeckt sautiert ausgezeichnet; Lotussamen sind ebenfalls gut. Pulverisierter Lotuswurzel-Tee ist in Naturspeiseläden erhältlich. Asthmatische Leute, die Yin sind, sollten Obst eine Weile meiden, bis ihr Zustand sich verbessert hat.

3 Eine Süßigkeit, die aus fermentierter Gerste gemacht wird. Erhältlich in Naturspeiseläden.

Kinder haben in den meisten Fällen die Yang-Asthmaform. Sie sollten Drachen-Tee bekommen.

Für Asthma von Herzbeschwerden wird Mokuboito empfohlen. Großer Saikoto ist ebenfalls wirksam.

Tuberkulose

Fast alle Tuberkulosefälle haben Yin-Ursachen. Mit der Einführung von Industriezucker in großen Mengen in die Ernährung des Menschen stieg die Zahl der T.B.-Fälle überall auf der Welt drastisch an (siehe Kästchen).

Normalerweise sind Leute mit T.B. blaß und haben eine Yin-Konstitution.

In letzter Zeit haben jedoch selbst schwere Leute vom Yang-Typ diese Krankheit bekommen.

Wenn die Haut eines Tuberkulosekranken dunkelbraun wird, sind sowohl Nieren als auch Lunge erkrankt.

Bei Yin-T.B. sollte gar kein Zucker gegessen werden. Yang-T.B. wird sowohl durch Fleisch als auch durch Zucker verursacht, – beides ist zu meiden.

Heilmittel: Knoblauch, gekocht oder in Soyasoße eingelegt, kann über mehrere Tage genommen werden. Das ist gut bei Yin- und bei Yang-T.B. Ginkgonüsse sind auch sehr gut. Es wird nicht die Frucht selbst, sondern nur der Kern verwendet. Die Kerne werden einen Monat lang in Sesamöl eingelegt. Man nimmt pro Tag 3 oder 4 Kerne ein. Der empfohlene Heiltee ist der Kleine Saikoto.

Physische Übung ist sehr wichtig. Untätigkeit ist das Schlimmste für Tuberkulosepatienten. Gelegentlich (ein- oder zweimal im Monat) kann man Austern, Karpfen oder Barsch in Sesamöl gebraten essen.

****

Vor dreihundert Jahren erfolgte ein dramatischer und weitverbreiteter Anstieg der *Tuberkulose*todesfälle. Das war zur Zeit der industriellen Revolution, und ein Aspekt dieser Zeit war die vermehrte Einfuhr und Raffinierung von Zucker. Es ist bekannt, daß zu der Zeit die meisten Tuberkulosefälle unter Arbeitern in Zuckerfabriken auftraten. Ebenso erfolgte in Japan vor 60 Jahren ein starker Anstieg der Tuberkulosefälle. Dieser Ansteig fiel mit Japans Erwerb von Formosa zusammen, eine billige und reichhaltige Zuckerquelle. (Vor dieser Zeit hatte Japan nie in großem Umfang Zucker importiert). Die Anzahl der Tuberkulosefälle nahm sofort zu.

****

Atonie

(siehe Magenbeschwerden)

Augenstörungen

Auf die Frage „Bekommt man vom vielen Lesen schlechte Augen?" kann ich mit Gewißheit antworten, daß Lesen den Augen nicht schadet. Schlechte Nahrung, insbesondere ein übermäßiger Zuckerverzehr, ist verantwortlich für Augenstörungen. In der östlichen Medizin ist bekannt, daß Augenstörungen eng mit Leberproblemen verwandt sind. Alkohol, Essig, Chemikalien und Medikamente müssen in jedem Fall gemieden werden.

Astigmatismus wird durch zuviel Obst verursacht.

Grauer Star wird durch ein Übermaß an Zucker verursacht. Zur Behandlung hört man auf, Zucker in irgendeiner Form zu sich zu nehmen und bereitet einen speziellen Tee zur Beschleunigung des Heilungsprozesses zu. Man trocknet die gelbe Chrysanthemenblüte und macht einen Tee daraus, den man anstelle seines üblichen Tees zweimal täglich trinkt. Die gelbe Blüte ist von stärkerer Yin-Eigenschaft als die dunkelrote. Hachimigan-Tee kann ebenfalls benutzt werden.

Farbenblindheit wird durch rohe Nahrung wie Fleisch, Obst und Gemüse verursacht. Sie kann mit richtig gekochter, qualitativ guter Nahrung geheilt werden.

Kurzsichtigkeit gibt es sowohl in Yin- als auch in Yang-Form. Die meisten Amerikaner haben die Kurzsichtigkeit des Yang-Typs, bei der der Bereich der Hornhaut zu dick ist. Bei Yin-Kurzsichtigkeit ist der Augapfel selbst infolge eines übermäßigen Zuckerverzehrs zu groß.

Weitsichtigkeit hat ihren Ursprung in einer Yang-Verfassung. Der Augapfel ist zu klein. Ein Baby ist normalerweise weitsichtig, aber wenn es die Milch seiner Mutter zu sich nimmt, wächst sein Augapfel zu normaler Größe heran. Wenn die Muttermilch jedoch zu sehr Yang ist, dauert es lange, bis der Zustand sich selbst korrigiert hat. Weitsichtigkeit kann schnell zu „Alterssichtigkeit" (Presbyotie) werden, die dann mit einer Zweistärkenbrille korrigiert werden muß.

Bei Kurzsichtigkeit und Weitsichtigkeit wendet man eine Woche lang die Salz-Bancha-Kompresse und das Albi-Pflaster an (siehe „Behandlungen zur äußerlichen Anwendung"). Es kann auch Ryokeijutsukanto eingenommen werden. Dieser Tee ist auch bei Astigmatismus wirksam.

Azidose

Azidose ist an sich keine spezielle Krankheit; es ist ein allgemeiner Zustand des Blutes und demzufolge die Ursache vieler verschiedener Krankheiten wie Diabetis, hoher Blutdruck und Arthritis. Viele Leute heutzutage haben diesen Blutzustand, ohne es zu wissen.

Ursachen: säurebildende Nahrungsmittel, besonders Fleisch, Eier und Zucker; Ärger, Sorge, Angst; flacher Atem (unzureichende Sauerstoffzufuhr); zuviel physische Anstrengung (selten).

Symptome: vergrößerte Pupillen, gekreuzte Augen.

Behandlung: Fleisch, Eier, und Zucker, sowie andere säurebildende Nahrungsmittel vom Speisezettel streichen[4]; vermehrt alkalische Nahrungsmittel verzehren[4] (viel Gemüse und etwas Obst essen); richtiges Atmen[5].

Siehe auch *Blutstauung*

Bauchfellentzündung (Peritonitis)

Diese akute Schwellung der Unterleibsmembran ist eindeutig eine Wasserkrankheit. Ein Buchweizenpflaster (Mehl und heißes Wasser) kann unmittelbar aufgelegt werden, oder es kann ein Albi-Pflaster benutzt werden. Die geeigneten Kräuterheiltees sind Shinbuto (Schwarzer-Krieger-Tee) und Ohikenchuto. Wenn eine ungewöhnlich große Menge Wasser vorhanden ist, sollte ein Albi-Pflaster direkt auf die Nierengegend gelegt werden, und man kann Goreisan-Tee einnehmen (siehe Krankheitsgeschichte Seite 98).

Beriberi
(siehe Vitamin-B-Mangel)

Bettnässen

Es wird durch einen übermäßigen Verzehr von Yin-Nahrung und Getränken verursacht. Es sollte jedoch darauf hingewiesen werden, daß in vielen Fällen die Körperverfassung Yang ist. Kinder, die extrem Yang sind, werden von Getränken angezogen, die extrem Yin sind (süß, gezuckert) und die große Mengen dünnen Urin erzeugen.

Es gibt auch Fälle von Bettnässen, die durch übermäßigen Verzehr von Yang verursacht werden. In solchen Fällen sollte man seinen Verzehr starker Yang-Nahrung einschränken (weniger Salz zum Beispiel). Alte Männer, die oft mitten in der

4 Siehe Abschnitt über Getreide in „Sich durch Nahrung gesund erhalten".

5 Ein wichtiger Schritt auf dem Weg zu einer besseren Gesundheit, um welches Gesundheitsproblem es sich auch immer handelt.

Nacht urinieren, haben eine zu stark zusammengezogene (Yang) Blase, die unfähig ist, Flüssigkeit zurückzuhalten.

Ein Kind, das um zehn Uhr schlafen geht und um elf oder zwölf Uhr das Bett naß macht, leidet unter Yin (Zucker und Obst sollten aus seiner Ernährung gestrichen werden), aber wenn es um drei oder vier oder fünf Uhr morgens ins Bett macht, ist seine Verfassung zu sehr Yang (Yang-Nahrungsmittel und Salz sollten dann gestrichen werden). Dieser Fall ist nicht derselbe wie der des alten Mannes, der mitten in der Nacht urinieren muß. Der alte Mann hat eine zusammengezogene Blase, wohingegen ein Kind generell eine Yang-Verfassung hat.

Es ist wichtig, weniger Flüssigkeit zu trinken, was bedeutet, daß viel weniger oder gar keine tierische Nahrung gegessen werden sollte. Wenn wir tierische Nahrung essen, braucht unser Körper viel Wasser.

Symptomatische Heilmittel: für Yang-Bettnässen Kleinen Kenchuto; für Yin-Bettnässen Hachimigan-Tee.

Blasenbeschwerden (Steine etc)

Sie sind fast immer das Resultat einer Yang-Verfassung. Sie stehen gewöhnlich in Verbindung mit Nierenproblemen.

Symptome: Schmerzen entlang der Mitte der Rückseite des Beins (Blasenmeridian), schmerzvolles Urinieren (siehe auch *Gonorrhöe*), häufiges Urinieren; unzureichendes Urinieren (siehe auch *Bettnässen*).

Behandlung: Gemüse, roh und gekocht; Chorei-Tee (Hachimigan-Tee kann ebenfalls eingenommen werden).

Blinddarmentzündung

Diese Krankheit wird durch Infektion und Entzündung des Blinddarms verursacht. Es findet eine bakterielle Vermehrung statt, und der Blinddarm platzt. Ein plötzlicher, großer Konsum tierischer Nahrung kann die Ursache für diese Krankheit sein.

Wenn die Schmerzen zum erstenmal auftreten, ißt man ein der zwei Tage lang nichts, bis die Schmerzen fort sind. Dann beginnt man mit weichem Reis (Reis, der mit mehr Wasser als üblicherweise gekocht wird) zusammen mit Kartoffeln, im Verhältnis 2 Teile Reis zu einem Teil Kartoffeln.

Symptomatisches Heilmittel: es kann entweder das Albi-Pflaster (zuerst *ohne* Ingwer-Kompresse) oder das Chlorophyll-Pflaster aufgelegt werden. Der Bereich sollte gekühlt werden. Das ist eine Ausnahme; bei Krankheit ist es fast immer angemessen, die betreffende Stelle warm zu halten. Außerdem trinkt man Klettensaft (den man durch Reiben der Klettenwurzel erhält), ungefähr 0,02 Liter pro Tag und das zwei oder drei Tage lang. Ersatzweise kann auch Vogelmiere verwendet werden (die Vogelmiere wird ausgedrückt, und man trinkt zwei oder drei Tage lang 1 Tasse Saft).

Die gleiche Behandlung sollte bei chronischen Fällen von Blinddarmentzündung angewandt werden (Diagnose siehe unter *Magenbeschwerden*).

Um die besten und raschesten Resultate zu erzielen, trinkt man eines von diesen Mitteln vor dem Essen.

Es ist interessant festzuhalten, daß die westliche Medizin einige Organe, wie auch den Blinddarm, für nutzlos hält. In Wirklichkeit ist der Blinddarm die Brutstätte nützlicher Bakterien wie Kolibakterien und Milchsäurebazillen. Eine schlechte Ernährung kann zu einer Vermehrung schädlicher Bakterien führen, aber das macht den Blinddarm um nichts weniger notwendig.

Bluterkrankheit

Dies ist eine Krankheit, bei der das Blut nicht gerinnt, wenn es mit der Luft in Berührung kommt. Es ist offensichtlich, das Resultat einer starken Yin-Verfassung, die Blut von starker Yin-Eigenschaft erzeugt. Um diese Krankheit zu heilen, müssen ausdehnende (Yin) Nahrungsmittel aus der Ernährung gestrichen werden, damit dem Körper und dem Blut die Fähigkeit zur Sauerstoffbildung zurückgegeben wird. Zucker, Essig, Alkohol, chemische Präparate und selbst Obst sollte gemieden werden. Man sollte weniger Flüssigkeit und mehr Salz zu sich nehmen. Mit einer gesunden Ernährung wird sich die Blutqualität auf natürliche Art und Weise verbessern.

Die entgegengesetzte Verfassung, bei der das Blut zu dick (Yang) ist, kann Gehirnblutung und Schlaganfall auslösen (siehe *Herzbeschwerden*).

Blutkrankheit

Blutkrankheit wird datailliert im Kapitel „Krankheit verstehen lernen" beschrieben. Schlechtes Blut ist die Ursache, die vielen verschiedenen Krankheiten mit bekannten Namen zugrunde liegt – siehe auch – *Alkalose, Anämie, Azidose, Krebs, Bluterkrankheit, Hämorrhoiden, Leukämie, Paradentose, Sinusstörungen, Rheumatismus* etc.

Die einzige wirkliche Möglichkeit, Blutkrankheit zu heilen, liegt darin, das qualitativ schlechte Blut in gutes Blut umzuwandeln. Das kann nur durch eine ausgeglichene, gesunde Ernährung geschehen. Heilmethoden, die Symptome behandeln, sind nur vorübergehend wirksam, auch wenn sie helfen, Schmerzen und Unbehagen zu lindern; die Ursache der Symptome bleibt nach wie vor bestehen.

Der fundamentale Heiltee bei Blutkrankheit ist Tokaku Jokito.

Blutstauung

Diese Krankheit wird durch einen schlechten Kreislauf und durch im Körper vorhandenes altes Blut verursacht. Die östliche Medizin sagt, daß Blutstauung im untersten Teil des Bauches erfolgt. Viele verschiedene Krankheiten entstehen durch Blutstauung – zum Beispiel Hämorrhoiden, Blinddarmentzündug, Paradentose, Uterustumor und Geschlechtskrankheiten.

Symptome: schwarze Ringe unter den Augen; gebrochene rote Äderchen auf der Nase und im Gesicht; unnormal dunkle Lippen; schwarzes oder purpurrotes Zahnfleisch; rote Hände; Hautgeschwüre; Uterustumor; Verstopfung; Magenschmerzen; Kopfschmerzen.

Behandlung: Blutstauung ist eine Krankheit des Yang-Typs. Diejenigen, die an dieser Krankheit leiden, sollten mehr rohes Gemüse essen und nach und nach mehr Meersalz zu sich nehmen. Wenn der Betroffene feststellt, daß sein Zustand zu schnell nach Yin wechselt, sollte er mehr gekochtes und weniger rohes Gemüse essen; außerdem sollte er Buchweizen essen.

Tokaku Jokito ist ein ausgezeichneter Kräutertee zur Behandlung von Blutstauung. Er hilft Blutklümpchen aufzulösen, einen guten Kreislauf wiederherzustellen, altes Blut auszuscheiden und alten Stuhl aus dem Dickdarm zu entfernen. Er reinigt den Uterus vollständig (siehe *Uterustumor*). Natürlich ist eine gesunde Ernährung – die ganze Getreidekörner und viel Gemüse beinhaltet – der beste Blutreiniger. Sie wirkt nicht so schnell wie Kräuter, Tees oder irgendeine andere Art von Behandlung, aber sie stellt die dauerhafteste Heilung dar.

Siehe auch *Azidose*.

Bronchitis
(siehe Atmungsleiden)

Diabetes und Hypoglykämie

Diabetes ist eine der ältesten bekannten Krankheiten. Seit fast 4.000 Jahren kämpfen Ärzte ohne viel Erfolg gegen sie an.

Die meisten Ärzte wissen, daß die Methoden, die heutzutage zur Behandlung von Diabetes angewendet werden, nicht wirksam sind. Kurz nach dem Krieg erklärte ein internationaler Ärztekongress Insulinspritzen für ungeeignet und gefährlich. Aber weil es keine Alternative gibt, wird Insulin nach wie vor von den meisten Ärzten empfohlen.

Das injizierte Insulin soll angeblich den Körper mit dem versorgen, was die Bauchspeicheldrüse nicht liefern kann. Als entdeckt wurde, daß Diabetes mit einer Unterfunktion der Bauchspeicheldrüse zu tun hat, befaßten sich die Ärzte allein mit diesem bestimmten Organ, anstatt die wirkliche Ursache zu suchen.

Diese Krankheit ist auf die Unfähigkeit des Organismus zurückzuführen, einen konstanten und richtigen Blutzuckerspiegel aufrecht zu erhalten. Starke, süße Nahrung wie Rohrzucker und Honig, läßt den Zuckeranteil im Blut plötzlich ansteigen, aber kurz danach fällt der Zuckerspiegel im Blut wieder und normalisiert sich erst nach langer Zeit wieder. Während dieser Zeit, in der der Blutzucker niedrig ist, hat der Betroffene wieder das Verlangen nach starker süßer Nahrung. Wenn er dieses Verlangen mit Zucker befriedigt, fühlt er sich eine zeitlang sehr gut, denn sein Blutzuckergehalt steigt wieder. Aber er wird wahrscheinlich auch wieder gefährlich absinken. Wenn dieser Zyklus sich oft genug wiederholt, bleibt der Blutzuckerspiegel immer niedrig, und ihm fehlt lebenswichtige Glukose.

In diesem Stadium wechselt die Farbe der Handflächen zu gelb, die Stirn wird besonders glänzend. Der Körper ist unfähig, Zucker in irgendeiner Form zurückzuhalten, und es ist ständig Zucker im Urin.

In diesem Fall bestehen nicht nur Milz-(Bauchspeicheldrüsen)-Störungen, sondern auch Nierenstörungen. Oft nimmt das sexuelle Verlangen stark ab (Nieren und Geschlechtsorgane sind miteinander verbunden – siehe „Die Organe").

Wenn diese niedrige Blutzuckerkondition durch einen Defekt der Insulinabsonderung der Bauchspeicheldrüse erzeugt wird, spricht man von Diabetes. Wenn die Bauchspeicheldrüse dagegen zu aktiv Insulin absondert, ist das Resultat Hypoglykämie. Es gibt ein einfaches Heilmittel:

Kohlehydrate sind die beste Glukosequelle für den Blutstrom, vor allem für Diabetiker. Bei Menschen, deren Bauchspeicheldrüse kein Insulin absondert, muß Zucker – weißer und brauner – um jeden Preis aus der Ernährung gestrichen werden. Dasselbe gilt für denjenigen, dessen Bauchspeicheldrüse dazu neigt, zuviel Insulin abzusondern. Für ihn ist Zucker bei weitem zu stimulierend. Interessanterweise haben westliche Ärzte in jüngster Zeit begonnen, Diabetikern Kohlehydrate zu empfehlen. Dies ist die alte östliche Heilungsmethode. Ganze Getreidekörner sind die beste ausgeglichene Quelle für Kohlehydrate. Der Patient kann jeden Tag braunen Reis bekommen. Er muß ihn sorgfältig kauen und erst hinunterschlucken, wenn er breiig ist. Von Natur aus süße Nahrungsmittel wie Getreide, Zwiebeln, Möhren, süßer Kürbis etc sind gut für die Milz. Sie sind auch wirksam zur Aufrechterhaltung des richtigen Blutzuckerspiegels.

Die beste Nahrung für diese Krankheit sind Aduki-Bohnen, gekocht mit süßem Kürbis (Graunuß, Butterblume, Eicheln etc.) und gebratenen Schalottenwurzeln. Man ißt drei Wochen lang jeden Tag eine Reisschale Aduki-Kürbis und zwei oder drei Schalottenwurzeln. Kombu-Meeresalgen können auch in die Mahlzeit mit einbezogen werden.

Zum Beispiel könnte ein Diabetiker des morgens Misosuppe und Getreidebrei essen. Zum Mittag- oder Abendessen etwas braunen Reis, Adukibohnen und Kürbis, Kombu-Meeresalgen und gelegentlich ein Salzpickestückchen, Lotuswurzel-Hijiki (Meeres-Algen) oder geriebene Radieschen. Ein- oder zweimal die Woche sollte er Omochi und Adukibohnensuppe bekommen. Reis kann manchmal duch Buchweizen ersetzt werden. Zucker und süße Getränke darf ein Diabetiker natürlich nicht zu sich nehmen; sonst führt die Diät nicht zu den erwarteten Resultaten. Was Flüssigkeit betrifft, ist Bancha-Tee geeignet.

Hachimigan-Tee ist ein empfehlenswerter medizinischer Tee bei Diabetes. Für Leute, die extrem Yang sind, ist Daiosaikuto gut.

Siehe auch *Azidose*.

Diarrhöe (Durchfall)

Diarrhöe wird verursacht durch eine Ausdehnung des Dickdarms und Magens, durch Überessen, übermäßig viel Flüssigkeit, Übersäuerung des Magens, verdorbene Nahrungsmittel, zuviele unverdauliche Nährstoffe etc; Diarrhöe ist also offensichtlich eine starke Yin-Störung. Es ist ein Symptom, das in vielen Krankheiten des Yin-Typs vorhanden ist. Eine richtig ausgeglichene Ernährung mit mehr Getreidenahrung (brauner Reis, Weizenvollkornbrot etc.) ist nötig, um die wirkliche Ursache des Problems zu heilen. Man nimmt während ein oder zwei Mahlzeiten Kuzupaste zu sich. Das gesalzene Pflaume-Soya-Bancha Teegetränk ist ein wirksames Heilmittel.

Symptomatischer Heiltee: Shigyakuto

Schwarzer-Krieger-Tee, Ginseng und Bushi-Tee sind ebenfalls wirksam.

Ekzeme
(siehe Hautkrankheiten)

Enkardium
(siehe Herzbeschwerden)

Epilepsie und Konvulsionen

Es gibt zwei Arten von Konvulsionen. Eine durch Yang verursachte Konvulsion ist zusammenziehend: die Augen des Patienten gehen nach unten und das Weiße darüber wird sichtbar. Seine Hände sind zu Fäusten geballt und seine Füße warm. Es ist zuviel Blut im Kopf. Das ist gewöhnlich auch bei Epilepsie der Fall.

Eine durch Yin verursachte Konvulsion ist ausdehnend: die Augen gehen nach oben und das Weiße darunter wird sichtbar; die Hände sind geöffnet und die Füße sind kalt.

Manchmal erfolgt eine „überkreuzte" Konvulsion, wobei eine Hand geöffnet und eine geschlossen ist. Das bedeutet, daß an einer bestimmten Stelle Stuhlgang festsitzt. Der Unterleib des Patienten sollte mit der rechten Hand sanft massiert werden, wobei sein Nacken mit der linken Hand gehalten wird. Wenn der Stuhl in Bewegung kommt, hört die Konvulsion auf.

Eine Blockierung des Stuhls im absteigenden Dickdarm führt dazu, daß die rechte Hand geballt und die linke Hand geöffnet ist. Eine Blockierung im aufsteigenden Dickdarm führt dazu, daß die linke Hand geballt und die rechte Hand geöffnet ist.

Im Fall einer Yang-Konvulsion kann ein Einlauf gemacht werden, obwohl dadurch nur der untere Teil des Darmtraktes gereinigt wird.

Heilmittel für den zusammenziehenden Konvulsionstyp (geballte Hände): Man gibt dem Patienten frischen, hausgemachten Apfelsaft oder einen anderen Fruchtsaft (z.B. Orangensaft), gefolgt von einer Gemüsesuppe, wenn er hungrig ist. Es kann auch Sanoshashito verabreicht werden.

Heilmittel für den ausdehnenden Konvulsionstyp (geöffnete Hände): Man gibt Ranshio oder Salzpflaumengetränk (eine Mischung aus gesalzener Pflaume, Ingwer, Soyasoße und Bancha-Tee). Konvulsionen von Yin-Typ sind ziemlich selten.

Wichtig: Wenn der Patient bewußtlos ist, darf nichts in den Mund gegeben werden.

Heilmittel für Epilepsie: In der Bibel wird „Fasten und Beten" empfohlen. Das ist sehr gut; Epilepsie kommt im allgemeinen vom Überessen. Ein ausgezeichneter Heiltee ist Saikokaryukotsuboreito (Tageslilientee). Auf Seite 196 ist eine Krankheitsgeschichte darüber zu finden, wie dieser Tee eine Epilepsie geheilt hat. Sanoshaishinto hat sich gleichfalls als wirksam erwiesen.

Erkältungen

Eine Erkältung kommt eigentlich nicht von außen, in Form eines häßlichen Virus, in unseren Körper. Wir selbst sind verantwortlich dafür, wenn wir uns eine Erkältung zuziehen. Viele Ärzte erkennen heute, daß man sich bei schlechtem Wetter nicht notwendigerweise „eine Erkältung einfängt". Schließlich bekommt nicht jeder, der denselben Wetterbedingungen ausgesetzt ist, eine Erkältung. Kaltes und feuchtes Wetter lösen sie nur aus; es ist unsere schlechte Verfassung, die uns anfällig macht. Die meisten Leute ziehen sich extra warm an, aus Angst davor, daß ihnen kalt wird. Im Grunde ist dieser Glaube an ihre Anfälligkeit ein wesentlicher Grund dafür, daß sie sich erkälten.

Wenn man eine Erkältung bekommen hat, hilft ein Radieschengetränk. Das verhindert gewöhnlich die weitere Entwicklung der Krankheit. Aber wenn das nicht wirkt, gibt es einen Kräuterheiltee: Leute mit einer starken Konstitution (Leute vom Yang-Typ, starke Fleischesser) sollten Mao-Tee nehmen. Leute mit einer zarten Konstitution (Leute vom Yin-Typ) sollten Zimt-Kräutertee nehmen.

Eine halbe Stunde, nachdem der Tee getrunken wurde, kann weicher Reis (mit mehr als der üblichen Menge Wasser gekocht) gegessen werden. Der Reis verstärkt die Wirkung des Tees. Fleisch, Fisch, Eier, Milch, Käse, Gewürze, Knoblauch, Zwiebeln, Obst etc. (alle stark riechenden Nahrungsmittel) sollten gemieden werden. Warm halten und schlafen gehen.

Die östliche Medizin kennt viele andere Tees zur Behandlung von Erkältungen, da eine Erkältung eher als eine allgemeine Verfassung des ganzen Körpers gilt, denn als eine bestimmte, für jeden Menschen identische Infektion. All diese Tees werden als Behandlung für den ganzen Körper angesehen. Die oben genannten sind alle ausgezeichnet; außerdem gibt es für diese Fälle Kososan, Soshikotito[5], Kleiner Saikoto und Hachimigan.

5 Die Rezepte für diese beiden Tees sind nicht in diesem Buch zu finden.

Fettleibigkeit

Das Problem der Fettleibigkeit sollte nicht komplizierter gemacht werden als es ist. Ohne Zweifel ist eine kontrollierte Einschränkung von Essen und Trinken die beste Art, Gewicht zu verlieren.

Sehr oft ist Übergewicht auf eine Nierenerkrankung zurückzuführen. Einfach essen, Fleisch und Zucker meiden und weniger trinken ist normalerweise alles, was notwendig ist, um diesen Zustand zu beheben.

Wer eine rote oder braune Farbe hat, ißt ein oder zwei Tage lang nur rohes Gemüse. Einige Male wiederholen.

Eine Möglichkeit, die jeweils am besten geeignete Diätmethode zu bestimmen, ist es, nur braunen Reis zu essen. Wenn das wirkt, fährt man mit derselben Diät fort und schränkt seinen Flüssigkeitsverbrauch ein. Wenn sich keine Wirkung zeigt, soll rohes Gemüse gegessen werden. Kanten (ein Meeresgemüse, das eine Art von Gelatine ist) ist ausgezeichnet für Leute, die Probleme mit zu vielem Essen haben. Er hat keine Kalorien und nur Mineralien.

Es ist ratsam, anschließend zu einer ausgeglichenen Ernährung zurückzukehren. Für wichtige Informationen und Hinweise zur Gewichtsabnahme siehe „Abfallstoffe loswerden".

Ein berühmter Tee zur Förderung der Gewichtsabnahme ist Bofutsushoshan (Weg-des-Weisen-Tee). In diesem Buch ist jedoch kein Rezept enthalten, da dieser Tee sehr kompliziert zuzubereiten ist. Er kann fertig gemischt gekauft werden. Großer Saikoto ist ebenfalls wirksam.

Fieber

Fieber ist ein starkes, brennendes Feuer. Zu gewissen Zeiten mag der Körper eine hohe Temperatur brauchen, aber anhaltendes Fieber ist gefährlich. Fieber ist ein fast sicheres Anzeichen für Störungen in Lunge oder Leber.

In der östlichen Medizin gilt hohes Fieber als Yang. Fieber geht fast immer von Yang aus, aber ein Mensch, der seine Konstitution über Jahre hin geschwächt und die frühen Krankheitsstadien durchlaufen hat, kann aus seinem derzeitigen Gesundheitsstadium heraus (kleines Yin) nur niedriges Fieber entwickeln. Bei einem gesunden Menschen geht Fieber von Yang aus. Ein Mensch, der kein Fleisch ißt, entwikkelt kein Fieber.

Im Anfangsstadium einer von Yang herbeigeführten Krankheit hat der Betroffene hohes Fieber (39–40°), ein Kältegefühl, einen starken Oberflächenpuls, Druck in der Stirn, steife Schultern, Husten, gelegentlich Körperschmerzen, und er schwitzt möglicherweise.

Symptome und Körpereigenschaft müssen bei der Entscheidung, welcher Tee nötig ist, berücksichtigt werden.

Ein Mensch, der schwitzt, während er Fieber hat, sollte Zimt-Tee trinken. Wenn ein Patient nicht schwitzt, sollte er Mao-Tee bekommen. Bei einer starken Körperverfassung (bei der der Körper nicht zuviel Wasser zurückhält) nimmt man einmal Mao-Tee zu sich. Wenn sich keine Wirkung zeigt, versucht man es nach zwei oder drei Stunden noch einmal.

Wenn Fieber besteht und der Puls stark ist, handelt es sich um eine Yang-Krankheit. Wenn der Betroffene Fieber hat und schwitzt, ist seine Körperverfassung Yin. Nicht zu schwitzen ist ein besseres Zeichen als zu schwitzen, denn dann geht die Krankheit von Yang aus, was bedeutet, daß die Krankheit in einem frühen Stadium und der Patient noch bei Kräften ist.

Wenn einem trotz hoher Körpertemperatur kalt ist, bedeutet das einfach, daß die Umgebung kälter ist als der Körper. Der Temperaturunterschied läßt einen frieren.

Je mehr Yang man wird, desto besser fühlt man sich durch das Fieber. Ein Tee wie Weißer Tiger senkt das Fieber.

Für die gewöhnliche Erkältung und für Typhus können dieselben Tees genommen werden.

Bei Fieber wird als erstes Radieschengetränk empfohlen.

Eine Yin-Krankheit wird selten von hohem Fieber begleitet.

Frigidität

(siehe sexuelle Probleme)

Gallenblasensteine

Die Gallenblase ist am meisten Yang von allen Yin-Organen. In vielen Fällen ist ein Gallenstein das Resultat von Yang und schwerer Nahrung. Brot und Getreide sind recht säurehaltig, aber nicht „schwer". Fleisch und Zucker sind extrem säurehaltig und schwer.

Obst in großen Mengen trägt zur Bildung von Gallenstein bei. Es erzeugt eine Yin-Blutverfassung, die wiederum dazu führt, daß Kalzium in den Zähnen und Knochen zersetzt wird. Tomaten und Spinat enthalten Oxalsäure, die ebenfalls das Kalzium im Körper zersetzt.

Solche Fälle sind erfolgreich mit einer Diät aus braunem Reis geheilt worden, der bewirkt, daß die Steine ausgestoßen werden.

Bei Gallensteinen darf man kein Fleisch und keinen Zucker essen. Im allgemeinen behindert Überessen die Funktion der Gallenblase, die darin besteht, Gallenflüssigkeit abzusondern; deshalb ist es wichtig, weniger zu essen.

Großer Saikoto und Inchinkoto sind wirksam bei der Ausscheidung von Steinen. Eine Ingwer-Kompresse gefolgt von einem Albi-Pflaster ist ein ausgezeichneter Schmerzstiller.

Gehirnblutung

(siehe Hoher Blutdruck und Abschnitt über Tofu Pflaster)
(Seite 225)

Geistesstörung

(Hysterie, Depression, Angstzustände, Neurose, Geisteskrankheit)

Dies sind die Hauptkrankheiten der Neuzeit, das Resultat einer Kombination aus schlechtem Essen, schlechter Luft, Lärmbelästigung etc. Wie bei allen in unserer Zeit vorherrschenden Krankheiten, wird eine Rückkehr zu einfacheren, traditionellen Gebräuchen und zu natürlicher Nahrung, die Ablehnung industriell gefertigter und chemisch behandelter Nahrung die fundamentale gesundheitliche Grundlage wiederherstellen. Wir empfehlen weder Drogen noch Alkohol, Fleisch, Zucker oder Medikamente zu sich zu nehmen und möglichst aufs Land zu ziehen, wo es ruhiger ist.

Geistesstörungen sind oft das Ergebnis von Ki-Krankheit und können mit Leberproblemen in Verbindung stehen.

Heiltee: Hangekobokuto ist der bekannteste; jeder kann ihn probieren. Tageslilien-Tee und Himmlische-Wurzel-Tee sind beide gut für das Nervensystem. Kambakudaisoto ist ein ausgezeichneter Tee bei Hysterie und ähnlichen Geistesproblemen. Seine Hauptzutat ist Weizen. Die anderen Zutaten sind Datteln und Süßholz. Seltsamerweise ist dieser Tee jedoch nur bei Frauen und Kindern wirksam. Erwachsene Männer können Sanoshaishinto nehmen, der bei Hysterie, Konvulsionen etc. sehr wirksam ist. Er wird aus Daio, Ohgon und Ohren (Goldfaden) gemacht.

Mit tiefer Atmung verbundene Meditation wird all denjenigen stark empfohlen, die unter Geisteskrankheit und verwandten Problemen leiden.

Gekrümmtes Rückgrat

Dieser Zustand, bei dem die Rückgratknochen selbst unbeschädigt sein können, die Bandscheiben zwischen den Wirbeln aber zu dünn geworden sind, ist normalerweise auf einen übermäßigen Verzehr von Fleisch und Zucker zurückzuführen. In den meisten Fällen werden die Bandscheiben auf einer Seite dünn und verursachen dadurch eine Krümmung. Die Lage der Krümmung kann Organprobleme in diesem Bereich widerspiegeln. Wenn die Krümmung zum Beispiel im unteren Rücken ist, bestehen vermutlich Probleme mit den Geschlechtsorganen, was zu einem Verlust des sexuellen Verlangens führt. Junge Leute, die ihr sexuelles Verlangen verloren haben, haben dieses Leiden vielleicht nur, weil ein eingeklemmter Nerv eine schlechte Verbindung zwischen Gehirn und Geschlechtsorganen verursacht.

Heilmittel: Ingwer-Kompresse auf die gekrümmte Stelle. Danach jeden Tag eine halbe Stunde lang ziemlich fest massieren, und das mehrere Tage lang. Zur Massage benutzt man eine Mischung aus Öl und dem Saft von ausgepreßtem Ingwer. Der Patient soll das eine Woche lang probieren; hilft es noch nicht, versucht er es nach einer oder zwei Wochen von neuem. Manchmal reagiert der Körper nicht auf diese Behandlung. Es ist dann notwendig, daß der Patient seine Ernährungsweise ändert, um eine Heilung zu erzielen.

Wenn nach zwei oder drei Versuchen noch immer kein Ergebnis zu sehen ist, versucht man es mit Mashio (karbonisiertem Kombu und Salz, in Naturspeiseläden erhältlich). Lauwarmes Wasser zum Moshio geben und die Paste an der betroffenen Stelle in die Haut massieren. Moshio kann auch getrunken oder in pulverisierter Form auf Speisen gestreut werden (1/4 Teelöffel, zweimal täglich). Es ist eine sehr wirksame Medizin für Leute mit einer schwachen (Yin) Konstitution. Es fallen jedoch nur wenige Amerikaner unter diese Kategorie.

Wenn das Rückgrat noch immer nicht heilt, legt man ein *Jinenjo*-Pflaster, ein Albi-Pflaster oder ein Chlorophyll-Pflaster auf (siehe „Behandlungsmethoden zur äußerlichen Anwendung"). Wenn all dies sich als unwirksam erweist, muß die Ernährungsweise geändert werden.

Gelbsucht

Eine gelbe Körperfarbe ist ein Anzeichen für Gelbsucht. Der Stuhlgang wird normalerweise weiß.

Gelbsucht wird durch eine funktionsgestörte Gallenblase verursacht, die Gallenflüssigkeit ins Blut, anstatt wie üblich durch den Zwölffingerdarm abgibt. Der

Durchgang ist geschwollen oder durch einen Stein blockiert. Wenn Galle in den Blutstrom gelangt, sieht die Haut aufgrund der Vergiftung grünlich-gelb aus.

Heilmittel: Gemüsesuppe aus viel grünem Gemüse; Reiskrem; Inchiko-Tee (siehe Krankheitsgeschichte).

****

Eine Beifußart gegen Gelbsucht

Einmal kam eine Frau, die an Gelbsucht litt, zu mir, um mich um Rat zu fragen. Eine lange Behandlung durch die westliche Medizin hatte ihr nicht helfen können. Ich gab ihr Inchinkoto (Gardenien-Kräutertee), der aus Inchiko, einer besonderen Beifußart, Daio (der Wurzel des chinesischen Rhabarbers) und Gardeniensamen zusammengesetzt ist.

In nur fünf Tagen war sie geheilt. Direkt danach begab sie sich zu einer Untersuchung ins Krankenhaus. Der Doktor war verblüfft, als er feststellte, daß ihr Blut absolut keine Galle enthielt.

Ein Junger Mann aus San Francisco brachte mir sein Baby, das ebenfalls Gelbsucht hatte. Ich gab dem Baby den gleichen Tee, aber nur jeweils einen Teelöffel voll, dreimal täglich. Nach mehreren Tagen verschwand die gelbe Farbe. Ein akuter Fall heilt fast immer schneller und leichter als ein chronischer Fall.

In Vancouver, Kanada, brachte man ein noch jüngeres Baby (vier Monate alt) zu mir. Viele Babies bekommen nach der Geburt Gelbsucht, aber gewöhnlich werden sie auf natürlichem Wege wieder gesund. Dieses Baby hatte jedoch schon seit drei Monaten eine gelbe Farbe.

Da es Muttermilch bekam, gab ich der Mutter Inchinkoto. Der Tee wirkte bei dem Baby durch die Muttermilch.

****

Geschlechtskrankheit
(Syphilis, Gonorrhöe, Leukorrhöe)

Syphilis und Gonorrhöe stellen heute in Amerika ein ernstes Problem dar. Syphilis ist eine relativ neue Krankheit, während Gonorrhöe schon im Altertum ein Problem war. Beides sind Krankheiten vom Yang-Typ und stehen in Verbindung mit Blutstauung. Bei qualitativ gutem Blut und guter Blutzirkulation besteht natürliche Immunität gegen Geschlechtskrankheiten.

Behandlung: Die Blutqualität durch Einbeziehen vieler Gemüsearten in die Ernährung und durch Meiden tierischer Nahrung (Fleisch, Milchprodukte, Eier) verbessern.

Tees: Jyumihaidokuto und Pyutsanshakanto. Der zuerst genannte Tee ist für solche Fälle geeignet, in denen ein Ausfluß vorhanden ist, während der zweite Tee für Fälle ist, in denen das Problem innerlich bleibt. Ein Tee, der besonders bei Syphilis wirksam ist, ist Kagawagedokuto, während Choreito und Goreisan-Tee (mit zusätzlich 4 Gramm Inchinko) beide gegen Gonorrhöe wirksam sind. Diese beiden Tees enthalten verschiedene Arten von Pilzen und Wasserpflanzen und sind bekannt dafür, daß sie vorteilhaft für Blase und Nieren sind. Weiteres über diese Tees siehe im Kapitel „Über die Anwendung von Kräutern und Tees").

Leukorrhöe (Weißfluß)

Bei dieser Krankheit wird durch die Vagina ein weißer oder gelber Ausfluß ausgeschieden. Es wird Ryotanshakanto oder Zwei-Pfingstrosen-Tee empfohlen.

****

Die Frau mit dem roten Gesicht

Eine Frau suchte mich in Seattle auf, als ich dort Vorträge hielt. Ihr Gesicht war sehr rot. Als ich sie fragte, was mit ihr los sei, antwortete sie, daß sie einen Juckreiz im Innern ihrer Geschlechtsmembran habe (dies ist bei vielen japanischen Frauen der Fall). Ich hörte zum erstenmal, daß eine Amerikanerin dieses Problem hat. Ich riet ihr, Ryotanshakanto zu nehmen, ein Tee, der für die Heilung von Problemen der inneren Geschlechtsorgane berühmt ist. Nach drei Tagen war sie geheilt. Verglichen mit Gonorrhöe und Syphilis ist dieses Problem sehr leicht zu bewältigen.

Ryotan ist der japanische Name für Enzian, eine violette Herbstglockenblume. Aber Enzianwurzel macht nur 1/5 des ganzen Tees aus, zu ihm gehören weitere 8 Kräuter.

****

Geschwüre

(siehe Magenbeschwerden)

Gicht

Die Ursachen für Gicht sind: ein Übermaß an extremer Nahrung, besonders Fleisch und Zucker, über einen langen Zeitraum; zu wenig körperliche Bewegung,

Harnsäureablagerungen infolge eines übermäßigen Fleischkonsums.

Behandlung: Gemüse (sowohl rohes als auch gekochtes Gemüse sind bei Steifheit oder entzündeten Gelenken immer ratsam): Daio-Bushi-Tee oder Shakkanoshinbuto.

Siehe auch *Arthritis*.

Gonorrhöe
(siehe Geschlechtskrankheiten)

Haarausfall

Haarausfall hat mit Leberproblemen zu tun. Haare können entweder aufgrund von zuviel Yin oder zuviel Yang ausfallen. Wenn kein Fett unter der Kopfhaut ist, wachsen mehr Haare. Wenn dort aber Fett vorhanden ist, hört das Haar nicht nur auf zu wachsen, sondern die restlichen Haare beginnen auszufallen. Wenn Fett unter der Kopfhaut ist, sind die Poren locker und unfähig, die Haare festzuhalten. Haut, die zu stramm ist, stößt die Haare heraus. Dabei handelt es sich um eine Yang-Verfassung. Sex im Übermaß infolge von Nahrung mit übermäßiger Yang-Eigenschaft führt dazu, daß die Nährstoffe, die normalerweise von den Haaren aufgenommen werden, mit dem Samen abgehen.

Heilmittel: Alkohol, Essig, chemische Präparate, Medikamente, Zucker und große Mengen von Fleisch oder Öl meiden. Stattdessen Seegewächse (Kombu, Wakame, Hijiki) zum Mittag- oder Abendessen verzehren. Wakame und Hijiki werden besonders empfohlen.

Wenn überhaupt, dann sollten weiße Bohnen gegessen werden. Sie sind gut für die Leber, da sie weniger Öl enthalten. Den Verzehr gebratener Nahrungsmittel einschränken. Nüsse sollten vor dem Verzehr geröstet werden, dadurch verringert sich ihr Ölgehalt. Tee: Saikokaryukotsuboreito (Tageslilien-Tee).

Siehe auch Abschnitt über Haare in „Die Diagnose".

Hämorrhoiden

Hämorrhoiden sind eine Blutkrankheit – Blutstauung – und aus diesem Grunde sind sie fast immer von einem Zahnfleischproblem (Paradentose) infolge schlechter Durchblutung begleitet.

Blutungen am untersten Teil des Rumpfes weisen auf ein Problem hin, das auf starke Nahrungsmittel (Fleisch, Käse, roter Paprika etc.) zurückzuführen ist.

Heilmittel: Albi-Pflaster im After. Um Schmerzen und Bluten zu beenden, frischen, rohen Ingwer (ein daumengroßes Stück) essen.

Tee: Otsujito oder Kyukikyogaito

Siehe auch *Blutstauung*.

Halsentzündung

Diese Art von Entzündung, wie jede andere lokalisierbare Schwellung, ist auf überlastete unwirksame Nieren zurückzuführen. Demzufolge ist die wirkliche Ursache ein Übermaß an Fleisch, Salz und Flüssigkeit, und die gründlichste Heilung besteht in der Beseitigung der Ursache.

Symptomatische Behandlung: Ingwer-Kompresse und Albi-Pflaster, Kikyo-Tee. Kikyo, die Wurzel der Glockenblume, zieht Schleim und tierische Giftstoffe aus dem entzündeten Hals. Wenn keiner dieser Tees nach einigen Tagen eine Wirkung zeigt, kann einer der Hange-Tees eingenommen werden – entweder Hangekobokuto oder Hangebukuryoto.

Hautkrankheiten

Hautkrankheiten wie Ekzeme, Wundrose, Schuppenflechte und Fußpilz werden durch Nierenprobleme verursacht, ein Resultat von Fleisch im Übermaß. Die Nieren werden überladen mit Abfallstoffen, und die Haut ist gezwungen, die Last der Ausscheidung mitzutragen. Zucker stimuliert und beschleunigt die Ausscheidung überschüssiger Proteine, was wiederum zu Hautausschlägen führt; aber dennoch ist das überschüssige tierische Eiweiß, das den Nierenschaden verursacht, die wirkliche Ursache des Problems. Die Hautkrankheit ist nur ein Symptom und der Zucker ein Katalysator. Wenn die Nieren geheilt werden und man zu einer guten Ernährungsweise zurückgekehrt ist, verschwindet das Hautproblem automatisch.

Symptomatisches Heilmittel: Albi-Pflaster auf die Nierengegend. Es gibt bestimmte Hautsalben, die wirksam sein können, aber der Gebrauch dieser Sachen allein beseitigt das Nierenproblem nicht. Eine besondere Methode ist, einen der speziellen Tees zu trinken, die die Ausscheidung des überschüssigen tierischen Eiweißes fördern, durch das das richtige Funktionieren der Nieren behindert wird.

Der fundamentale Tee für diese Art von Nierenleiden ist Goreisan.

Weitere Informationen über Nierenfunktion und -behandlung findet man unter

Nierenbeschwerden in diesem Kapitel, sowie im Abschnitt über die Nieren in „Die Organe".

Zwei besonders zur Heilung von Hautproblemen geeignete Tees sind Jyumihaidokuto und Keishibukuryogan. Jyumihaidokuto ist in allen Fällen wirksam, in denen eine aktive Ausscheidung durch die Haut erfolgt, wie bei Schuppenflechte und Syphilis. Der Tee hat zehn Zutaten, von denen die meisten Mittel mit großer Yin-Eigenschaft sind.

Keishibukuryogan ist bekannt als „Zwei-Pfingstrosen-Tee". Er ist berühmt als Blut- und Hautreiniger. Wenn man zwei Gramm Baimo hinzugibt, zieht dieser Tee wirksam Eiter aus Hautinfektionen. Bei Krankheiten, die durch verschmutztes Blut verursacht wurden, ist Tokaku Jokito jedoch viel wirkungsvoller. Zwei-Pfingstrosen-Tee kann über einen Zeitraum von mehreren Monaten als „kosmetisches" Hilfsmittel eingenommen werden; er verschönert die Haut.

Siehe „Behandlungsmethoden zur äußerlichen Anwendung" für Pflaster und Öle, die angewendet werden können.

****

Zwei Krankheitsgeschichten

Ein Junge in Vancouver hatte ein Hautgeschwür auf seinem Arm. Er kam während eines Vortrages zu mir. Die anderen Anwesenden vermuteten, daß sein Geschwür das Resultat einer Yin-Verfassung sei, aber ich konnte sehen, daß es durch Blutstauung verursacht wurde – altes Blut, das nicht zirkulierte. Ich empfahl Tokaku Jokito, den fundamentalen Tee für Blutkrankheiten und in drei Tagen war der Junge vollständig geheilt.

Diese Blutkrankheit (Yang) ist heutzutage ziemlich verbreitet, obwohl nur sehr wenige Leute das zu erkennen scheinen. Die Medizin befaßt sich immer nur mit den Symptomen – Hautgeschwüre, Blutklumpen, Uterustumore, Kopfschmerzen etc. Nur selten wird darüber gesprochen, daß das eigentliche Problem die Blutqualität ist.

In New York City brachte einer meiner Studenten seine Mutter zu mir. Ihr Arm war angeschwollen und gelb und enthielt eine große Menge Eiter. Dies schien die Nachwirkung einer Röntgenbehandlung zu sein, der sie sich vor kurzem im Krankenhaus wegen anderer Beschwerden unterzogen hatte. Ich empfahl Zwei-Pfingstrosen-Tee mit zusätzlich 2 Gramm Baimo. Nach einer Woche ging es ihr viel besser. Es ist ungewöhnlich, die Nebenwirkungen einer Röntgenbehandlung so rasch heilen zu können. Krankenhausmethoden sind drastisch, während Kräuter und Tees

für gewöhnlich allmählich wirken. Aber in diesem Fall war die Heilung umfassend, denn die Frau hat ihre Ernährung vollständig umgestellt und ißt jetzt sehr gut.

****

Hepatitis

Hepatitis ist eine Leberkrankheit. Sie ist auf Überessen im allgemeinen zurückzuführen, sowie auf einen Überkonsum von Nahrungsmitteln, die schlecht für die Leber sind (wie Alkohol, Öl, Essig, Zucker, Chemikalien, Medikamente, Fleisch). Blutübertragungen verursachen oft Hepatitis. Wir wissen, daß eine gesunde Ernährung zu einer raschen Verbesserung der Blutqualität führen kann (siehe „Das Blut"). Eine gesunde Ernährung und Beschränkung beim Essen sind sehr wichtig zur Heilung des Zustandes, der diese Krankheit erzeugt. Ein Albi-Pflaster kann direkt über der Leber aufgelegt werden. Das Teeheilmittel ist Inchinkoto (Gardenien-Kräutertee), der sehr wirksam bei allen Problemen ist, die dem Bereich der Leber, Milz, Bauchspeicheldrüse, Gallenblase entstammen. Inchinko, die Hauptzutat, ist eine Beifußart.

Herzbeschwerden

Überstarkes Herz

Herzerkrankungen sind sehr verbreitet heutzutage, besonders in den Vereinigten Staaten. Überall sieht man rote Gesichter, die auf ein überaktives Herz hinweisen. Wenn die Nasenspitze, wie das in solchen Fällen üblich ist, geschwollen ist, weist das auf ein gefährlich vergrößertes Herz hin. Die Hauptursache für diesen Zustand ist ein Überkonsum von tierischer Nahrung, besonders Fleisch und Eier. Ein übermäßiger Verzehr dieser Nahrungsmittel führt zu Nierenbeschwerden und schließlich zu hohem Blutdruck.

Heutzutage ist es allgemein üblich, Salz für das häufige Auftreten von Herzbeschwerden verantwortlich zu machen, aber es ist ein Fehler, Salz allein als den Schuldigen anzusehen. Seit Tausenden von Jahren essen Menschen Salz, aber erst seitdem Fleisch zum Hauptpfeiler der Ernährung wurde, sind Herzerkrankungen so häufig geworden. Natürlich sollten Leute mit einer starken Verfassung, die übermäßig Yang sind, ihren Salzverbrauch einschränken, aber trotzdem ist es viel wahrscheinlicher, daß Salz Magenbeschwerden (z.B. Zwölffingerdarmgeschwüre) verursacht, als daß es zu Herzerkrankungen führt. Es sind große Mengen zurückgehaltener Proteine und tierischer Salze, die verursachen, daß Druck auf das Herz ausgeübt wird (siehe Abschnitt über Fleisch und Salz in „Sich durch Nahrung gesund erhalten").

Schwierigkeiten aus einem überstarken Herzen manifestieren sind als erstes in hohem Blutdruck. Im Grunde spielen hier drei miteinander verbundene Faktoren eine Rolle: Das Herz ist überstark; die Blutgefäße sind zu eng; die Nieren sind zu sehr Yang. Hoher Blutdruck kann eine Notwendigkeit sein: das Herz muß möglicherweise sehr kräftig schlagen, um das Blut durch zusammengezogene Organe und Blutgefäße zu drücken. Wenn Organe und Blutgefäße zu sehr zusammengezogen sind, muß das Herz schneller schlagen, damit das Blut in diesen Organen richtig zirkulieren kann. Eine Spritze zur Senkung des Blutdrucks verschlimmert die Lage nur, da in der Folge verschiedene Störungen entstehen. Wenn der Blutdruck plötzlich gesenkt wird, werden Hände und Füße kalt, die Blutzirkulation, vor allem im Gehirn, wird gestört und oft sind die Nieren – die zu sehr Yang sind – unfähig, Urin weiterzuleiten. Die Tatsache, daß sie zusammengezogen sind, macht die Erhöhung des Blutdrucks notwendig, um das Blut durchzudrücken.

Ein hoher Cholesterinspiegel ist ein weiteres Resultat einer zu starken Yang Nierenverfassung, die durch jahrelangen Fleischkonsum entstanden ist. Das Cholesterin sammelt sich in den Blutgefäßen und behindert den Blutdurchfluß. Das Blut selbst wird durch übermäßiges Fleischessen zu dick.

Für weitere Informationen über hohen Blutdruck siehe Abschnitt über Nierenerkrankung und Azidose.

Hoher Blutdruck ist ein gefährlicher Zustand. Er kann viele mögliche Konsequenzen haben – Gehirnblutung, Schlaganfall, Arteriosklerose (Arterienverkalkung) etc.

Die Behandlung: Der Anteil der Nahrung mit Yin-Eigenschaft sollte größer werden. Dazu zählen auf keinen Fall Nahrungsmittel wie Zucker, Alkohol und große Mengen Obst; sie sind zu extrem. Rohes und gekochtes Gemüse und Seegewächse werden empfohlen. Nahrungsmittel mit extremer Yang-Eigenschaft sollten gemieden werden. Fleisch und Eier sollen überhaupt nicht gegessen werden, und der Salzverzehr soll eingeschränkt werden.

Hoher Blutdruck

Tees: Sanoshashinto, Großer Saikoto, Bofutsushoan (Weg-des-Weisen-Tee).

Herzanfall-Herzschlag

Der Patient sollte nichts zu essen bekommen, solange er schwach ist. Einläufe sind nicht empfehlenswert und sollten nicht öfter als ein- oder zweimal versucht werden. Karo-Tee kann hilfreich sein.

Herzverfettung

Tees: Großer Saikoto oder Saikokaryutsuboreito (Tageslilie)

Asthma, durch schlechtes Herz verursacht
Mokuboi-Tee
Angina Pectoris
Die fundamentale Behandlung für diese Krankheit ist eine Ernährung, die zu ungefähr 60 % aus Getreide (brauner Reis, Hirse, Gerste, Weizen in Form von Bulgur oder frischem, gedämpftem und aufgeplatztem Weizen), 30 % Gemüse und 10 % aus Suppe besteht. Natürlich kein Fleisch und Zucker.

Symptomatische Heilmittel: ein Getränk bestehend aus 1/2 *Salzpflaume*, 1 Teelöffel *Soyasoße*, 5 Tropfen *Ingwersaft* und 1 Tasse *Bancha-Tee*; Karokijitsuto; Beifuß-Tee; Dreimasterblume (gekocht gegessen ein köstlicher Geschmack).

Das Herz eines Menschen kann aufhören zu schlagen, weil er zu schwach oder zu verspannt ist. Wenn das Herz aufgrund von Schwäche (Yin) zu schlagen aufhört, ist etwas Hochstimulierendes und Zusammenziehendes (Yang) erforderlich. Ranshio[6] (extrem Yang) wird oft in solchen Fällen verabreicht, aber er sollte demjenigen nicht gegeben werden, dessen Herz aufgrund von Zusammenziehung (zuviel Yang) zu schlagen aufgehört hat, denn solch ein Mensch braucht Yin-artige (schnelle, ausdehnende) Stimulierung.

In Notfallsituationen ist es nicht immer klar, ob das Problem auf ein überstarkes oder ein überschwaches Herz zurückzuführen ist. Wichtiger ist unmittelbares Handeln. Es muß ein schnelles sowie auch genaues Urteil getroffen werden.

****

Eine Frau erlitt einen Kollaps, und ihr Herz war kaum noch zu spüren. Die meisten Leute, die einen Herzanfall erleiden, sind groß und dick; sie brauchen eine Yin-Behandlung. Diese kleine Frau schien jedoch genau das Gegenteil zu sein. Vielleicht hätte man ihr Ranshio (sehr Yang) geben sollen. Aber es war mitten im Sommer, das Wetter war heiß und es war bekannt, daß sie gerade von weit her angereist war, sehr hart gearbeitet und nur sehr wenig gegessen hatte. All diese Faktoren sind äußerst zusammenziehend (Yang). Deshalb wurde ihr etwas Obst (Yin) gegeben. Fast augenblicklich begann sie, normal zu atmen. Was für eine Erleichterung! Yin und Yang sind machtvolle Werkzeuge, aber sie sind nicht immer leicht zu handhaben. Wissen und Vertrauen sind nicht immer ausreichend. Wer heilen will, braucht auch oft Intuition.

****

6 Ein mit Soyasoße vermischtes Ei, im Verhältnis 4:1

Überschwaches Herz

Yin-Nahrung beschleunigt den Herzschlag, aber verlangsamt die Magentätigkeit. Yang-Nahrung bewirkt genau das Gegenteil.

Für einen Menschen mit einem schwachen Herzen und einer schwachen Konstitution könnte Ranshio[7] ratsam sein. Wie in der Geschichte oben muß man in solchen Fällen jedoch sehr vorsichtig vorgehen.

Wenn die Behandlung über einen langen Zeitraum ausgedehnt werden kann, kann Eieröl[8] in Betracht gezogen werden.

Regelmäßige physische Übung ist ebenfalls wichtig. Anämie könnte ein Faktor sein.

Ausgezeichnete Tees sind: Schwarzer-Krieger-Tee (Shinbuto); Bushito; Ginseng-Kraut.

Niedriger Blutdruck

Schwarzer-Krieger-Tee

Enkardium (vergrößertes Herz)

Symptome: vergrößerte Fingerspitzen und Nasenspitze

Behandlung: Eieröl

Teeheilmittel: Kuzuwurzel-Saflor-Tee

Hoher Blutdruck (siehe Herzbeschwerden)

Husten (siehe Atmungsleiden)

Hypoglykämie (siehe Diabetis)

Hysterie (siehe Geistesstörungen)

Impotenz (siehe Sexuelle Probleme)

Keuchhusten (siehe Atmungsleiden)

7 siehe Fußnote 6
8 siehe „Nahrung ist die beste Medizin"

Ki-Krankheit

„Ki" oder „Chi" ist die im Körper enthaltene Lebenskraft. Akupunktur beruht darauf, den Ki-Fluß in unserem Körper zu verstehen und geschickt zu lenken. Eine Störung des Ki-Flusses liegt allen Krankheiten zugrunde.

Das Wesen der Ki-Krankheit wird ausführlich im Kapitel „Krankheit verstehen lernen" besprochen. Viele geistige und emotionale Störungen sollen Formen von Ki-Krankheit sein (siehe *Geistesstörungen*). Stark riechende Nahrungsmittel sind oft dazu in der Lage, Ki-Krankheiten zu heilen. Der fundamentale Tee zur Behandlung einer Ki-Krankheit ist Hangekobokuto. Koboku (Magnolienrinde), eine der Hauptzutaten, soll eine günstige Wirkung auf die Geisteshaltung haben.

Kolitis (Dickdarmkatarrh)

Hierbei handelt es sich um eine Krankheit des Darms, des letzten Organs im Verdauungsprozeß. Manchmal kommt sie durch Parasiten zustande, aber gewöhnlich ist Kolitis das Resultat übermäßigen und falschen Essens. Alkohol, Gewürze, Öl, verdorbene Nahrung sowie Nahrungsmittel mit einer zähen Struktur und mit zuvielen unverdaulichen Nährstoffen wie Fleisch, rohes Gemüse und Obst, sollte man meiden. Sie sind besonders schädlich, wenn sie zusammen mit viel Wasser oder Flüssigkeit verzehrt werden. Sie beanspruchen den Dünndarm zu stark, der bei Leuten, die anfällig für Kolitis sind, bereits geschwächt ist.

Die beste Behandlung besteht darin, gesunde Nahrung zu essen und die oben genannten Nahrungsmittel zu meiden, sowie auch Zucker, der den Darm schwächt. Es ist äußerst wichtig, die Speisen sehr gut zu kauen, um es den geschwächten Därmen zu erleichtern, Nährstoffe herauszuziehen. Getreide und Gemüse sollte in erster Linie gegessen werden, denn im Gegensatz zu Proteinnahrungsmitteln, werden sie hauptsächlich vom Speichel im Mund verdaut. Wenn jemand nicht dazu in der Lage ist, gut zu kauen, sollte er weiche, aus ganzen Körnern zubereitete Getreidespeisen essen, besonders Reis- und Buchweizenbrei. Misosuppe ist in jedem Fall zu empfehlen. Auch sollte man jeden Morgen ein Kuzu-Getränk zu sich nehmen, so früh wie möglich und einige Stunden bevor man etwas ißt. (Rezepte für Reis- und Buchweizenbrei, Misosuppe und Kuzu-Getränk siehe „Nahrung ist die beste Medizin").

Die Möglichkeit, daß Parasiten vorhanden sind, sollte überprüft werden (siehe *Würmer*).

Konvulsionen (siehe Epilepsie)

Kopfschmerzen

Kopfschmerzen können in erster Linie als eine Ki-Krankheit[9] angesehen werden. Sie weisen immer darauf hin, daß der Ki-Fluß gestört ist. Eine Wasserkrankheit[10] kann jedoch die anfängliche Ursache für Kopfschmerzen sein, und bei einer Frau können Kopfschmerzen eine Blutkrankheit sein, die zur Zeit der Menstruation erfolgt. Kopfschmerzen können sowohl bei Männern als auch bei Frauen eine Blut-Krankheit infolge Blutstauung darstellen, die durch tierische Nahrung im Übermaß verursacht wurde.

Scharfe Kopfschmerzen sind Yang, ein dumpfer Schmerz ist Yin. Oft sind die Schmerzen nur in einem Teil des Kopfes. Das bedeutet normalerweise, daß der Ursprung der Kopfschmerzen Yang ist. Wenn der ganze Kopf schmerzt, ist die Ursache im allgemeinen Yin. Das trifft jedoch nicht in jedem Fall zu.

Äußerlich anzuwendende Mittel: Tofu-Pflaster oder Chlorophyll-Pflaster auf die Stirn; Apfel- oder Radieschenkompresse; Ingweröl auf den Kopf (Haare); grüne Blätter auf Stirn und Nacken.

Innerlich anzuwendende Mittel: Soya-Bancha ist recht wirksam bei Yin-Kopfschmerzen und Migräne. Bei Yang-Kopfschmerzen nimmt man den Saft von frischen, geriebenen Äpfeln oder frischen Orangensaft, gemischt mit heißem Wasser. Bei Kopfschmerzen infolge von Blutstauung nimmt man Tokaku Jokito. Bei Kopfschmerzen, die mit Magenschmerzen einhergehen, siehe Abschnitt über Magenbeschwerden.

Bei Schmerzen auf nur einer Seite des Kopfes oder an nur einer Stelle nimmt man Goshuyuto oder Tokishiguyakukakoshuyuskokyuto (Himmlische-Wurzel-Tee).

Wenn die Kopfschmerzen von Durst und vermindertem Urinieren begleitet sind, nimmt man Goreisan-Tee.

Sanoshashinto kann eingenommen werden, wenn das Blut in den Kopf steigt und ein rotes Gesicht, Hitzegefühl, Schwindel und Ohrensausen verursacht.

Wenn die Kopfschmerzen von Fieber begleitet sind (siehe Abschnitt über die „gewöhnliche Erkältung"), nimmt man Mao-Tee oder Kuzuwurzel-Tee.

9 Zur Erkrankung von Ki siehe „Krankheit verstehen lernen".
10 siehe „Krankheit verstehen lernen"

Bei dumpfen Schmerzen nimmt man Kleinen Kenchuto oder Zimt-Kräutertee.

Massage bei Kopfschmerzen

Hier ist eine schnelle Möglichkeit, Kopfschmerzen loszuwerden oder zumindest die Schmerzen zu lindern. Der Patient sollte zuerst ein leichtes Soya-Bancha-Getränk zu sich nehmen, um die Blutzirkulation zu verbessern. Dann die Schulterblätter massieren. Nicht mit den Fingern kneifen, sondern fest mit den weichen Daumeninnenseiten drücken. Wenn die Schulterblätter drei Minuten lang mit dem Daumen massiert worden sind, werden sie mit allen Fingern leicht gekniffen. Das sollte nicht länger als weitere drei Minuten dauern.

Als nächstes wird der Nacken massiert. Es geht am besten, wenn der Masseur neben dem Patienten steht, mit der rechten Hand seinen Nacken massiert, und dabei die Finger der linken Hand auf die Stirn legt, um den Druck zu kontrollieren. Er drückt auf den Kopf. Wenn das für den Patienten zu schmerzvoll ist, drückt er nur leicht und verstärkt den Druck, wenn der Patient die Schmerzen aushalten kann. Dieser Bereich wird methodisch massiert, Linie für Linie, von oben nach unten. Die Nackenmassage kann zwischen drei und sechs Minuten dauern. Dann kommt der Hinterkopf und anschließend die Schläfen, aber mit viel weniger Druck. Der Masseur beginnt auf der Stirn und massiert weiter bis zu dem Bereich hinter den Ohren (zwei Minuten). Anschließend das obere Ende des Kopfes drücken und zum Schluß mit den Fingerspitzen – oder sogar mit den Nägeln, wenn nötig – über den ganzen Kopf reiben – so als sollten die Haare mit Shampoo eingerieben werden (ein bis zwei Minuten).

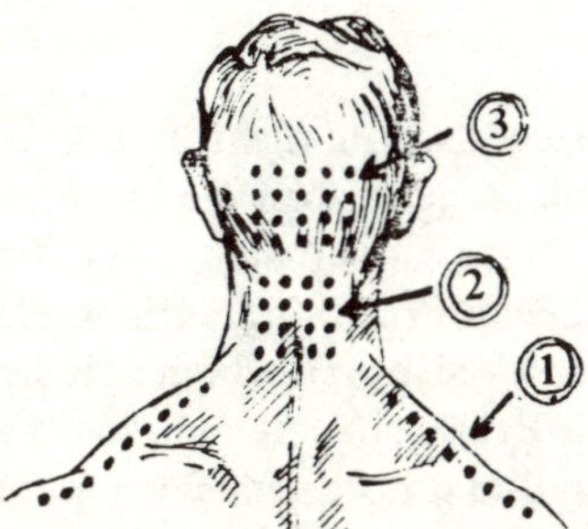

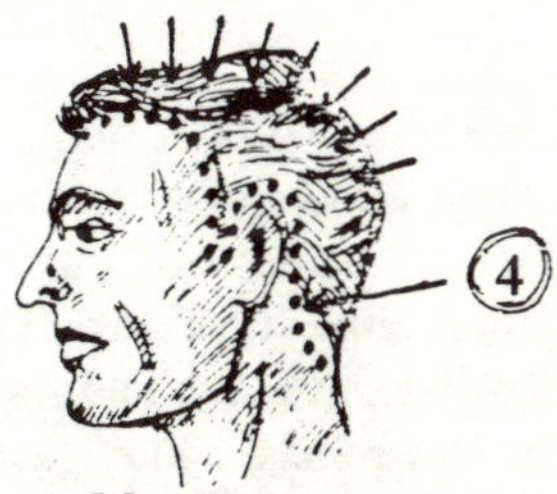

Massage gegen Kopfschmerzen

Krebs

Diese Krankheit wird hauptsächlich durch den Konsum qualitativ schlechter, chemisch behandelter Nahrung über einen langen Zeitraum verursacht. Genau wie Nahrung unseren Körper entstehen läßt, so läßt Nahrung auch Krebs entstehen, eine moderne Zivilisationskrankheit.

Wenn wir industriell gefertigte Nahrungsmittel essen, enthält das Blut, das der Körper bildet, nicht alle Elemente, die notwendig sind, um geeignete Nahrung in jeden Teil des Organismus zu bringen. Wenn das Gleichgewicht so durcheinander gebracht worden ist, kann Krebs entstehen, da wesentliche Nährstoffe in der Ernährung fehlen. Damit die Krebszelle wieder normal werden kann, müssen dem Blut die fehlenden Elemente wieder zugeführt werden.

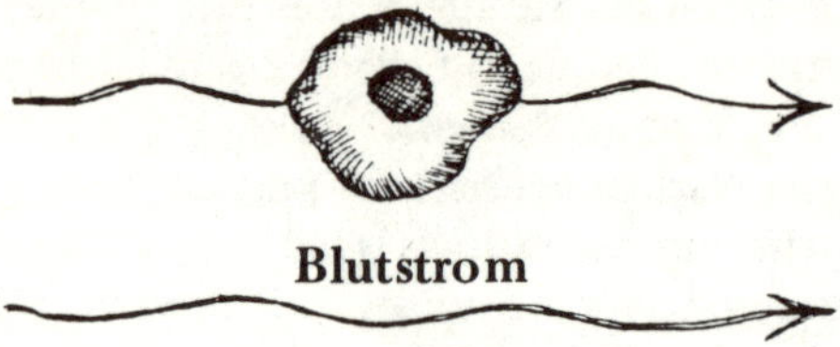

Normale Zelle

Normale Zellen nehmen O^2 auf und geben CO^2 ab.

Blutstrom

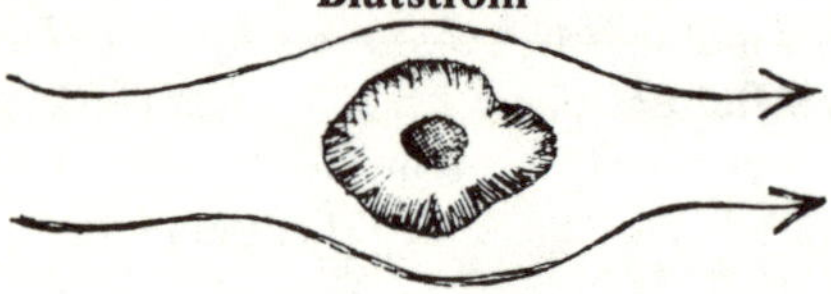

Krebszelle

Die Krebszelle befindet sich in einem Zustand, wo sie nicht dazu in der Lage ist, ausreichend Sauerstoff anzuziehen. Normale Zellen haben die ihnen innewohnende Fähigkeit, Sauerstoff anzuziehen und Krebs zu verhüten. Diese Fähigkeit kann nur durch eine Rückkehr zu einer natürlichen Ernährungsweise wiederhergestellt werden. Wenn Fleisch und Zucker gegessen werden, vermehren sich die Krebszellen rasch. Blattgemüse sollte regelmäßig in die Ernährung mit einbezogen werden, denn es versorgt den Körper gut mit Chlorophyll, das dort schließlich in Hämoglobin umgewandelt wird. Eisen ist der wichtigste Bestandteil unserer roten Blutkörperchen; das Eisen ist es auch, das den Sauerstoff in den Blutzellen bindet. Hämoglobin ist FeO_2 (Eisen + Sauerstoff). Wenn Krebszellen genug Sauerstoff bekommen können, werden sie wieder zu normalen Zellen (siehe auch *Leukämie* zwecks weiteren Informationen über diesen Vorgang).

Organisches Blattgemüse und wilder Küstenspinat sind gute Chlorophyllquellen.

In jüngster Zeit machten japanische Ärzte, Spezialisten auf dem Gebiet der Kräutermedizin, Entdeckungen hinsichtlich des Werts von Pflanzen, die Germanium enthalten. Germanium ist eine Komponente, die das Blut unbedingt braucht, denn es gibt der bösartigen Zelle die Fähigkeit, Sauerstoff anzuziehen und somit wieder zu einer normalen Zelle zu werden. Es gibt zwei Arten von Germanium, organisches und anorganisches. Organisches Germanium geht aus pflanzlichem Leben hervor, wohingegen anorganisches Germanium ein Mineral ist, das hauptsächlich bei der Herstellung von Transistorgeräten verwendet wird. Organische Germaniumquellen sind Ginseng (die beste Quelle), Geyzinienknoten, Knoblauch, wilde Gerste und bestimmte Kräuter wie Kashi, Sanzukon und Hishi (siehe Kräuterliste Seite 217). Es ist festgestellt worden, daß der koreanische Boden, in dem der beste Ginseng wächst, sehr reich an Germanium ist.

Ein Krebspatient, der kräftig genug ist, um gut zu kauen, sollte Buchweizen und braunen Reis bekommen. Diese Nahrungsmittel bewirken eine rasche Veränderung der Blutqualität. Die Patienten, die nicht dazu in der Lage sind, gut zu kauen, können Buchweizensuppe und Getreidebrei (besonders Reisbrei) essen. Leute mit Darmkrebs (Dickdarm) haben große Schwierigkeiten bei der Verdauung. Für sie ist Reismilch am besten. In der Regel ist jedoch Krebs in den oberen Körperteilen – Nase, Hals, Ohren etc. – schwieriger zu heilen als andere Krebsarten. Der Versuch, einem Krebspatienten zu helfen, bedeutet oft für denjenigen, der ihn heilen möchte, manch schlaflose Nacht!

Es ist ratsam, Krebspatienten nicht zuviel Nahrung zu geben. Ihre Neigung Gewicht zu verlieren, ist im Grunde vorteilhaft. Weniger essen ermöglicht es der Leber, Abfallstoffe auszuscheiden. Fette und Proteine von schlechter Qualität werden vom Körper freigesetzt.

Viele Kapazitäten führen Lungenkrebs auf Rauchen und Luftverschmutzung zurück, dabei sollte er besser mit schlechten Eßgewohnheiten in Verbindung gebracht werden. Jemand, der schlechte Nahrung ißt und raucht, wird wahrscheinlich Krebs bekommen, während derjenige, der gut ißt und mäßig raucht diese Krankheit wahrscheinlich nicht bekommt.

Abtreibungen sind eine mögliche Ursache für Brustkrebs! (siehe Seite 291)

Symptomatisches Heilmittel: Dies ist sehr wichtig. Ein Krebspatient braucht immer äußerliche Behandlung zusätzlich zu spezieller Ernährung. Krebsgeschwulste können mit einer Ingwer-Kompresse behandelt werden, gefolgt von einem Albi-Pflaster, das alle zwei Stunden gewechselt werden sollte. Bei einem Brusttumor legt man Kompresse und Pflaster auf die Seite der Brust (für umfassendere Einzelheiten siehe „Behandlungsmethoden zur äußerlichen Anwendung").

Andere Heilmittel: Organischer Germanium-Tee; Knoblauch, vorzugsweise gebacken oder roh (wenn er roh gegessen wird, sollte der Knoblauch lange Zeit in Soya gelegt werden). (Interessanterweise haben Koreaner und Jemeniten, die roten Paprika und Knoblauch in großen Mengen essen, die niedrigste Krebsrate auf der Welt).

Eines der folgenden Mittel kann ebenfalls zur Beschleunigung der Heilung angewendet werden: Ginseng-Kräutertee, Geyzinienknoten-Tee, Kashi-Tee, Sanzukon-Tee und Yokuinin-(wilde Gerste) oder Hato-Tee.

Lebensmittelvergiftung

Im weitesten Sinne sind alle Krankheiten Fälle von Lebensmittelvergiftung – besonders heutzutage, da der Großteil der erhältlichen Nahrungsmittel so viele Arten von Chemikalien, Konservierungsmitteln, Farbstoffen, künstlichen Süßstoffen, chemisch hergestellten Gewürzen etc. enthält. Wenn man diese Sachen über einen langen Zeitraum zu sich nimmt, kann eine chronische Lebensmittelvergiftung die Folge sein. Alkoholische Getränke können zu dem gleichen Resultat führen.

Deshalb sollten wir immer natürliche Nahrungsmittel essen, auch wenn es leichter gesagt als getan ist. Wir werden hier über Lebensmittelvergiftung in einem engeren Sinn sprechen und uns nur auf akute Probleme beziehen. Kupfer, Blei, Quecksilber etc. verursachen manchmal Beschwerden. Diese Elemente sind giftig für uns, wir sollten deshalb sorgfältig darauf achten, woher wir unsere Nahrungsmittel beziehen.

Die meisten Fälle von Lebensmittelvergiftung sind auf verdorbene tierische Nahrung zurückzuführen – Fleisch, Fisch, Hähnchen, Eier etc. Getreide und Gemüse rufen selten solche Fälle hervor. Bestimmte Pilzsorten, einige Fischarten (z.B. Kugelfisch) und die Keime der Irischen Kartoffel enthalten Giftstoffe.

Gewöhnlich bemerkt man eine Lebensmittelvergiftung 2 – 20 Stunden, nachdem man die schlechten Speisen gegessen hat. Je später sie offensichtlich wird, desto schlimmer. Wenn man glaubt, man habe giftige Nahrungsmittel gegessen, sollte man deshalb so schnell wie möglich versuchen, sie auszubrechen. Man steckt sich den Finger so weit wie möglich in den Hals. Wenn das nicht wirkt, trinkt man 1 Tasse Salzpflaume-Ingwer-Bancha (eingelegte Pflaume mit warmem Wasser kann ersatzweise genommen werden) und versucht es noch einmal. Es könnte Erbrechen verursachen.

Anschließend ist es notwendig, die Därme von Nahrungsmitteln zu befreien. Dabei hilft Rizinusöl, es sei denn, der Patient hat bereits Durchfall. In jedem Fall ist es ratsam, ein oder zwei Tage lang zu fasten.

Bei Fischvergiftung sind geriebene Radieschen wirksam.

Bei Pilzvergiftung hilft ein Tee aus Kelchen der Aubergine plus Wasser.

Bei Eiervergiftung ist Essig gut.

Bei Tabakvergiftung nimmt man Misosuppe zu sich. Ein gutes allgemeines Heilmittel bei Lebensmittelvergiftung sind Chiso-(beefteak)blätter, die mit Salzpflaumen verpackt in Naturspeiseläden erhältlich sind. Man bereitet einen Tee aus den Blättern (roh oder getrocknet) und Wasser. Rohe Blätter können auch einfach so gegessen werden.

Inchinkoto (Gardenien-Kräutertee) ist ebenfalls ausgezeichnet. Großer Saikoto könnte nützlich sein, um sich ergebenden Durchfall zu stoppen.

Leistenbruch

Hierbei handelt es sich um eine Yin-Störung.

Heilmittel: Richtige Ernährung; Albi-Pflaster; Kleiner Kenchuto oder Saikokeishito.

Leukämie

Die westliche Medizin hält Leukämie für unheilbar. Das muß nicht notwendigerweise so sein, außer in den fortgeschrittenen Fällen, aber mit Sicherheit ist Leukämie eine der Krankheiten, die am schwierigsten zu heilen sind.

Nach Dr. med. K. Morishita, wird Blut im Darm gebildet. Deshalb entsteht dann Leukämie, wenn der Darm unfähig ist, neues Blut zu erzeugen. Nach Dr. Morishita ist bösartige Anämie darauf zurückzuführen, daß die Darmzotten schwer beschädigt sind, was den Darm veranlaßt, mit der Blutbildung aufzuhören. Aufgrund seiner Versuche mit radioaktiv geschädigten Menschen nach der Atombombenexplosion wurde Dr. Morishita zu einem Experten hinsichtlich Krebs, Leukämie und Anämie. Er demonstrierte, daß bei Leukämie Magen und Darm und alle Körperzellen stark beschädigt sind. Die roten Blutzellen sind demnach unfähig, sich in Körperzellen umzuwandeln. Wenn die Körperzellen durch radioaktive Strahlung beschädigt worden sind, sind sie nicht mehr dazu in der Lage, sich selbst richtig zu lenken. Was dann geschieht, ist folgendes: die roten Blutzellen verbleiben im Zwischenstadium, nämlich dem der weißen Blutzelle. Krebszellen sind rote Blutzellen, die die Umwandlung in Körperzellen nicht richtig beendet haben. Dies ist eine starke Yin-Krankheit.

Menschen mit Leukämie sollten sehr wenig trinken. Sie sollten Beifuß-Omochi essen, der sich ausgezeichnet zur Bildung neuer Blutkörperchen erwiesen hat. Er bildet qualitativ gutes Blut und stoppt innere Blutungen. Der Patient sollte seine Speisen gut kauen und sich auf keinen Fall extreme Nahrung gönnen. Er sollte natürlich aufhören, Fleisch, Zucker und Milchprodukte jeder Art zu essen. Die allerschlimmsten Nahrungsmittel für einen Leukämiepatienten sind Zucker, Essig und

Alkohol. Getreidegerichte und sautiertes oder gebackenes Gemüse sind seine Hauptnahrung. Ginseng-Kräutertee kann über einen langen Zeitraum regelmäßig eingenommen werden.

Leukorrhöe (Weißfluß)
(siehe Geschlechtkrankheiten)

Lungenentzündung
(siehe Atmungsleiden)

Magenbeschwerden

(Leibschmerzen, Magenschmerzen, Hyperazidität und Verdauungsstörungen, Geschwüre, Krämpfe)

Leibschmerzen

Diese Beschwerden begleiten viele verschiedene Krankheiten, nicht nur im Magen, sondern auch in den Gedärmen, der Leber, Gallenblase, Bauchspeicheldrüse, Milz, Nieren, den Eierstöcken, dem Uterus, Harnleiter etc. Manchmal sind die Schmerzen leicht, manchmal stark. Der Bereich des Unterleibs, in dem die Schmerzen auftreten, die Art der Schmerzen, die Ernährung der letzten Zeit, das Vorhandensein oder Fehlen von Fieber, Erbrechen oder Durchfall, das alles sind Faktoren, die helfen, das die Leibschmerzen verursachende Grundproblem herauszufinden.

Magenbeschwerden verursachen Schmerzen im oberen Teil des Unterleibs, und manchmal spürt man diese Schmerzen auch in Brust, Rücken und Schultern. Darmbeschwerden verursachen in vielen Fällen Schmerzen im unteren Teil des Unterleibs und oft auch Durchfall.

Spulwürmer (Askariden) können eine Ursache für Magen- oder Darmschmerzen sein.

Bei Blinddarmentzündung spürt man stoßweise scharfe Schmerzen im rechten unteren Bauch.

Leber- und Gallenblasenleiden verursachen Schmerzen im oberen rechten Teil des Unterleibs; Milzbeschwerden verursachen Schmerzen auf der linken Seite.

Die Bauchspeicheldrüse liegt hinter dem Magen, deshalb spürt man die Schmerzen im oberen Bauch.

Eierstock-, Uterus- und Blasenbeschwerden führen zu Schmerzen im unteren Bauch.

Bei jeder Art von Schmerz sind Ingwer-Kompressen empfehlenswert. *Blinddarmentzündung ist die einzige Ausnahme*: in diesem Fall darf keine Ingwer-Kompresse aufgelegt werden.

Bei scharfen Schmerzen könnte Shakuyakukanzoto (Pfingstrosenwurzel und Süßholz) wirken.

Magenschmerzen, Atonie etc.

Magenschmerzen gehören zu den häufigsten Beschwerden. Sie werden durch übermäßiges Essen oder schlechte Nahrungsmittel verursacht. Der Patient kann versuchen, Erbrechen auszulösen, indem er sich den Finger in den Hals steckt; das könnte die Schmerzen beenden. Oder er mischt Salzpflaumen mit warmem Wasser oder bereitet sich ein Pflaumen-Soya-Ingwer-Bancha-Getränk zu. Es könnte helfen, Erbrechen auszulösen.

Es ist gut, den schmerzenden Bereich zu wärmen. Man röstet ein Pfund Salz, bis es heiß ist, wickelt es in ein Baumwolltuch und legt es sich auf den Magen.

Fatsen ist sehr wichtig, wenn der Magen schmerzt, schwer ist oder sich irgendwie unwohl anfühlt. Man kann Tee oder warmes Wasser trinken (kaltes Wasser ist schädlich).

Wenn es zu schwer fällt zu fasten, kann man Kuzupaste (Kuzu in Wasser verdünnen und kochen, bis eine Paste daraus wird) oder Reissuppe zu sich nehmen. Pflaume-Soya-Ingwer-Kuzu (siehe „Nahrung ist die beste Medizin") ist ebenfalls gut.

Außer bei Blinddarmentzündung sollte der Unterleib warm gehalten werden.

Eiskrem und kalte Getränke sind streng zu meiden. Wenn Blut aus dem Magen erbrochen wird, und wenn der Stuhl Blut enthält (er wäre in dem Fall schwarz), soll ein oder zwei Tage lang gefastet werden. Ingwer-Kompressen und Albi-Pflaster (Chlorophyll-Pflaster können ersatzweise genommen werden) kommen auf die Magengegend. Das Pflaster alle drei bis vier Stunden wechseln und mit geröstetem Salz bedecken, um Wärme zu erzeugen.

Nach dieser Behandlung kann der Patient Kuzupaste oder Reissuppe essen. Er kann auch Reiskrem, weichen Reis und Gemüsesuppe zu sich nehmen. Die Menge fester Speisen sollte nur allmählich erhöht werden.

Das Albi-Pflaster sollte vier oder fünf Tage lang weiter angewandt werden, solange die Beschwerden brauchen, um abzuklingen.

Bei Magenbeschwerden sollte jeder Bissen (1 Eßlöffel voll) öfter als 100 mal gekaut werden. Gründliches Kauen stimuliert einen reichhaltigen Speichelfluß, und Speichel ist gute Medizin.

Wenn Schmerzen kurz nach einer Mahlzeit auftreten, liegt eine Störung im oberen Magenbereich vor. Schmerzen im Bereich des Magenmundes sind die Folge von starker Yin-Nahrung, wie z.B. Zucker. Wenn sie im mittleren Teil des Magens erfolgen, können alkoholische Getränke die Ursache sein. Schmerzen im unteren Teil des Magens kommen von Yang-Nahrung oder Salz im Übermaß. Schmerzen aufgrund von zuviel Salz brauchen länger, um sich zu entwickeln – sie treten 2 bis 3 Stunden nach den Mahlzeiten auf. Man hat dann auch zu den Zeiten Schmerzen, in denen Hunger aufkommt. Wenn man dann ißt, hört der Schmerz vielleicht auf, aber es ist nicht ratsam, das zu tun. Es ist wichtig zu fasten, bis die Schmerzen vorbeigehen.

Bei plötzlichen Schmerzen im unteren Magenbereich ist Großer Saikoto ein gutes Heilmittel (dieser Tee ist sehr Yin und nur für eine überstarke, eine Yang-Konstitution geeignet).

Superazidität und Verdauungsstörungen

Verschiedene Arten von Nahrung sind verantwortlich für Schmerzen an verschiedenen Stellen im Magen und zu verschiedenen Zeiten. Schmerzen im Zwölffingerdarm (unterer Teil), wenn Hunger aufkommt, weisen darauf hin, daß man zuviel Salz konsumiert. Im allgemeinen werden Schmerzen in diesem Bereich auch durch Fleisch im Übermaß verursacht. Eine erhöhte Salzaufnahme kann die Schmerzen vorübergehend stoppen, aber wenn man Flüssigkeit zu sich nimmt, kommen die Schmerzen zurück. Schmerzen im mittleren Magenbereich kommen von zuviel Alkohol. Schmerzen im oberen Magenbereich werden durch übermäßig viel Zucker verursacht.

Behandlung: Bei überschüssiger Magensäure hält man einen Salzpflaumenkern einige Stunden lang im Mund. Das zieht Speichel (alkalisch) in den Magen. Das Pflaume-Soya-Ingwer-Bancha-Getränk ist gut bei Schmerzen in allen drei Magenbereichen. Shishikarento (ein Tee, der Gardeniensamen, Süßholz und Goldfaden enthält) kann auch bei spezifischen Problemen im unteren Magenbereich und bei den meisten Magenproblemen im allgemeinen eingenommen werden. Rikakuto (Gardeniensamen, Hange, Eisenhut) kann bei Beschwerden im oberen Magenbereich eingenommen werden.

Die fundamentalste Behandlung ist wiederum eine gut ausgeglichene Ernährung. Es ist notwendig, das Essen sorgfältig zu kauen, bis es flüssig wird; dies ist ein alkalisierender Vorgang, der verhindert, daß aufgrund schlechter Verdauung Magensäure entsteht.

Siehe auch *Verdauungsstörungen im Dünndarm*.

Die Erfahrung hat gezeigt, daß Säureschmerzen im Magen ein Zeichen dafür sind, daß Krebs nicht vorhanden ist. Wenn es Anzeichen dafür gibt, daß viel Säure im Körper ist, aber trotzdem keine Säureschmerzen im Magen auftreten, besteht die Möglichkeit von Krebs.

Zwölffingerdarm-Magengeschwür

Grundlegende Behandlung: Gründliches Kauen der Nahrung; Meiden von Getränken (soft drinks), Obst etc., die richtiges Kauen und Verdauen behindern. Wenn die Schmerzen 2–3 Stunden nach den Mahlzeiten erfolgen, ist die Ursache Yang. Salz im Übermaß kann eine Ursache für Zwölffingerdarmgeschwüre sein, deshalb weniger Salz essen.

Symptomatische Behandlung: Soya-Ingwer-Pflaume-Bancha-Getränk. Salzpflaumenkern 5 Stunden lang im Mund behalten, um Speichel zu produzieren. Die Salzpflaume wird im Magen alkalisch und neutralisiert die überschüssige Magensäure, die Geschwüre verursacht.

****

Natriumbicarbonat kontra Umeboshi-Salzpflaume

Magenbeschwerden sind oft die Folge von zuviel Magensäure. Wenn man Natriumbicarbonat (Backpulver) einnimmt, verschwinden die Symptome sehr schnell; der Magen wird davon sehr bald jedoch noch säurehaltiger.

Durch gutes Kauen wird reichlich Speichel produziert, der alkalisch ist und die Säure neutralisiert. Salzpflaumen helfen, den Speichel herauszuziehen. Obwohl die Salzpflaume sauer ist, was bedeutet, daß sie viel Säure enthält, wird sie im Mund und Magen rasch alkalisch.

****

Shishikanrento und Saikokeishito sind zwei Kräutertees, die helfen können, Magengeschwüre zu heilen. Shishikanrento ist für alle Magenbeschwerden wirksam.

****

Krankheitsgeschichte

In Japan kam eine 39jährige Frau mit einem Magengeschwür zu mir, nachdem sie einen Krankenhausarzt konsultiert hatte. Man hatte ihr gesagt, daß in ihrem Fall ein chirurgischer Eingriff erforderlich sei, und daß sie in drei Tagen zurückkommen solle, um operiert zu werden. Da sie zögerte, sich solch einer drastischen Behandlung zu unterziehen, suchte die Frau meine Hilfe. Unter solchen Umständen war ich zu allem bereit, und sie wollte mitmachen. Ich schränkte ihre Ernährung ein und gab ihr das Pflaumen-Soya-Ingwer-Bancha-Getränk. Die Salzpflaume stimuliert den Speichelfluß und Speichel ist sehr alkalisch. Er hilft, die überschüssige Magensäure zu neutralisieren, die die Ursache für Magengeschwüre ist. Ich ließ sie auch dreimal täglich Shishikanrento einnehmen und eine Stunde später mit Salzpflaume gewürz-

ten braunen Reis essen. Dieses Gericht ist sowohl sehr gut verdaulich als auch äusserst alkalisierend. Shishikanrento wird von alters her zur Behandlung aller Arten von Magenbeschwerden benutzt.

Die Behandlung war unmittelbar wirksam. Schon am nächsten Tag ging es der Frau viel besser. Sie sagte die Operation ab, und in kurzer Zeit gelang es ihr, sich selbst völlig zu heilen.

****

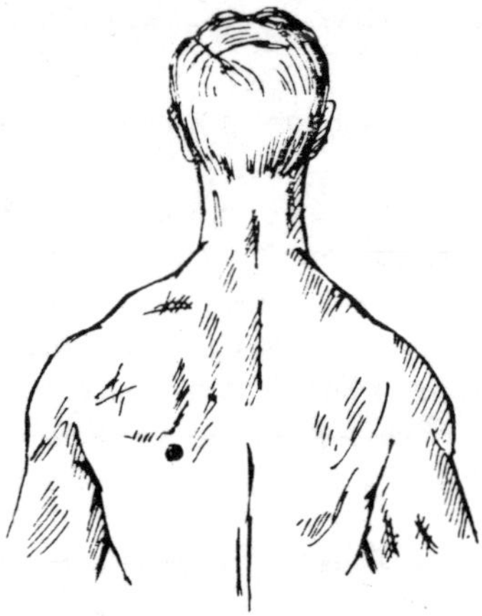

Der Magenpunkt

Krämpfe

Es gibt verschiedene Möglichkeiten, mit Magenkrämpfen umzugehen.

Druckpunkte: Um den Krampf zu beenden, drückt man viele Male mit dem Daumen auf einen Punkt am unteren Winkel des linken Schulterblatts (bis 2 oder 3 zählen und den Druck solange aufrecht erhalten). Der Patient muß auf dem Bauch liegen und sich entspannen, die Arme liegen neben seinem Körper.

Äußerliche Mittel: Ingwer-Kompresse auf den Magen.

Getränke: Eins der folgenden: (1) Soya-Ingwer-Bancha (siehe „Über die Anwendung von Kräutern und Tees"); (2) Pfingstrosenwurzel- und Süßholz-Tee (4 Gramm Pfingstrosenwurzel und 6 Gramm Süßholz 30 Minuten lang kochen; den Saft trinken).

Ideal ist eine ausgeglichene Ernährung, die das Nervensystem aufbaut. Das Nervensystem benötigt Vitamin B. Der beste natürliche Lieferant für dieses Vitamin sind ganze Getreidekörner. Bei Vitamin-B-Mangel nimmt man Kumibinroto, der neun Kräuter enthält. Siehe auch Abschnitt über Vitamin-B-Mangel weiter hinten in diesem Kapitel.

Mandelentzündung

Die östliche Medizin behauptet, daß die Mandeln die wichtige Funktion haben, schädliche Bakterien, die durch den Mund eindringen, zu zerstören. Wenn die Mandeln nicht dazu in der Lage sind, diese Aufgabe zu erfüllen, ist das kein Zeichen dafür, daß sie entfernt werden sollten, sondern vielmehr dafür, daß die Abwehrkräfte des Körpers gestärkt werden müssen.

Symptomatische Behandlung: Albi-Pflaster; Mao-Tee; Kuzuwurzel-Kräutertee; Zimt-Kräuter-Tee; Großer Saikoto.

Masern

Es scheint keine besonders kluge Idee zu sein, gegen Masern zu impfen, denn Masern sind eine gewöhnliche und natürliche Krankheit, die jeder Mensch früh in seinem Leben bekommen sollte. Diese natürliche Krankheit kann mehr oder weniger ernst verlaufen, je nach Konstitution und Ernährung, aber sie ist mit Sicherheit für Erwachsene nicht gefährlicher als für kleine Kinder.

Bei dieser Krankheit ist es das klügste, sich warm zu halten. Kalte Zugluft könnte sich als sehr schädlich erweisen. Nicht versuchen, das Fieber mit Eisbeuteln zu senken. Kuzuwurzel-Tee könnte helfen, daß der Ausschlag sich rascher entwikkelt und schneller wieder verschwindet.

Menstruation

Unregelmäßigkeit und Krämpfe

Menstruationsprobleme sind eine Form von Blutkrankheit, normalerweise Blutstauung. In der Vergangenheit, als Leben und Ernährung natürlicher waren, verlief der Menstruationszyklus einer Frau immer im Einklang mit den Mondphasen. Es kann gefährlich sein, den natürlichen Zyklus zugunsten des künstlichen, durch die Pille geschaffenen Zyklus zu unterdrücken.

Wenn eine Frau nicht menstruiert, sollte sie Gemüse essen; wenn das nicht hilft, Beifuß-Omochi oder Karpfensuppe zu sich nehmen.

Bei zu starker Menstruation sollte sie weniger essen und einmal täglich 5 rohe Adukibohnen essen.

Teeheilmittel: bei Krämpfen Zwei-Pfingstrosen-Tee (als vorbeugendes Mittel einmal täglich einen Eßlöffel Honig, in einer Tasse Wasser aufgelöst trinken; es kann bis zu einem Monat lang genommen werden. Niemals puren Honig zu sich nehmen).

Bei unregelmäßiger Menstruation: Zwei-Pfingstrosen-Tee oder Tokaku Jokito.

Schwarze Bohnen sind ebenfalls wirksam – für die spezielle Zubereitung siehe „Nahrung ist die beste Medizin".

Morgendliche Übelkeit
(siehe Schwangerschaft)

Mumps

Man legt ein Albi-Pflaster auf den geschwollenen Bereich. Keine extremen Nahrungsmittelarten essen. Dazu gehört auch übermäßig viel Obst, sowie Milch- und Fleischprodukte.

Nasenbluten

Nasenbluten ist das Resultat von überschüssigem Blut und hohem Blutdruck. Frauen können während der Menstruation anfällig dafür sein. Wer häufig Nasenbluten hat, sollte weniger essen. (siehe auch *Hoher Blutdruck*, unter *Herzbeschwerden*).

Manchmal haben Leute, die stark Yin sind, diese Beschwerden. Ihr Blut ist zu dünn. Menschen, die an der Bluterkrankheit, an Leukämie und ähnlichen Bedingungen leiden, gehören auch in diese Kategorie. Starke Yin-Nahrung muß gemieden werden.

Ein neues, aber wirksames Mittel bei Nasenbluten ist karbonisiertes Haar. Man legt einige von seinen Kopfhaaren in eine Dose, welche luftdicht verschlossen und über eine Flamme gestellt wird. Da in der Dose keine Luft ist, karbonisieren die Haare und zerfallen zu Puder. Dieses Puder für einen Notfall bereithalten! Wenn Nasenbluten erfolgt, vermischt man die karbonisierten Haare mit Wasser und trinkt sie.

Wenn jemand zu einem Zeitpunkt oder an einem Ort Nasenbluten bekommt, wo keine Hilfsmittel greifbar sind, setzt er sich hin und biegt den Kopf zurück. Mit der Handkante leicht auf den Nacken klopfen. Oder man versucht, drei Haare an der Einbuchtung auszuziehen, wo Nacken und Schädel zusammentreffen.

Teeheilmittel: Sanoshashinto.

Neurose
(siehe Geistesstörungen)

Niedriger Blutdruck
(siehe Herzbeschwerden)

Nierenbeschwerden

Eine feuchte Hand ist ein sicheres Zeichen dafür, daß die Nieren infolge eines übermäßigen Verzehrs tierischer Nahrung überarbeitet sind. Wenn der Organismus durch übermäßig viel tierische Nahrung verstopft wird, braucht unser Körper sehr viel Wasser. Die Nieren können mit all der Flüssigkeit nicht fertig werden, und ein Teil des Überschusses wird durch die Poren des Haut ausgeschieden. Die Hände sollten sich trocken anfühlen.

Es gibt zwei Arten von Nierenbeschwerden, Yin und Yang.

Yang-Nieren

In diesem Fall sind auch die anderen Organe aller Wahrscheinlichkeit nach Yang.

Symptome: verringertes Urinieren; dunkelbrauner Urin, da im Körper übermäßig viele Abfallstoffprodukte vorhanden sind; hoher Blutdruck als Folge der Notwendigkeit, einen höheren Druck auszuüben, um Flüssigkeit durch die zusammengezogenen Nieren zu pressen.

Verzehr von Fleisch und Salz im Übermaß macht die Nieren hart. Das Gefäßknäuel der Nieren hat winzige Löcher, die für Proteine und Blutkörperchen zu klein sind; nur Wasser paßt hindurch. Salz zwingt das gesamte Gefäßnetz dazu, sich zusammenzuziehen, was es dem Wasser (Urin) schwierig macht, durchzufließen. Infolge dieser zu starken Yang-Verfassung sind die Nieren nicht dazu in der Lage, das Blut effektiv zu filtern. Die Giftstoffe kehren in den Körper zurück, anstatt mit dem Urin ausgeschieden zu werden. Der Urin – und die Haut – wird dunkelbraun. Die Haut sieht dunkel und schmutzig aus, weil die Abfallstoffe versuchen, hinauszugelangen. Die Gesamtverfassung des Körpers, der übermäßig Yang ist, verursacht Herzbeschwerden, Kreislaufprobleme und allgemeine Organkrankheiten infolge von Vergiftung und Überarbeitung.

Heilmittel: Der Shitake-Pilz verhilft zum Urinieren. Er kann zusammen mit Reismilch eingenommen werden. Radieschengetränk I, Wassermelonentee und Maisseidetee sind ebenfalls ausgezeichnet (Rezepte siehe „Nahrung ist die beste Medizin"). Gut sind auch Auberginen (gekocht, gebacken oder sautiert) und Wegerichsamen. Adukibohnen sind äußerst empfehlenswert. Bei ernsten Störungen nimmt man zwei oder drei Tage lang nur Adukibohnen zu sich; das ist gewöhnlich ziemlich wirkungsvoll. Adukibohnensaft ist gleichfalls ein ausgezeichnetes Heilmittel.

Der grundlegende Tee zur Behandlung von Yang-Nierenleiden ist Goreisan. Auch Hachimigan, Großer Saikoto und Weg-des-Weisen-Tee sind wirksam. Ein Tee behandelt den gesamten Körper, deshalb helfen auch Tees, die für hohen Blutdruck und Hautkrankheiten empfohlen werden.

Yin-Nieren

Symptome: übermäßiges Urinieren; dünner, klarer Urin, feuchte Hände; geschwollener Körper; blasse Farbe.

In diesem Fall reinigen die Nieren den Körper nicht richtig; sie sind so geweitet, daß sie keine Abfallstoffe filtern können. In diesem Zustand ist etwas Salz erforderlich. Auch Adukibohnen sind gut. In den schlimmsten Fällen läuft Flüssigkeit viel leichter durch, aber andere Dinge neben Wasser und Abfallstoffen ebenso. Wichtige Mineralien und Hormone gehen durch häufiges Urinieren verloren.

Nieren in solch einem geweiteten Zustand erreichen mit der Zeit ein letztes Yin-Stadium. Zu dem Zeitpunkt ist der Patient blaß und uriniert wahrscheinlich reichlich, denn die gesamte Körperflüssigkeit wird als Urin ausgeschieden, da sie aufgrund der Yin-Gesamtverfassung der Organe nicht mehr zirkuliert und zurückgehalten werden kann. Dieses Krankheitsstadium, in dem der Körper seine Flüssigkeit nicht mehr halten kann, ist das gefährlichste.

Ranshio oder Shigyakuto können an diesem Punkt rasche Hilfe bringen. Es wird auch empfohlen, Adukibohnen über einen langen Zeitraum als regelmäßigen Teil in die Ernährung mit einzubeziehen. Wegerichsamentee ist ebenfalls gut.

Die Nieren steuern alle Körperflüssigkeit, daher rühren Wasserkrankheit, Hautkrankheiten und Hautausschläge von Nierenleiden.

Nierenbeschwerden verursachen manchmal eine Schwellung der Waden; sie kann entweder auf Yin oder auf Yang zurückgeführt sein. In diesem Fall zwei Tage lang Reismilch mit Shitake-Pilzen essen (siehe „Nahrung ist die beste Medizin"). Das überschüssige Wasser verläßt dann den Körper. Schwellungen an jeder anderen Stelle des Körpers können auf dasselbe Problem zurückzuführen sein. Adukibohnen sind sowohl für Yin- als auch für Yang-Nierenverfassungen gut, da sie sowohl starke Yin- als auch starke Yang-Merkmale haben.

Ohrenschmerzen und Taubheit

Ohr- und Hörbeschwerden werden mit einer Funktionsstörung der Nieren in Verbindung gebracht. Kinder können viel schneller geheilt werden als Erwachsene. Es reicht aus, zu einer guten Ernährungsweise ohne Fleisch (tierisches Eiweiß) oder Zucker überzugehen.

Bei Ohrenschmerzen kann Albi-Pflaster, Chlorophyll-Pflaster oder Ingweröl äußerlich angewendet werden.

Paradentose

Diese Krankheit wird durch Stauung des Blutes, besonders im Zahnfleisch, verursacht. Zahnverfall und Paradentose sind entgegengesetzte Arten von Störungen. Wenn Zahnverfall vorliegt, wird es nicht zu Paradentose kommen und umgekehrt. Über einen langen Zeitraum hin kann es natürlich leicht beides geben.

Zahnverfall, wie inzwischen jeder weiß, wird durch zuviel Zucker verursacht. Paradentose wird im allgemeinen durch übermäßig viel tierische Nahrung verursacht. Wer an Paradentose leidet, kann folgendes tun:

Weil diese Krankheit hauptsächlich durch Blutstauung verursacht wird, muß man dafür sorgen, daß das Blut im Zahnfleisch wieder richtig zirkuliert. Dazu sind eine richtige Ernährung und einige äußerlich anzuwendende Mittel einschließlich Massage, erforderlich.

Für richtige Ernährung siehe Abschnitt über Blutstauung in diesem Kapitel. Man streicht „Dentie"[11] auf das Zahnfleisch und massiert es, bevor man zu Bett geht. „Dentie" eine Weile auf dem Zahnfleisch lassen – zehn Minuten, wenn es geht – und dann mit heißem Wasser abwaschen. Anschließend das Zahnfleisch mit den Fingern massieren, um die Durchblutung zu fördern. Diese Heilmethode braucht einige Zeit (ein oder zwei Monate), aber es ist eine wirksame Methode.

Karbonisiertes Haar ist ein wirksames Mittel gegen Zahnfleischbluten (Rezept siehe den Abschnitt über *Nasenbluten*)

Teeheilmittel: Tokaku Jokito

Siehe auch *Blutstauung*.

Parasiten
(siehe Würmer)

Parkinson'sche Krankheit

Magnolienrinde wird hauptsächlich zur Heilung dieser Krankheit verwendet. Koboku (Magnolienrinde) ist der Hauptbestandteil in Kleiner Jokito. Bei Parkinsonscher Krankheit sollte der Anteil von Magnolienrinde um 3 bis 10 Gramm erhöht werden.

11 Ein schwarzes Zahnpuder, das aus gerösteter Aubergine und Salz hergestellt wird. In Naturspeiseläden erhältlich.

Polio

Diese Krankheit findet sich nur in fortgeschrittenen Zivilisationen. Deshalb wird eine vorbeugende Medizin mit Sicherheit wirken.

Normalerweise bekommen Kinder Polio; die Kinder, die anfällig dafür sind, sind sehr schwach, und auf ihre Ernährung sollte sorgfältig geachtet werden. Sie sollten keine Sachen zu sich nehmen, die extrem Yin sind, wie z.B. Zucker, Alkohol, Medikamente, chemische Präparate und Früchte, die nicht in der jeweiligen Jahreszeit wachsen. Sie sollten wenig oder kein Fleisch essen, denn Polio ist die Folge einer übermäßigen Aufnahme von starkem Yin und Yang. Im Fall von Yin-Polio, wenn die Fußspitzen nach außen zeigen, gibt man mehr Yang, salzige Nahrung. Bei Yang-Polio, bei der die Fußspitzen nach innen zeigen, gibt man weniger Salz und sorgt für eine ausgeglichene Ernährung.

Polio fängt immer als eine gewöhnliche Erkältung an. Solange sie in diesem Anfangsstadium ist, ist sie leicht zu heilen (siehe *Erkältungen*).

Nyoiti Sakurazawa heilte einmal einen Poliofall, indem er dem Betroffenen gekochte Soyabohnen zusammen mit dem Kopf eines getrocketen, gesalzenen Lachs gab.

Einige Poliofälle sind mit Juzendaihoto[12] geheilt worden.

Rheumatismus

Diese Krankheit wird durch eine starke Aufnahme von Yin- und Yang-Nahrung verursacht – zum Beispiel regelmäßig und im Überfluß verzehrte Fleisch- und Zukkermengen. Rheuma braucht gewöhnlich eine lange Heilzeit.

Heilmittel: Ein Teelöffel Miso (vorzugsweise Hatcho-Miso, 10 Jahre alt oder der älteste, der zu haben ist), in einer kleinen Tasse mit heißem Wasser aufgelöst. Gut mischen und in kleinen Schlücken langsam trinken. Man kann auch eine Mischung aus geriebenen Radieschen (2 bis 3 Eßlöffel), kochendem Sesamöl (ein Eßlöffel) und Soyasoße (ein Teelöffel) versuchen.

Bei schweren Fällen (Arthritis und Gicht zum Beispiel) versucht man es mit Shakkanoshinbuto.

Der Patient soll weniger trinken und Zucker in allen Formen, Milchprodukte und tierische Nahrungsmittel meiden.

12 Das Rezept für diesen Tee ist nicht in diesem Buch enthalten.

Ruhr

Gewöhnlich entwickeln sich nach einer ungefähr fünftägigen Inkubationszeit hohes Fieber, Magenschmerzen und Durchfall. Manchmal entsteht jedoch auch kein hohes Fieber. Der Stuhl wird fast flüssig und enthält Blut.

Amöben- und Bazillenruhr sollen durch Verzehr unsauberen Essens übertragen werden. Es trifft zwar zu, daß solches Essen Ruhr erzeugt, aber ein gesunder Körper müßte ohne Schwierigkeiten dazu in der Lage sein, die Bakterien oder Amöben abzustoßen, denn eine gesunde Körperverfassung schlägt jede Krankheitsursache in die Flucht. In Wirklichkeit ist Ruhr eine Erkrankung der Verdauungsorgane.

Symptomatische Behandlung: Ingwer-Kompresse auf den Unterleib; Einlauf (aus lauwarmem Wasser mit einer Prise Salz); fasten.

Tees: Kuzuwurzel-Kräutertee (auch Kuzugetränk – siehe „Nahrung ist die beste Medizin"); Großer Saikoto; Daiobotanpito; Schwarzer-Krieger-Tee.

In einer unhygienischen Umgebung ißt man täglich eine Salzpflaume, um Ruhr vorzubeugen. Bei dieser Krankheit sind vorbeugende Maßnahmen sehr wichtig.

Siehe auch *Diarrhöe*.

Schlangenbiß

Es wird eine Aderpresse angelegt, um zu verhindern, daß das Gift sich verteilt und ins Herz gelangt. Man versucht, das Gift mit dem Mund auszusaugen. Wenn man die Bißwunde selbst nicht erreichen kann, soll jemand anderes das Gift heraussaugen.

Eine Aderpresse kann jedoch nur kurzzeitig benutzt werden, sie schnürt das Blut ab. Schlangengift ist starkes Yin, also ist starkes Yang erforderlich. Ranshio (Ei und Tamari – siehe „Nahrung ist die beste Medizin") ist am besten, aber diese Zutaten werden im kritischen Augenblick nicht immer verfügbar sein. Tee aus der Rinde eines Kirschbaums ist auch möglich, aber auch das könnte nicht verfügbar sein. Ein ungewöhnliches, aber äußerst wirksames Mittel ist der Saft aus zerquetschten Regenwürmern. An Ort und Stelle anwenden.

Schluckauf

Wenn ein Schluckauf nicht schwerwiegend ist, kann er auf vielfältige Weise behoben werden – mit Wasser, Zucker, Salz etc. Ein schwerwiegender und hartnäckiger Schluckauf kann mit einem Tee aus dem Kelch (Stiel) der Persimone behandelt werden.

Schuppenflechte (Psoriasis)
(siehe Hautkrankheit)

Schwangerschaftsprobleme
(morgendliche Übelkeit, Fehlgeburt, Stillschwierigkeiten, Schwangerschaftsvergiftung)

Morgendliche Übelkeit

Ein ausgezeichneter Tee zur Behandlung morgendlicher Übelkeit ist Kleiner Hangebukuryoto. Hange ist reich an Kalium und Kalzium. Wenn eine Frau häufig an morgendlicher Übelkeit leidet, hat sie gewöhnlich Kalziummangel. Deshalb neigt solch eine Frau dazu, saure Speisen wie Essig und Zitrusfrüchte zu sich zu nehmen. Saure Speisen schmelzen das Kalzium in den Knochen und Zähnen der Mutter und geben es in den Blutstrom, um Mineralien für das Baby bereitzustellen. Demzufolge bekommt entweder das Ungeborene sein Kalzium und die Mutter verliert ihre Zähne oder die Mutter, die sich nicht richtig ernährt, aber trotzdem keine sauren Speisen zu sich nimmt, behält wahrscheinlich ihre Zähne und das Ungeborene leidet.

Die beste Antwort ist natürlich eine gute Ernährung mit solchen Nahrungsmitteln, die reich an Kalzium und kalziumerzeugenden Elementen sind. Seegewächse zum Beispiel haben einen viel höheren Kalziumgehalt als Milch, Sesamsamen sind reich an Kalzium und *Schachtelhalm* ist eine ausgezeichnete Quelle für Kieselerde[13] Hange-Bukuryo-Pilz-Ingwer-Tee (Kleiner Hangebukuryoto) ist ebenfalls äußerst empfehlenswert. Wenn die betreffende Frau eine sehr Yin-artige Verfassung hat, kann man zu diesem Tee 7 Gramm *Odo* hinzugeben. Odo ist die Tonerde vom Boden eines offenen Kamins (stark Yang). Wenn kein Odo verfügbar ist, kann statt dessen etwas pulverisierter Ton von einer alten Teekanne genommen werden.

Siehe auch *Zahnverfall.*

Fehlgeburt

Eine schwangere Frau, die in der Vergangenheit einige Fehlgeburten gehabt hat, sollte Zwei-Pfingstrosen-Tee einnehmen.

Stillschwierigkeiten

Jedes Baby muß gestillt werden. Es gibt absolut keinen Ersatz für Muttermilch. Mütter, die nicht genug Milch haben, sollten Misosuppe und Omochi essen und wenn weiterhin Milchmangel besteht, Karpfensuppe (Rezepte für alle drei sind im Kapitel „Nahrung ist die beste Medizin" zu finden).

13 Kieselerde verwandelt sich im Körper durch biologische Transmutation in Kalzium. Siehe *Eine gute Nachricht*, Seite 54

Tee: Kuzuwurzel-Kräutertee oder Löwenzahn-Kräutertee.

Schwangerschaftsvergiftung

Symptome: Hoher Blutdruck; Schwellungen in verschiedenen Teilen des Körpers; hoher Eiweißgehalt im Urin.

Heilmittel: Goreisan-Tee oder Inchinkoto (Gardenienkräutertee).

Seekrankheit

Es gibt ein erstaunliches Mittel dagegen: eine Umeboshi-Pflaume mit einem Band über dem Nabel festbilden! Kein Mensch weiß warum, aber es wirkt. Gut bei allen Arten von Übelkeit, die durch Bewegung verursacht wird. Wenn man anfällig dafür ist, sollte man die Pflaume umbinden, bevor man das Schiff oder das Flugzeug besteigt. Die Übelkeit entsteht dann erst gar nicht.

Sexuelle Probleme

Impotenz, übermäßiges Verlangen, Übersensibilität, Sterilität, Frigidität

Bei Männern

Die chinesische Medizin glaubt, daß die Geschlechtsorgane von den Nieren kontrolliert werden (siehe Abschnitt über die Nieren in „Die Organe").

Fleisch im Übermaß und andere proteinreiche Nahrungsmittel verursachen ein übermäßiges sexuelles Verlangen. In den Vereinigten Staaten haben viele Leute sexuelle Probleme. Eine Erektion ohne Samenerguß ist auf einen Yin-Mangel zurückzuführen. Der Samenerguß wird vom parasympathischen (Yang) Nervensystem gesteuert. Man braucht sowohl Yin- als auch Yang-Nahrungsmittel um dieses Problem zu umgehen. Mit einer ausgeglichenen Ernährung, die Getreide (Gerste, Vollkornweizen in Form von Brot, braunen Reis), verschiedene Gemüsearten und gelegentlich tierische Nahrung mit einschließt, kann man am wahrscheinlichsten einen normalen Zustand erreichen (siehe auch den Abschnitt über gekrümmtes Rückgrat in diesem Kapitel).

Gleichgewicht ist notwendig für ein gesundes sexuelles Verlangen. Ein japanisches Sprichwort sagt: „Der Mann, der Möhren mag, mag auch Frauen." In Amerika glauben einige Leute, daß Petersilie das sexuelle Verlangen steigert. Möhren sind ein Gemüse mit Yang-Eigenschaft, während Petersilie Yin ist. Die meisten Amerikaner haben eine Yang-Verfassung; sie brauchen Yin, um das Gleichgewicht wieder herzustellen, durch das sexuelles Verlangen und sexuelle Kraft freigesetzt wird.

Dementsprechend gehören roter Paprika und Zwiebeln, Bier und Whiskey in der amerikanischen Volksmedizin zu den impotent machenden Mitteln. Orientalen, deren Probleme von einer Yin-Verfassung herstammen, brauchen Yang, um Gleichgewicht herzustellen.

Wir verstehen jetzt, warum Ginseng als sexuelles Verjüngungsmittel solch ein hohes Ansehen genießt. Ginseng ist eine Wurzel, die sehr Yang ist. Aber was für einen Menschen gut ist, braucht nicht notwendigerweise auch für einen anderen gut zu sein. Bei kräftigen Menschen vom Yang-Typ zeigt Ginseng wahrscheinlich keine Wirkung. Wie oben bereits erwähnt, ist eine Möglichkeit für solche Leute, Yin-Speisen zu sich zu nehmen. Eine andere ist, Ginseng mit Yin-Kräutern zu verbinden. Das wird die Wirksamkeit des Ginseng steigern. Aber das beste Mittel von allen ist, sich an eine gesunde, ausgeglichene Ernährung zu halten und die Speisen sehr gut zu kauen. Kauen stärkt die Geschlechtsorgane, da sie mit den Kiefermuskeln verbunden sind. Regelmäßige körperliche Übung, z.B. wandern, stärkt den Unterleib.

Yang-Menschen mit einem schwachen sexuellen Verlangen können Tageslilien-Tee einnehmen. Schwache Leute mit einem schwachen sexuellen Verlangen können einen der folgenden Tees versuchen: Kleiner Saikoto, Schwarzer Krieger, Himmlische Wurzel, Ginseng, Hachimigan. Dieser letztgenannte ist besonders wirksam bei Diabetikern, die dazu neigen, ihre Yang-Kraft und damit auch ihr sexuelles Verlangen zu verlieren.

Zur Verringerung des sexuellen Verlangens nimmt man einfach extreme Yin-Speisen zu sich, wie z.B. Pilze, Zucker, Tomaten, Auberginen, Obst etc. Weil sie so rasch umgesetzt werden, sind Zucker und Alkohol zuerst höchst stimulierend, aber ihre ausdehnende Kraft zerstreut bald jegliches Verlangen.

Es gibt fünf Möglichkeiten, das Problem der Übersensibilität zu überwinden:

1) Beschneidung

2) Veränderung der Stellung

3) Meditation (tiefes Atmen)

4) Lange Spaziergänge (10–15 km) vor dem Zubettgehen; Gebrauch der Beine

5) Richtiges Kauen (der Kaumuskel ist mit den Geschlechtsorganen verbunden; Kauen hilft, ein gutes Ausdauerverhältnis für jegliche Aktivität während des ganzen Lebens zu erreichen.

Beschneidung ist sehr vorteilhaft. Sie ist äußerst hygienisch und verlängert die Zeitspanne vor dem Orgasmus, dadurch daß die äußerliche Sensibilität verringert wird. Heutzutage werden die meisten Babies in guten Krankenhäusern beschnitten, so daß keine Gefahr damit verbunden ist.

Bei Frauen

Sterilität bei Frauen ist das Resultat von sowohl starkem Yin als auch starkem Yang im Übermaß. Man nehme ein Jahr lang jeden Tag schwarzen Bohnensaft zu sich.

Heiltee: Wenn Hände, Füße und Hüften immer kalt sind, ist Mu-Tee zu empfehlen. Sind diese Symptome nicht vorhanden, nimmt man drei bis sechs Monate lang Zwei-Pfingstrosen-Tee. Wenn der zu stark ist, trinkt man nur eine Woche lang Tokaku Jokito. Eine oder zwei Wochen aussetzen, anschließend eine weitere Woche lang den Tee nehmen. Dies läßt sich mehrere Monate lang fortsetzen.

Ryotanshakanto ist ein weiterer möglicher Heiltee.

Schwarze Bohnen werden für Frauen mit sexuellen Problemen empfohlen. Richtig zubereitet helfen sie, Frigidität und eine unregelmäßige Menstruation zu heilen (siehe „Nahrung ist die beste Medizin"). Zwei-Pfingstrosen-Tee kann bei diesen Problemen ebenfalls genommen werden.

Abtreibungen sind eine mögliche Ursache für Brustkrebs. Auch wenn eine Frau eine Abtreibung gehabt hat, läuft der Schwangerschaftsprozeß weiter. Der Körper hat angefangen, Milch zu erzeugen und wurde darin unterbrochen. Dieses Eingreifen kann Brustkrebs auslösen, wenn die Frau vierzig oder fünfzig ist.

Bei einer Fehlgeburt gibt es ein solches Problem nicht. Eine Fehlgeburt ist eine natürliche Funktion, auf die alle Teile des Körpers vorbereitet werden.

Sinusstörungen

Hierbei handelt es sich um eine weitere Blutkrankheit, der schmutziges Blut zugrunde liegt. Die Sinusse werden durch Bakterien aus der Luft gereizt, die beim Einatmen eindringen; das schmutzige Blut stellt für die Bakterien eine ideale Umgebung für ihre Vermehrung dar.

Behandlung: Als symptomatisches Heilmittel kann direkt ein Albi-Pflaster aufgelegt werden, aber es ist äußerst wichtig, das Blut durch eine gute Ernährung über einen langen Zeitraum zu reinigen. Man kann Kuzuwurzel-Kräutertee einnehmen, zu dem Shin-i hinzugegeben wird. Shin-i ist die Schote einer bestimmten Magnolienart. Die ganze Schote sollte verwendet werden.

Sterilität
(siehe Sexuelle Probleme)

Superazidität
(siehe Magenbeschwerden)

Syphilis
(siehe Geschlechtskrankheiten)

Tuberkulose
(siehe Atmungsleiden)

Typhus

Diese Krankheit hat normalerweise eine Inkubationszeit von mehreren Tagen. Symptome sind ein träges Gefühl im ganzen Körper, Appetitverlust und ein Schweregefühl im Kopf.

Anfangs fühlt man sich kalt, dann steigt das Fieber täglich. In diesem Stadium ähnelt die Krankheit einer gewöhnlichen Erkältung (siehe Abschnitt über die sechs Krankheitsstadien in „Krankheit verstehen lernen"). Das Fieber kann bis auf 40 oder 40,5° C ansteigen, aber der Puls geht nicht so schnell. (Bei einer gewöhnlichen Erkältung geht der Puls schnell, wenn das Fieber hoch ist.)

Rosa Hautausschläge zeigen sich auf der Brust oder Bauch, Rücken, Händen und Fußsohlen. Oft ist die Leber oder Milz geschwollen.

Wenn die Krankheit bereits dieses Stadium erreicht hat, muß man ins Krankenhaus gehen; das ist eine gesetzliche Bestimmung, denn Typhus ist ansteckend.

Wenn die Infektion jedoch noch im ersten Stadium ist, kann man es mit der entsprechenden Behandlung versuchen, und die Krankheit kommt zum Stillstand (siehe *Erkältungen* und *Fieber*).

Wenn man sich richtig ernährt, ist man nicht anfällig für Typhus. Die Salzpflaume ist ein gutes vorbeugendes Mittel.

Untergewicht

Die meisten Leute, die Untergewicht haben, sind zu angespannt (Yang). Große Mengen zu essen ist nicht die Antwort, denn das dient nur dazu, das Ausscheidungssystem, das sowieso bereits viel zu aktiv ist, zu stark zu stimulieren. Das Problem liegt nicht in der Menge von Nahrungsmitteln, die man ißt, sondern in der Fähigkeit, sie bei sich zu behalten. Man sollte kleine, regelmäßige Mahlzeiten einhalten und die Speisen sollten eine sanfte und lindernde Eigenschaft haben. Brauner Reis ist gut, aber empfehlenswerter sind die Getreidesorten und -produkte, die ihrer Eigenschaft nach mehr Yin sind, wie süßer Reis, Omochi, Weizen, Weizennudeln, Gerstenbrei, Haferschleim und Mais. Außerdem werden Winterkürbis, Gartenkürbis, Jasminwurzeln, Kartoffeln, schwarze Bohnen sowie Nüsse und Samen in kleinen Mengen empfohlen.

Wenn das Problem auf eine schwache Yin-Verfassung zurückzuführen ist, ist Karpfensuppe höchst empfehlenswert.

Uterustumor

Die westliche Medizin rät bei einem Uterustumor gewöhnlich zu einem operativen Eingriff. Es ist ein schwerer Fehler anzunehmen, daß ein Tumor eine Krankheit anzeigt, die nur durch einen operativen Eingriff geheilt werden kann. Man sollte sich sorgfältig um eine richtige Diagnose bemühen, bevor man einen schwerwiegenden Fehler begeht, der eine zukünftige Schwangerschaft unmöglich machen könnte.

In der östlichen Medizin glaubt man einfach, daß Tumore oft nichts anderes als Blutklümpchen sind, das Resultat einer Blutstauung. Tokaku Jokito ist ein Tee, der äußerst wirksam hilft, das Blut zu reinigen, Blutklümpchen aufzubrechen und den Uterus zu reinigen. (Wenn eine Nachgeburt nicht auf natürliche Weise herauskommt, wirkt Tokaku Jokito mit Sicherheit.)

Siehe auch *Blutstauung.*

****

KRANKHEITSGESCHICHTE

Ein Paar, das seit drei Jahren verheiratet war, kam zu mir um zu erfahren, warum sie kein Kind bekommen konnten. Die Frau war sehr fettleibig. Die Diagnose offenbarte, daß ein Blutstauungsproblem vorlag. Ich riet ihr, einige Pfunde abzunehmen. Sie fing an, gesund zu essen und befolgte meine Diät, die hauptsächlich aus Getreide und Gemüse bestand. Nach nur einer Woche wurde ein Blutklumpen von der Größe 7 x 22 cm aus ihrem Uterus ausgestoßen. Er war fast schwarz, was bedeutete, daß das Blut sehr alt war. Wenn ein Blutklumpen dieser Art ausgestoßen wird, bessert sich der Zustand des Betroffenen sofort. In diesem Fall wurde die Frau nach weniger als sechs Monaten schwanger. Wenn dies geschieht, braucht man keine Angst vor einem neuen Uterustumor zu haben, besonders die Frau nicht, die eine gesunde Ernährungsweise befolgt.

****

Venenentzündung

Gegen geschwollene Venen können ein oder zwei Tees angewendet werden: Keishibukuryogan (zwei Pfingstrosen) oder Daiobotanpi (Botanpi ist eine Pfingstrosenart, die für beide Tees verwendet wird; Tonin, oder Pfirsichsamen, sind auch für beide üblich).

Karbonisierte Haare sind auch sehr gut (Rezept siehe im Abschnitt über Nasenbluten in diesem Kapitel).

Verdauungsstörungen (im Dünndarm)

Diese Störung ist auf das Vorhandensein überschüssiger Nahrung im Dünndarm zurückzuführen, die es unmöglich macht, Nährstoffe aufzunehmen und umzusetzen.

Heilmittel: Reismilch (siehe „Nahrung ist die beste Medizin"). Nur die Flüssigkeit trinken. Gemüsesuppe ist ebenfalls gut.

Siehe auch Abschnitt über Magenbeschwerden.

Verstopfung

Eine langjährige schlechte Ernährung führt dazu, daß sich Stuhl ansammelt. Diese Ursache liegt jeder Krankheit zugrunde.

Verstopfung kommt normalerweise durch raffinierte Nahrungsmittel und solche zustande, die stark Yang sind. In diesem Fall wird die im Stuhl enthaltene Flüssigkeit durch die Darmwände herausgezogen, wodurch der Stuhl klein, hart und trocken wird, wie Kaninchenstuhl. Es ist einfach zu bestimmen, welche Art von Verstopfung vorliegt. Bei Yang-Verstopfung ist der Stuhl dunkelbraun, rund und glänzend. Zuviel Salz sowie auch zuviel Fleisch kann Yang-Verstopfung verursachen.

Yin-Verstopfung wird durch einen geschwollenen Dickdarm verursacht, dem die Kraft fehlt, den Stuhl auszuscheiden. In diesem Fall neigt der Stuhl dazu, sehr lange im Darm zu bleiben. Bei Yin-Verstopfung ist der Stuhl dunkel und rund, aber nicht glänzend.

Die Yang-Verstopfung kann durch eine Ernährung beseitigt werden, die zu einem wesentlichen Prozentsatz aus rohem und gekochtem Gemüse besteht. Adukibohnen, Kürbissamen etc. sind ebenfalls wirksam. Sie sind gute, unverdauliche Nährstoffe, aber es ist äußerst wichtig, sie sehr gut zu kauen. Vollkorngetreide ist recht wirksam, muß aber ebenfalls sehr gut gekaut werden. Geriebene Radieschen (2 Eßlöffel) vermischt mit 1 Eßlöffel rohem Sesamöl sind ausgezeichnet bei Yang-Verstopfung. Man kann auch Bancha-Tee zu sich nehmen. Leute mit einer starken Konstitution können den entsprechenden Jokito-Tee versuchen. Diese Tees enthalten Daio, ein starkes Abführmittel, das den Stuhl weich macht. Der Tee kann ungefähr einen Monat lang genommen werden. Danach arbeitet der Darm auf natürliche Weise, ohne die Hilfe des Tees. Menschen mit einer schwachen Konstitution sollten ein milderes Heilmittel versuchen. Sie sollten versuchen, weniger zu essen und zu trinken und sich hauptsächlich von *Reismilch*[14], Reiskrem, Buchweizenbrei und mäßigen Mengen Gemüsesuppe ernähren. Yin-Leute sollten kein Abführmittel nehmen. Sie können Bushi oder Ginseng-Kräutertee nehmen. Diese Tees geben dem Darm Energie und bringen ihn in Bewegung.

Siehe auch „Abfallstoffe loswerden".

Vitamin-B-Mangel und Beriberi

In Amerika leidet heute eine große Anzahl von Menschen unter Vitamin-B-Mangel, und viele wissen es nicht einmal. Wer dies bei sich selbst überprüfen möchte, findet auf Seite 69 eine Methode, wie dieser Mangel festgestellt wird.

Symptome: Als erstes entsteht ein träges Gefühl in den Beinen und manchmal ein taubes Gefühl in den Füßen, Beinen, Fingern oder Lippen. Oft können auch rasches Herzklopfen, Kurzatmigkeit oder flaches Atmen, Müdigkeit und Schwierigkeiten beim Gehen vorliegen.

Geschwollene Waden sind auch ein häufiges Symptom, und es kann gut sein, daß Vitamin-B-Mangel eine Wasserkrankheit ist.

Manchmal hat man Schmerzen in verschiedenen Teilen des Körpers, und es kann zu Augen-, Nasen-, Gedächtnisstörungen etc. kommen.

Alle diese Störungen sind die Folge von Vitamin-B-Mangel.

Beriberi wird hauptsächlich durch raffinierte Nahrungsmittel verursacht, denen Vitamin B fehlt. Vor hundert Jahren traten in Japan Beriberifälle auf. Sie fielen zeitlich mit dem Aufkommen von geschältem Reis zusammen. Vor fünfzig Jahren wurde als Folge davon die Vitaminpille erfunden, und die Anzahl der Beriberifälle ging zurück. Vitamin B in Tablettenform als Ergänzung zu weißem Reis und Weißbrot ist keine Lösung.

Heutzutage gibt es viele Vitamin-B-Komplextabletten und Spritzen. Die Spritzen wirken zuerst sehr schnell; wir müssen jedoch jeden Tag Vitamin B zu uns nehmen, da unser Körper es täglich verbraucht. Wenn wir also Vitamin B nur in Spritzenform zu uns nehmen, brauchen wir schließlich jeden Tag eine Spritze. Es ist viel besser, Vitamin B täglich in Form von Nahrung zu sich zu nehmen.

Vitamin B findet sich in natürlicher Form in den äußeren Hüllen ganzer Getreidekörner. Viele Menschen sind jedoch nicht dazu in der Lage, das in Getreidekörnern enthaltene Vitamin B zu verdauen. Ihrem Darm fehlt die Flora, die die Ver-

14 Siehe „Nahrung ist die beste Medizin".

dauung von Vitamin B ermöglicht. Antibiotika sowie auch Medikamente, chemische Nahrungsmittelzusätze, Alkohol und Zucker zerstören diese Darmflora.

Besonders Antibiotika – wie schon das Wort sagt – sind gefährlich für Menschen, die an einer Störung der Darmflora leiden. Sie sind zwar vielleicht wirksam zur Bekämpfung bakterieller Infektionen, aber sie zerstören auch viele andere Arten baktierieller Flora, die für den Dünndarm lebensnotwendig sind.

Bei jemandem, der Zucker ißt, wird der Vitamin-B-Vorrat stets angegriffen, auch wenn der Körper Vitamin B verdauen kann.

****

Das Mittel gegen Vitamin-B-Mangel enthält kein Vitamin B!

Kumibinroto, oder „Neun-Geschmack-Tee", heilt Vitamin-B-Mangel, obwohl er kein Vitamin B enthält. Er wirkt dadurch, daß er das Wachstum der Darmflora anregt.

Einmal wandte sich eine Frau an mich, deren Kiefer so wund war, daß sie ihn nicht bewegen konnte. Sie war nicht dazu in der Lage zu kauen, und ihre Nahrung beschränkte sich auf Milch und Fruchtsaft. Ich diagnostizierte Vitamin-B-Mangel und riet ihr, 30 Tage lang Neun-Geschmack-Tee einzunehmen. Nach drei Tagen hatte sie schon sehr viel weniger Schmerzen und am Ende der ersten Woche fing sie wieder an zu essen. Als die 30 Tage vorbei waren, konnte sie Getreide kauen und war dabei zuzunehmen. Eine genaue Diagnose und Neun-Geschmack-Tee hatten ihre Gesundheit wiederhergestellt.

In vielen Fällen kommen Patienten mit der Klage zu mir, daß sie Ärzte aufgesucht und umfangreiche Tests haben machen lassen, aber die Ursache für ihre Schmerzen nicht gefunden werden konnte. Der sonderbare Schmerz hielt trotz allem an. Dies ist meist ein Hinweis darauf, daß Vitamin-B-Mangel das Problem ist. In solch einem Fall empfehle ich normalerweise Kumibinroto. Die Schmerzen verschwinden dann für gewöhnlich.

****

Tabletten, die eingenommen werden, um dem Körper das fehlende Vitamin B zu geben, scheinen zu wirken, aber eigentlich sind sie nur oberflächlich wirksam. Da sie den Körper mit dem fehlenden Element überfluten, scheinen sie höchst wirksam zu sein; der Körper kann aber Vitamine und Tabletten nicht vollständig umsetzen oder zurückhalten, da er nicht für so etwas eingerichtet ist. Der Körper ist so angelegt, daß er Vollnahrung aufspaltet, um die Elemente zu bekommen, die er braucht.

Die beste Vitamin-B-Quelle sind also ganze Getreidekörner. Wenn Leute anfangen, Getreide zu essen, wie z.B. braunen Reis, stellen sie oft fest, daß ihre nackte Darmwand unfähig ist, die Vitamine, so wie sie es sollte, umzusetzen. In diesem Fall ist es ratsam, irgendeine der folgenden Speisen zu essen: Misosuppe, Vollweizenbrot (Sauerteig), Reiskleiepickles. Sie helfen, den Darm zu stärken und eine bakterielle Flora aufzubauen und versorgen den Körper außerdem mit dem fehlenden Vitamin B. Reiskleie ist in der Tat die „chinesische Vitamin-B-Tablette". Reiskleie ist der nahrhafte äußere Teil des Korns, der fortgeworfen wird, um aus braunem Reis weißen zu machen. Reiskleiepickles halten sich zehn Jahre oder länger (siehe „Nahrung ist die beste Medizin").

Ein Kräuterheilmittel speziell für Vitamin-B-Mangel ist Kumibinroto, oder Neun-Geschmack-Tee. Ein anderes ist Keimeisan-Tee. Es hilft auch, des morgens – wenn Tau liegt – barfuß durchs Gras zu laufen, 10 bis 30 Minuten lang. Das mag seltsam erscheinen, aber es war in vielen Fällen wirksam. Und man kann es sehr leicht machen.

Wasserkrankheit

Dieses Problem wird detailliert im Kapitel „Krankheit verstehen lernen" erörtert. Anormales Anschwellen einiger Körperteile – oft der Beine – und übermäßig viel Schleim sind zwei übliche Symptome, die der Wasserkrankheit zugeschrieben sind. Wasserkrankheit wird mit den Nieren in Verbindung gebracht. Goreisan ist der grundlegende Kräuterheiltee.

Würmer und Parasiten

Sie sind heutzutage in Amerika ein großes Problem. Viele Leute verlieren Lebenskraft an Würmer und Parasiten, ohne es zu wissen. Solche Menschen haben einen guten Appetit und essen gut, aber sie haben Untergewicht und einen stumpfen Teint.

Symptome für Parasiten sind folgende: eine bläuliche Farbe im Weißen der Augen; harte, brüchige Fingernägel, die sich nach außen biegen; Jucken in der Aftergegend.

Wenn diese Symptome auftreten, müssen Parasiten beseitigt werden. Menschen mit einer relativ starken Konstitution wird empfohlen, ungefähr eine Woche lang zum Frühstück nur eine handvoll ungekochten braunen Reis zu essen. Er ist verdaulich, wenn er sehr gut zerkaut wird. Parasiten dagegen können nichts damit anfangen. Mittags und abends können reguläre Mahlzeiten eingenommen werden, aber Fleisch und Zucker müssen gemieden werden. Fasten ist nicht wünschenswert, da es später zu Überessen führen kann, was ein wesentliches Hindernis dabei ist, Würmer loszuwerden.

Beifuß-Tee ist ebenfalls sehr wirksam zur Beseitigung von Würmern und Parasiten. Der Beifuß kann auch in Form von Omochi gegessen werden (siehe „Nahrung ist die beste Medizin"). Buchweizen, auf irgendeine der üblichen Arten zubereitet, ist ebenfalls wirksam. Dreimasterblume und Kürbissamen sind die Zeit über gute Nahrungsmittel.

Ein sehr wirksamer Tee zur Beseitigung von Würmern ist Sanmishakosaito, bekannt als Drei-Geschmack-Tee. Seine Zutaten sind Shakosai, Süßholz und Daio. Dieser Tee soll dreimal täglich getrunken werden, wenigstens eine halbe Stunde vor den Mahlzeiten. Wenn nach einer Woche noch immer Parasiten da sind, versucht man es mit Juwelen-Tee (Renju-in) oder Ryokubangan.[15]

Zahnschmerzen

„Dentie"[16] oder Wegerichblätter können auf den schmerzenden Zahn gelegt werden. Man nimmt rohe Wegerichblätter, reibt Salz darauf, und zerdrückt sie mit den Händen. Auch Rikkosan-Tee kann helfen, die Schmerzen zu lindern.

Zahnverfall

Übermäßiges Trinken verschlechtert den Zustand der Zähne. Die Japaner, die hauptsächlich Getreide und Gemüse und kein Fleisch essen, aber viel Salz konsumieren, sind immer durstig und trinken deshalb übermäßig viel. Sie essen absolut keinen Zucker, und trotzdem haben sie Zahnverfall. Das liegt daran, daß Wasser, im Übermaß konsumiert, Mineralien aus den Zähnen entfernt.

Löwenzahn, Vogelmiere, Dreimasterblume, Beifuß, Wegerich und Meeres-Algen sind alle natürliche Kalziumquellen. Kalziumtabletten, die anorganisch sind, sind sehr gefährlich, denn sie verursachen geschwollene Gelenke. Kleine getrocknete Fische, die in japanischen Läden gekauft und zu Suppen gegeben werden können, sind auch eine gute Kalziumquelle.

15 Das Rezept für diesen Tee ist nicht in diesem Buch.
16 Ein schwarzes Zahnpulver, das aus gerösteten Auberginen und Salz gemacht wird. In Naturspeiseläden auch als Paste erhältlich.

Andere Elemente, wie Kalzium und Kieselerde, können vom Körper in Kalzium umgewandelt werden. Siehe „Eine gute Nachricht", Seite 54.

Zwölffingerdarmgeschwür
(siehe Magenbeschwerden)

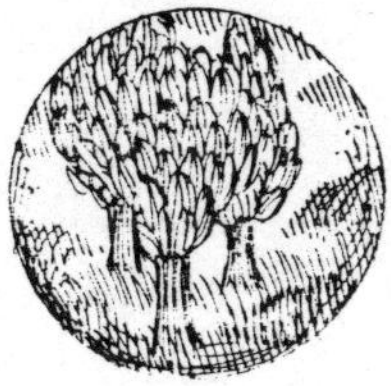

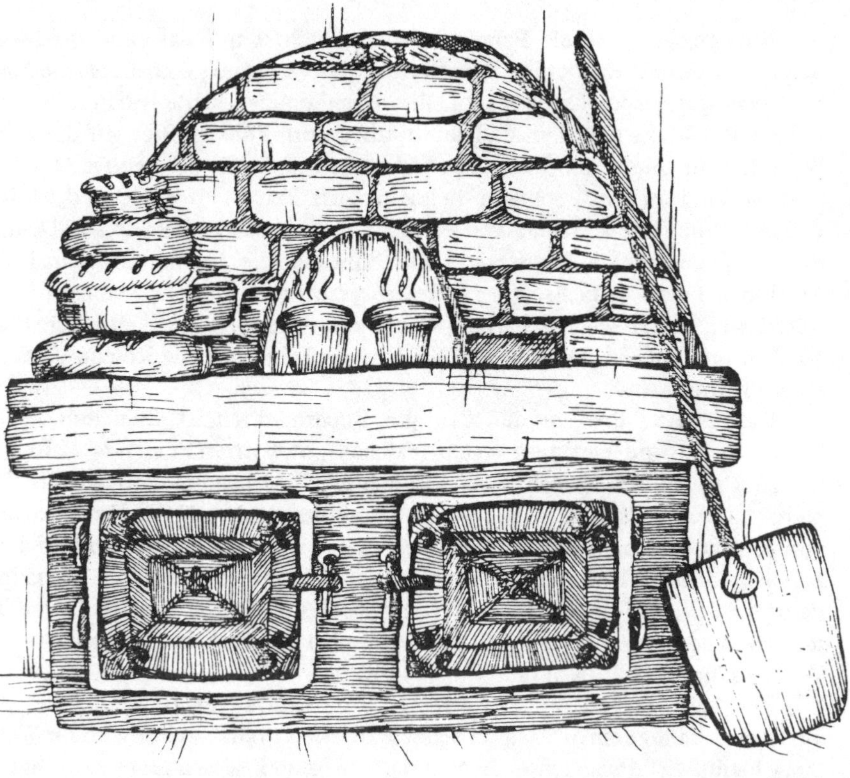

DAS TÄGLICHE BROT

Ohne ein Kapitel über Brot als krönender Abschluß wäre dieses Buch nicht vollständig. Wir hier in Binghampton haben fast täglich Brot auf dem Tisch. Auch wenn wir es vielleicht nicht jeden Tag essen, ist es doch immer allen zugänglich. Es ist notwendig, daß wir das teilen, was wir so sehr schätzen.

Vielleicht weil Brot heutzutage von so mangelhafter Qualität ist, stellen die meisten von uns sich gern vor, wie wohl das Brot unserer Vorfahren ausgesehen hat. Es gibt viele Gründe für seine überlegene Qualität. Einer ist sicherlich die ernste Aufmerksamkeit, die die Frauen dem Mehlmachen, Teigkneten und Backen schenkten. Brot war das Wichtigste zum Leben und gab Leben; deshalb war seine Zubereitung eine geheiligte Handlung, die die Frauen mit Freude ausführten.

Brot versammelte die Familie um den Tisch. Ein Tisch ohne Brot war überhaupt kein Tisch! Brot stillte den Hunger; das war genug damals, als die Menschen noch weniger anspruchsvoll waren. Ihre Nachkommen heute haben sich mit materiellem Reichtum umgeben und legen nur ungern dunkles Brot auf die hellblauen Servietten in ihrem rosa Eßzimmer. Anscheinend urteilt der heutige Mensch nicht nach wirklichem Wert, sondern vielmehr nach Form und Farbe und lehnt so ein dunkles Brot unbewußt ab, weil es nicht harmonisch zu dem feinen Dekor paßt. Seinem Lebensstandard entspricht die Nahrung, die für ihn am schnellsten, angenehmsten und einfachsten zu essen ausgesucht wurde. Die heutigen Nahrungsmittel werden für die beschäftigte Hausfrau produziert, die „keine Zeit hat" zum Kochen und Backen. Sie sind ein Blumenstrauß für die faule Köchin und ein Festessen für Unwissende.

Das „Watte"-Brot in den heutigen Supermärkten ist überhaupt kein Brot. Wenn ein Ausländer es zum ersten Mal sieht, muß er erst das Wort „Brot" lesen, um zu glauben, daß es sich dabei wirklich um Brot handelt. Brot in den USA hat mehr Aussehen als Nährstoffe, mehr Vitaminzusätze als Mehl. Drückt man es zusammen, kommt ein Pfund Luft heraus; läßt man es einige Wochen liegen, wird es zu einem orangen Puder, und es drängt sich einem die Frage auf, ob überhaupt Mehl darin war. Seine Folgen wiegen schwerer als das Mehl, das darin enthalten ist. Niemand hat es je gekaut. Einige Leute verwenden es gern beim Rasieren – wenn eine Wunde aufhören soll zu bluten. Einige essen es!

Ein Laib weißes, vorgeschnittenes Brot hat nur eines anzubieten, nämlich Trennung. Es regt einen dazu an schnell zu essen, so daß kein Raum für Wertschätzung bleibt. Selbstgemachtes Brot hat die gegenteilige Wirkung, es bringt Wärme und Einheit an den Tisch und erfüllt einen mit Dankbarkeit. Das Brechen und Teilen selbstgemachtes Brotes verwirklicht den Wunsch, mit anderen zu teilen, was man besitzt.

Es gibt Länder, in denen das Hauptnahrungsmittel noch immer Brot ist, mit einer Kleinigkeit dazu. Marokkaner essen es mit Oliven – das ist ihre ganze Mahlzeit. Es ist ein vollständiges Nahrungsmittel, das, wenn es richtig zubereitet ist, einen vertrauten Geschmack, eine vertraute Struktur und ein vertrautes Aroma hat, von dem sich viele von uns „erinnern", daß es das beste ist.

Gutes Brot allein ist schon dazu in der Lage, einen vor dem Psychiater zu bewahren, soviel Wärme und Einheit bringt es ins Haus.

Brot erweist sich oft als ausgezeichnet bei Anämie, indem es die Widerstandskraft erhöht und Zellen von guter Qualität aufbaut. Brot aus frischem, stark ausgemahlenem Mehl ist von Natur aus reich an Vitaminen, besonders B-Vitaminen, sowie an Proteinen und Mineralien – kurz, nahrhaft genug, um alle Ernährungsbedürfnisse des durchschnittlichen Menschen zu befriedigen.

Um sicher zu gehen, daß das Brot von bester Qualität ist, mahlt man das Mehl entweder selbst oder kauft es frisch im Naturspeiseladen. Mehl sollte innerhalb von 48 Stunden, nachdem es gemahlen wurde, verbraucht werden. Frisches Vollweizenmehl ist eine ausgezeichnete Brotgrundlage; je feiner es gemahlen ist, desto leichter verdaulich ist es. Um das meiste vom Brot zu haben, muß man es gut kauen. Man macht es dadurch zu einem der besten Nahrungsmittel.

Es gibt verschiedene Brotarten, wovon jede für ein spezifisches Klima und individuelles Temperament besonders geeignet ist. Es ist nur wenig erforderlich, um Brotqualität zu variieren – wenn man von einer der Zutaten (Mehl, Wasser, Hefe) mehr oder weniger nimmt, wird das Brot entweder hart, locker oder feucht. Läßt man die Hefe weg, wird es hart; gibt man Hefe dazu, wird es locker; mehr Wasser macht es feucht – je nach Backzeit natürlich. Die verschiedenen Mehlarten ergeben vollkommen unterschiedliche Geschmacksarten. Eine Mischung verschiedener Mehle erzeugt eine besondere Brotstruktur. Um das Beste aus dem Teig herauszuholen, muß man ihn manchmal länger als sonst kneten. Die ausschlaggebenden Faktoren sind Qualität von Mehl und Hefe, Raumtemperatur oder einfach die Knetmethode. Ein Rührteigbrot wird gar nicht geknetet, sondern einfach gerührt (am besten mit einem Holzlöffel, um zu verhindern, daß es sauer schmeckt).

Sauerteigbrot ist das gesündeste, weil es Enzyme enthält, die bei der Stärkeverdauung helfen. Hefe enthält Zucker; deshalb ist Hefebrot für viele Menschen schwer verdaulich.

Hier einige Ratschläge, die helfen werden, mit Erfolg gutes Brot zu backen:

Das Mehl mit dem Vorteig, dem *Starter*, (siehe unten) und der erforderlichen Salzmenge mischen, *bevor* das Wasser dazukommt. Je wärmer das Klima, desto kühler sollte das Wasser sein.

Damit der Teig gut aufgeht, wird von der Mitte her nach außen geknetet. Je länger man knetet, desto besser wird das Brot, besonders bei Weizenmehl. Kneten bringt das Gluten heraus.

Für eine vorgewärmte Form braucht man weniger Öl; Öl verteilt sich auf einer erhitzten Fläche schneller. Das ist ein hilfreicher Tip für diejenigen, die ihren Ölkonsum lieber einschränken möchten, Öl macht Brot geschmackvoller und verhindert, daß es zu schnell austrocknet, aber ungefähr einen Teelöffel voll ist genug.

Die wichtigste Zutat zu Brot ist die Einstellung, mit der es gebacken wird. Wenn man den Teig voller Wut knetet, sind diese Gefühle am Endprodukt abzulesen. Mit liebevoller Aufmerksamkeit und nur damit allein – zusammen mit etwas Mehl, Wasser und Salz – kann man das beste Brot machen.

Der Starter

Einen Vorteig zu verwenden ist eine leichte und äußerst nützliche Praxis. Der Starter ersetzt Hefe. Er läßt das Brot aufgehen, aber enthält keinen Zucker und produziert deshalb Brot, das viel verdaulicher ist als Hefebrot.

Hier das Grundrezept für den Starter:

3 gehäufte Eßlöffel ungebleichtes weißes Mehl

5 Eßlöffel Wasser

Die Zutaten mit einem Löffel zu einem Teig vermischen. Die Schüssel zuerst mit einem Papiertuch (um überschüssige Feuchtigkeit aufzusaugen) und dann mit einem Teller abdecken (um die Mischung warm zu halten). Zwei oder drei Tage lang bei Zimmertemperatur stehen lassen. Wenn der Vorteig Blasen wirft und eine flüssigere Beschaffenheit hat, ist er fertig und sollte direkt benutzt werden.

Einen Eßlöffel von dem Vorteig abnehmen, den Rest zu dem Brot geben, das gerade zubereitet wird. Der verbleibende Eßlöffel voll kann als Grundlage für einen neuen Vorteig verwendet werden. Man verfährt dabei genauso wie oben, läßt aber die nächsten Vorteige nicht so lange stehen wie den ersten. Sie müßten nach ein oder zwei Tagen fertig sein. Der Starter sollte regelmäßig benutzt und ersetzt werden, sonst wird er sauer.

Hier einige weitere mögliche Starterkombinationen:

1. Vollweizenmehl, Wasser und eine Prise Salz
2. Vollweizenmehl, Nudelwasser, Salz und gekochter Reis
3. Vollweizenmehl, Salz und Kichererbsenwasser (Wasser von gekochten Kichererbsen)
4. Miso und Wasser vermischt mit gleichen Mengen Vollweizen- und Roggenmehl.

Eine sehr verbreitete Praxis ist es, einfach einen Teil des bereits aufgegangenen Teiges zu nehmen, in einer abgedeckten Schüssel zur Seite zu stellen und als Vorteig für den nächsten Schub Brot zu nehmen. Einige Leute gehen jahrelang so vor. Da sie die Kette niemals abreißen lassen, ist jeder Laib Brot eine Verlängerung des letzten; es ist alles dasselbe Brot.

Das Mehl

Es lassen sich alle Mehlkombinationen ausprobieren, nur sollten nicht zuviele verschiedene Mehlarten gleichzeitig ausprobiert werden – drei sind das Maximum. Vollweizenmehl, das reich an Gluten ist und den höchsten Gehalt an Vitaminen, Mineralien und Proteinen hat, ist die übliche Grundzutat. Oft wird ein wenig Vollweizenblätterteig oder ungebleichtes weißes Mehl verwendet, um dem Brot eine glattere Struktur zu geben und es leichter verdaulich zu machen.

Hier einige mögliche Mehlkombinationen:

1. 50 % Vollweizenmehl
   25 % gekochter Reis (oder Reismehl, oder irgendein weichschaliges Korn)
   25 % Maismehl (nicht zu grob)
2. 2/3 Vollweizenmehl
   1/3 Vollweizenblätterteig oder ungebleichtes weißes Mehl
3. 50 % Vollweizenmehl
   25 % Maismehl (oder Roggen-, Gerste- oder Hafermehl)
   25 % Vollweizenblätterteig oder ungebleichtes weißes Mehl

Mit dem Essen warten, bis das Brot richtig abgekühlt ist.

GUT KAUEN!

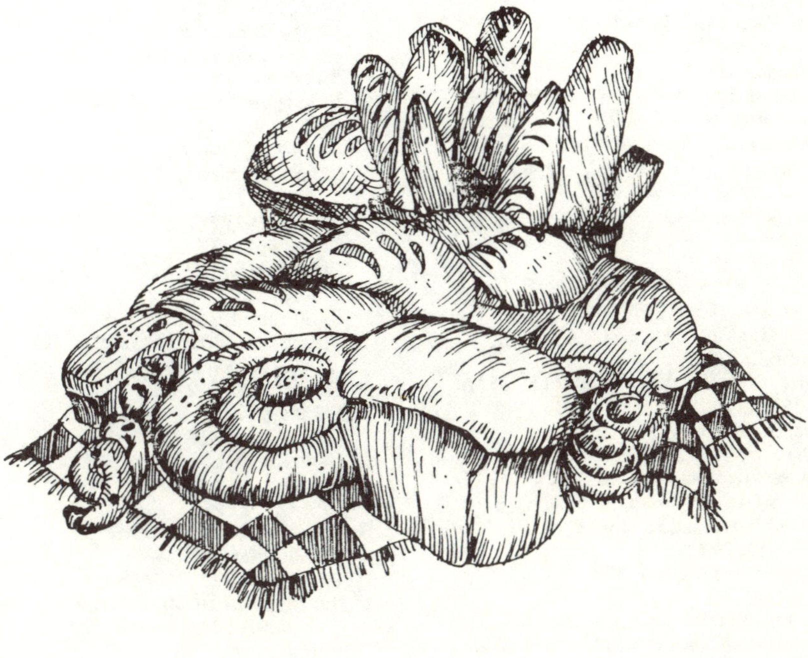

Index